AF268132

TRAITÉ PRATIQUE

AFFECTIONS NERVEUSES

ET CHLORO-ANÉMIQUES

OUVRAGES DU MÊME AUTEUR.

État actuel de la vaccine considérée au point de vue pratique et théorique et dans ses rapports avec les maladies et la longévité : mémoire couronné par l'Académie médico-chirurgicale de Madrid , augmenté de recherches statistiques. Paris, 1854.

Considérations sur les adhérences du placenta à l'utérus ; mémoire couronné par la Société de médecine de Gand. Gand, 1855.

Deux observations de céphalotripsie. — Du choix à faire entre l'opération césarienne et le sacrifice de l'enfant dans les cas de rétrécissement extrême du bassin. Gand, 1857.

De la mort subite dans l'état puerpéral. Ouvrage couronné par l'Académie impériale de médecine (extrait des *Mémoires de l'Académie*, . XXII. Paris, 1858).

Paris. — Imprimerie de L. MARTINET, rue Mignon, 2.

TRAITÉ PRATIQUE

DES

AFFECTIONS NERVEUSES

ET CHLORO-ANÉMIQUES

CONSIDÉRÉES

DANS LES RAPPORTS QU'ELLES ONT ENTRE ELLES

PAR

A.-E. MORDRET, D. M. P.

Chirurgien et médecin suppléant de l'asile des aliénés de la Sarthe,
Membre du Conseil d'hygiène de la Sarthe, médecin du bureau de charité, etc.;

Deux fois lauréat de l'Académie impériale de médecine,
Lauréat de l'Académie médico-chirurgicale de Madrid et de la Société de médecine de Gand ;
Membre correspondant de ces deux compagnies,
de la Société anatomique et de plusieurs autres sociétés savantes.

Sanguis moderator nervorum.

HIPPOCRATE.

« La sensibilité dépend de la circulation comme la circulation
de la sensibilité, ce qui n'empêche pas que chacune de ces
directions de la vie n'ait en elle-même sa propre force. »

BURDACH.

PARIS

ADRIEN DELAHAYE, LIBRAIRE-ÉDITEUR

PLACE DE L'ÉCOLE-DE-MÉDECINE

SEPTEMBRE 1861

1861

PRÉFACE

L'Académie de médecine avait mis au dernier concours, pour le prix fondé par madame Bernard de Civrieux, cette question : « Apprécier l'influence de la chloro-anémie sur la surexcitation nerveuse, sous le double rapport du diagnostic et du traitement. » Parmi les nombreux mémoires qui lui ont été adressés, l'Académie en a distingué deux plus particulièrement et leur a accordé à chacun une récompense de 900 francs.

Je publie aujourd'hui l'un de ces mémoires. J'y ai fait, il est vrai, de grands changements ; d'abord, parce qu'un travail rédigé en vue de répondre exclusivement à une question académique, ne comportait pas tous les développements que nécessite une publication destinée aux praticiens ; ensuite, pour supprimer certains détails auxquels je n'ai pas reconnu le cachet presque exclusivement pratique que je désire donner à ce livre ; en troisième lieu, parce que j'ai tenu à honneur de mettre à profit dans cette nouvelle rédaction, les dernières recherches qui ont été faites sur les maladies nerveuses. En un mot, je me suis appliqué autant que je l'ai pu, à corriger et à améliorer cet ouvrage. Mon exposition est ainsi devenue plus complète et plus concise, sans que mon travail, je l'espère, ait rien perdu des garanties que peut lui assurer la haute approbation dont l'Académie de médecine l'a honoré.

Qu'on ne pense pas toutefois trouver dans ce livre un traité *ex professo* des maladies nerveuses, traité dans lequel chacune de ces maladies considérées comme entité distincte, se trouverait décrite à part et en entier. Un tel livre a été fait bien des fois et souvent avec talent, il eût donc été sans profit de le recommencer pour faire moins bien sans doute. De plus, il m'eût alors fallu donner des monographies très incomplètes ou dépasser dé beaucoup les limites que je me suis imposées. En m'inspirant du texte même de la question académique, j'ai cru devoir envisager les maladies nerveuses et chloro-anémiques à un point de vue plus général et plus élevé ; établir d'abord leur nature, en m'appuyant sur l'anatomie et la physiologie des systèmes nerveux et sanguin. L'anatomie et la physiologie sont les seules bases stables de toute étude médicale, et quoi qu'on en ait pu dire, elles n'empêchent point le médecin de considérer à leur point de vue psychique les phénomènes si complexes de la vie, mais lui servent plutôt de guide dans des régions où l'esprit seul s'égare trop souvent. J'ai examiné quels rapports unissent ces deux systèmes, quels antagonismes les séparent, quelles influences réciproques ils exercent l'un sur l'autre. Ces premiers points éclairés et le mode normal de l'innervation étant ainsi connu, la description des phénomènes qui constituent son mode anormal devenait facile, et il ne restait plus qu'à grouper, dans un certain ordre, un certain nombre de ces phénomènes, pour reproduire le tableau particulier de chacune des maladies dites nerveuses, ou névroses.

Mais ce travail lui-même n'occupe qu'une place secondaire dans le cadre que j'ai adopté; car ce qui m'importait c'était surtout de distinguer un phénomène nerveux, dynamique, d'un phénomène organique, matériel; c'était de reconnaître quand ces deux ordres de phénomènes marchent côte à côte ou se combinent pour donner lieu à un effet mixte; c'était d'apprécier l'action d'un sang appauvri, d'une maladie chloro-anémique, sur l'excitabilité nerveuse, et celle de cette excitabilité sur la production de la chloro-anémie. Ce qui m'importait, c'était d'édifier les médecins sur les causes de cette double action et de leur dire le peu que j'ai pu apprendre des moyens de la combattre.

Réduite à ces proportions, cette étude embrasse encore la généralité des maladies nerveuses, car il n'est pour ainsi dire pas une d'elles qui ne puisse compliquer la chloro-anémie, l'influencer ou être influencée par elle; car il n'est presque pas d'affection chloro-anémique qui dure un certain temps, sans donner lieu à des phénomènes nerveux, et la réciproque est à peu près également vraie. Enfin, il ne saurait guère être douteux que de nos jours la constitution médicale est en quelque sorte anémique et que parallèlement à cette anémie, s'accroît la susceptibilité nerveuse.

La question posée par l'Académie répondait donc à un besoin de notre temps, elle signalait à l'attention des médecins un point important et peu exploré de la pratique

médicale, aussi jusqu'à dix-sept réponses lui sont arrivées
à la fois... J'aurai atteint le but que je me suis proposé en
publiant la mienne, si de mes recherches sur les affections encore si peu connues du système nerveux, il est
ressorti quelque idée saine et pratique, utile à la science
et au soulagement de l'humanité.

Janvier 1861.

TRAITÉ PRATIQUE

DES

AFFECTIONS NERVEUSES

ET CHLORO-ANÉMIQUES

CHAPITRE PREMIER.

DE L'INFLUENCE RÉCIPROQUE QU'EXERCENT L'UN SUR L'AUTRE LES SYSTÈMES NERVEUX ET SANGUIN.

Le système nerveux et le système sanguin, dit Burdach (1), se correspondent manifestement l'un à l'autre. Pour le savant physiologiste, on ne saurait nier qu'ils exercent l'un sur l'autre une influence réciproque considérable; partout en présence l'un de l'autre, ils sont en même temps dans un antagonisme permanent. Chacun d'eux possède, il est vrai, une activité vitale qui lui est propre, en vertu de laquelle tous deux se trouvent dans une certaine indépendance l'un de l'autre; mais de leur antagonisme naît aussi un conflit qui a pour résultat, non-seulement de régler leur action, mais aussi de l'accroître ou de la diminuer, selon les circonstances. Ces quelques mots

(1) *Physiologie*, t. VII, p. 59.

1

nous font comprendre comment il se fait que les causes qui troublent la circulation ou l'innervation, doivent, dans des circonstances déterminées, réagir sur la fonction qu'elles n'attaquent pas directement, tandis qu'en d'autres circonstances elles n'exercent sur elle aucune action. Or, c'est précisément ce que les faits pathologiques démontrent à chaque instant. Une même lésion du liquide sanguin, la diminution des globules par exemple, réagira vivement sur l'excitabilité nerveuse ou ne la modifiera pas sensiblement, selon l'impressionnabilité spéciale du système nerveux.

Le sang contient la vie en principe, et dans son parcours il la dispense à tous les organes, si bien que, si sa course est accélérée ou ralentie, la vie sera inégalement distribuée, ce qui revient à dire que la régularité de ses manifestations sera troublée, qu'il y aura maladie. Cherchons d'abord quelle part revient au système nerveux dans ces circonstances.

Chassé par le cœur dans les artères, le sang les parcourt avec un mouvement saccadé qui est déterminé par les contractions de l'organe central. Arrivé dans les capillaires, le mouvement cesse d'être pulsatif, il devient continu ; il reste tel dans les veines (il n'est pas ici question des circonstances particulières qui donnent lieu au pouls veineux) et arrive au cœur pour y recevoir une nouvelle impulsion. Les battements du cœur suffisent parfaitement pour expliquer la circulation dans les artères, mais on s'est demandé s'il n'existait pas une force spéciale qui déterminait le sang à se mouvoir dans les capillaires et dans les troncs veineux. Cette force a été cherchée dans les vaisseaux, dans le sang lui-même et dans une influence nerveuse. Mais aucune expérience probante ne révèle l'existence de cette force. La capillarité n'explique le phénomène que très imparfaitement. L'existence d'une force propulsive résidant dans le sang lui-même, admise par Treviranus et plusieurs autres, est tout hypothétique, car jamais, quand on a su se mettre à l'abri de l'illusion, on n'a pu découvrir de mouvements spontanés dans les molécules sanguines. Enfin, les expériences nombreuses tentées par Baumgœrtner, Wilson-Philip, Koch, etc., ont été indécises ou contraires à l'hypothèse qui attribue la cause de la circulation capillaire à l'influence des nerfs qui enlacent ces vaisseaux. C'est donc, en définitive, dans la seule impulsion du cœur que paraît être la cause de la circulation, seulement la force motrice du cœur est mécaniquement soutenue par l'élasticité des artères, les valvules des veines, les mouvements musculaires, etc. De plus, comme les mouvements musculaires sont sous la dépendance directe des nerfs, ceux-ci se trouvent par eux avoir une action indirecte sur le cours du sang.

Si l'influence nerveuse est nulle ou à peu près sur le sang, et ne peut solliciter ce liquide à se mouvoir dans les vaisseaux, en est-il de même pour le cœur, et des battements sont-ils aussi indépendants de l'incitation nerveuse? On trouve, pour répondre à cette question, les opinions les plus contradictoires. Dans le résumé rapide que nous en allons faire, nous aurons soin de ne dire que ce que nous croyons indispensable pour le développement ultérieur de notre sujet.

Les physiologistes ont placé la cause de ce mouvement :

1° *Dans l'irritabilité propre des fibres musculaires du cœur, regardée comme indépendante de toute influence nerveuse* (Haller, Sœmmering, Behrends, Wilson-Philip, etc.). Le sang est certainement le stimulus normal du cœur, et ce liquide, en portant aux organes la vie dont il est imprégné, y détermine la production des phénomènes vitaux dont ils sont susceptibles. Le sang a bien, en effet, sa force motrice en lui-même, mais il ne peut la manifester qu'en la faisant agir sur un organe contractile spécial qui lui imprime alors le mouvement qu'il a reçu de lui.

2° *Dans le cerveau* (Willis, dans le cervelet plus particulièrement ; Budge, dans le bulbe ; Wutzer, Mayer, etc.). Les nerfs encéphaliques qui fournissent au cœur sont les nerfs vagues qui tirent leur origine du bulbe, et leur section accélère les battements du cœur. Une chute, un coup sur la tête rendent le pouls presque imperceptible et plus lent, une émotion morale en change aussi le rhythme ; joyeuse, expansive, ils sont pleins et larges, quelquefois tumultueux ; triste, oppressive, ils deviennent plus serrés, plus lents ; la crainte, l'inquiétude, les concentre tellement que parfois il y a syncope, etc. Ainsi non-seulement les lésions matérielles de l'encéphale, mais encore les affections dynamiques de ce centre nerveux, celles surtout qui ont leur siége dans la partie de l'encéphale qui préside aux phénomènes de la vie intellectuelle et morale, ont une influence manifeste sur le rhythme et l'intensité des battements du cœur. Mais rien ne prouve que cette influence soit directe. Les expériences, tout aussi bien que les faits pathologiques, tendent, au contraire, à démontrer que cette action n'est que *réflexe* ou *sympathique.* L'existence des monstres acéphales prouve évidemment que la cause première des mouvements du cœur est ailleurs que dans le cerveau.

3° *Dans la moelle épinière* (Treviranus, Legallois, Budge, etc.). La destruction totale et rapide de la moelle arrête presque immédiatement les battements du cœur, alors même qu'on entretient artificiellement la respiration. Sa destruction lente les laisse persister bien qu'affaiblis, jusqu'au moment où elle devient totale. Si, au lieu d'agir sur toute l'étendue de la moelle, on agit sur des segments, la destruction de la partie lombaire de cet organe supprime un peu moins vite la circulation que la destruction de sa partie dorsale, et surtout que celle de sa partie cervicale. Alors aussi on remarque que, indépendamment du trouble général survenu dans la circulation, cette fonction est plus affaiblie dans les parties qui tirent leurs nerfs des portions de la moelle détruite que dans les autres. Ces faits et bien d'autres, constatés un grand nombre de fois par les physiologistes, ne sauraient guère laisser de doutes sur la part qui revient à la moelle épinière comme cause des mouvements du cœur et de toute la circulation.

3° *Dans le grand sympathique* (Bichat, Brachet, etc.). Le cœur, arraché de la poitrine, continue de battre un certain temps. Müller et Longet ont observé que, sur des lapins mis à mort et dont la respiration était entretenue artificiellement, les battements rhythmiques du cœur persistaient, encore que par l'ablation des oreillettes ils avaient retranché tous les ganglions et tous les plexus

cardiaques, en sorte qu'il ne restait plus que des filets
ténus du nerf sympathique et des ganglions de Remack.
Burdach a vu s'accélérer les battements du cœur lorsqu'il
galvanisait le grand sympathique ou qu'il irritait chimi-
quement ce nerf ; dans ce cas, lorsqu'ils commençaient à
s'affaiblir, un nouvel attouchement leur rendait leur
fréquence et leur force. Ces expériences, confirmatives
de celles de Winslow, de Johnston, de Bichat, de Brachet, ne permettent pas de nier l'influence du nerf grand
sympathique sur les mouvements du cœur.

5° *Dans le système nerveux, d'une manière générale,
tout en admettant que certaines parties de ce système, la
moelle surtout, pouvaient exercer une influence plus directe
ou plus grande* (Flourens, Clift, Müller, Longet, etc.) :
« Le système nerveux, dit M. Flourens, concourt à
l'énergie et à la durée de la circulation, non-seulement
d'une manière générale et absolue, mais encore d'une
manière spéciale et déterminée, car, lorsqu'une région
déterminée du système nerveux (moelle) est seule détruite, c'est toujours dans les seules parties correspon-
dantes à cette région que la circulation se montre surtout
affaiblie. Il y a donc une influence générale, c'est-à-dire
de tout le système sur la circulation et des influences
locales ou partielles des diverses régions de l'un sur les
diverses régions de l'autre (1). » Les faits et les expériences qui viennent d'être rapportés tendent à démontrer que la cause première des mouvements cardiaques

____

(1) *Recherches expérimentales sur les propriétés et les fonctions du
système nerveux,* 1842, p. 216.

est dans l'innervation tout entière, car les raisons données par chaque auteur et les expériences produites à l'appui de son opinion sont assez probantes pour qu'il y ait lieu de croire que chacun d'eux a entrevu un coin de la vérité.

En résumé, la cause excitatrice de la circulation paraît multiple. Elle ne doit pas être tout entière dans l'influence nerveuse, mais elle ne saurait non plus se passer de cette influence. Quant aux points du système d'où cette cause semble émaner, ils sont très nombreux ; ce sont plus spécialement le grand sympathique, le bulbe et la portion cervicale de la moelle. Les ganglions sympathiques ayant de nombreuses connexions avec l'axe cérébro-rachidien, ce serait en définitive dans la portion cervicale de la moelle que résiderait le principe de la force motrice du cœur. Budge, localisant davantage encore, place ce principe depuis les troisième ou quatrième vertèbre cervicale jusqu'à l'extrémité de la moelle allongée et dans la portion des cordons antérieurs qui touche à la ligne médiane. Valentin avait précédemment émis une opinion analogue, puisqu'il admettait que le cœur recevait sa force motrice par l'intermédiaire de l'accessoire et par celui des racines antérieures des nerfs cervicaux. En fin de compte, c'est par les nerfs cardiaques que l'influence nerveuse arrive au cœur, quel que soit d'ailleurs le point de l'axe central où elle ait pris naissance. Or, ces nerfs sont très complexes et leurs origines anatomiques expliquent assez bien comment le cœur doit être influencé à la fois par l'encéphale, la moelle et les ganglions sympathiques. Le pneumo-gastrique, avant de se rendre au cœur, a reçu des filets du spinal, du facial, de l'hypoglosse, des deux premières paires cervicales (br. ant.), des autres paires cervicales et des cinq à six premières dorsales, après toutefois que les filets ascendants de ces paires nerveuses ont traversé les ganglions sympathiques cervicaux. Ces connexions si nombreuses du cœur avec les centres nerveux expliquent comment la circulation est si facilement modifiée par les maladies. Il est de l'essence du système nerveux d'être sans cesse excité ; les causes physiques et extérieures déterminent des impressions sensitives qui des nerfs arrivent au *sensorium commune*, les causes morales l'impressionnent directement. Si ces impressions sont normales, il n'en résulte aucun trouble dans l'exercice des fonctions, car elles sont alors retournées dans nos organes suivant la voie physiologique, mais si elles sont anormales, les centres nerveux surexcités ou trop peu stimulés, n'exercent plus une direction régulière. Les incitations sont trop fortes ou trop faibles, et l'énergie du cœur augmente ou diminue. C'est là l'une des causes principales qui font à chaque instant varier le pouls.

Nous venons, grâce aux nombreuses recherches des physiologistes sur ce sujet, de reconnaître assez exactement quelle part revient à l'innervation dans le phénomène de la circulation ; il reste à examiner dans quelles circonstances le sang peut à son tour influencer les fonctions nerveuses. Cette seconde partie de la question n'est pas moins importante et est plus difficile à résoudre, car ici les expériences physiologiques sont en petit nombre, et quant aux faits pathologiques, c'est à peine si on les peut invoquer, puisque ce chapitre a justement pour but de démontrer leur corrélation avec l'excitation nerveuse par le sang.

Le contact du sang et du tissu nerveux s'opère sur une très grande surface; les nerfs reçoivent des artères qui se distribuent à leur gaîne fibreuse et forment autour de ces cordons de nombreuses anastomoses. Les vaisseaux sont, dans leurs divisions les plus capillaires, enveloppés d'un riche réseau nerveux que leur fournit surtout le grand sympathique; les artères sont, plus encore que les veines, pourvues de nerfs qui se répandent dans leur tunique fibreuse. Le système vasculaire de l'axe cérébro-rachidien est très développé; les artères du cerveau affectent même des dispositions qui semblent avoir pour résultat de multiplier ces points de contact. Ces nombreuses connexions ont à coup sûr leur raison d'être, et l'on peut, sans faire une hypothèse trop hasardée, admettre qu'elles ont pour effet de permettre à l'élément nerveux de recevoir d'une manière plus directe et en même temps plus uniforme et plus continue l'action stimulante du sang.

Il est généralement admis que ce liquide, doué d'une vitalité intrinsèque, agit comme stimulant sur tous les organes et leur porte la vie; mais ce n'est guère qu'au sang artériel que l'on concède ces qualités, tandis que les propriétés vitales du sang veineux sont encore si peu connues, que presque tous les physiologistes le considèrent comme ne jouant presque aucun rôle dans l'économie. M. Brown-Séquard, se séparant de l'opinion commune, a cherché à démontrer que le sang noir était un stimulant énergique des centres nerveux et aussi, mais à un moindre degré, des nerfs et des tissus contractiles. Il ne lui dénie pas même le pouvoir de régénérer les propriétés vitales, mais il ne le lui accorde qu'à un très faible degré. Selon lui, le sang rouge sert à la nutrition, il donne la faculté d'agir, la force ; le sang noir, comme les autres stimulants, donne l'action, et par là fait dépenser la force. Le sang rouge donne la vie en puissance, le second donne la vie en acte et diminue ainsi ce que le premier augmente (1). Il résulte également des expériences faites par cet auteur, que le sang artériel régénère le principe nerveux, non-seulement dans les centres, mais encore dans le trajet des nerfs. Il a vu sous son influence les nerfs moteurs séparés de la moelle épinière et la moelle elle-même, séparée de l'encéphale, recouvrer des propriétés vitales; aussi est-il conduit à regarder la motricité comme indépendante de la moelle épinière et à placer la puissance qui fait contracter les muscles dans les cordons nerveux. Cette manière de voir diffère trop de celle qui est généralement admise, pour être acceptée autrement que sous toutes réserves. Inutile, du reste, de la discuter ici, car ce que nous voulons faire ressortir des expériences de M. Brown-Séquard, c'est que le sang artériel ou veineux, rouge ou noir, exerce sur l'innervation générale une influence qu'on avait pu prévoir par la seule considération des connexions si multiples qu'ont ensemble les nerfs et les vaisseaux, mais dont

____

(1) *Académie des sciences,* 19 octobre 1857.

on n'avait pas encore la démonstration directe. Le sang n'est pas seulement le suc nourricier de la substance nerveuse, il en est encore l'agent excitateur.

La puissance stimulante du sang varie comme sa puissance nutritive, avec certaines circonstances qui sont relatives à sa quantité, à ses qualités, à la vitesse avec laquelle il circule ; essayons d'en suivre les effets sur le système nerveux.

1° Si l'organisme éprouve une soustraction brusque du sang, comme dans un cas d'hémorrhagie, les propriétés vitales cesseront d'être régénérées d'une manière suffisante, et il en résultera un affaissement général se traduisant par la défaillance ou la syncope. Nous avons vu que le principe des battements du cœur est surtout dans la moelle épinière ; si elle cesse de produire le principe nerveux, ces battements s'affaiblissent d'abord, finissent même par s'éteindre. Que l'on parcoure le *Traité des maladies de la moelle épinière* d'Ollivier (d'Angers), et presque à chaque observation, on trouvera signalée la petitesse, la concentration du pouls. Si maintenant on tient compte que plusieurs de ces observations sont de simples cas de fièvre nerveuse, de *nervosisme aigu ou chronique*, comme dirait M. Bouchut ; si, d'autre part, on se rappelle que la petitesse et la concentration du pouls ont été signalées par la plupart des auteurs qui, sous un nom ou sous un autre, ont décrit ces maladies, on pourra trouver dans les considérations que nous venons d'exposer des indications précieuses pour établir le siége anatomique de la fièvre nerveuse. Mais revenons à l'hémorrhagie. Lorsque celle-ci a duré quelque temps, le sang des veines n'est plus noir ; ne faut-il pas, selon toute apparence, voir là un effet de la diminution de l'influence nerveuse? Ce liquide traverse alors les capillaires sans produire la nutrition, et revient dans les veines sans s'être désartérialisé. Le sang rouge qui, d'après M. Brown-Séquard, ne serait plus apte à stimuler les centres nerveux, mais qui peut seul, au contraire, régénérer la force nerveuse, doit, s'il en est ainsi, donner lieu à un défaut de rapport entre la dépense et la production du principe nerveux. Il en résulte une sorte de surexcitation nerveuse par laquelle l'équilibre tend à se rétablir, et peut-être est-ce là l'une des causes qui font que l'on voit assez souvent des convulsions précéder la mort par l'hémorrhagie. Si la soustraction du sang a lieu lentement, les effets sont les mêmes, mais ils se produisent avec moins de rapidité et avec moins d'énergie. On sait qu'une saignée qui coule vite produit promptement une syncope, tandis qu'on peut perdre beaucoup de sang goutte à goutte, sans que celle-ci ait lieu, surtout si l'on est couché et si l'on ne fait aucun mouvement. C'est qu'alors il y a une dépense moindre de la force nerveuse, et, bien que celle-ci soit diminuée, elle peut encore suffire à la consommation qu'en fait un cœur, qui est à peu près le seul organe en activité. Mais si un léger mouvement vient à rompre l'équilibre qui s'était établi et à obliger une partie de la force nerveuse à prendre une autre direction, celui-ci suffit souvent alors pour produire la syncope.

2° Les qualités du sang peuvent varier à l'infini, et, malgré les nombreuses analyses chimiques dont ce liquide a été l'objet, nous sommes encore loin de connaître les altérations dont il est susceptible. Le sang peut être modifié dans ses éléments qui se trouvent en plus ou en moins, et il en résulte nécessairement un change-ment dans la vitalité de ce liquide. Ce genre d'altération du sang est à peu près le seul qui ait été étudié, et c'est en effet le seul que nos moyens analytiques puissent sûre-ment reconnaître. Mais le sang est susceptible de modifi-cations d'un autre ordre, et qui, sans changer les rapports quantitatifs de ses éléments constituants, peuvent cepen-dant donner lieu à des altérations tout aussi graves de ses propriétés vitales. Tous les éléments d'analyse connus ont l'inconvénient d'isoler plus ou moins les éléments constitutifs du sang; ils nous présentent les matériaux qui le composent à l'état simple, ce qui nous permet de les peser, mais ils ne nous font rien connaître ou presque rien des modes nombreux de combinaison que ces sub-tances premières peuvent affecter dans le sang vivant. Il y a cependant là autant de causes qui changent l'activité de ce liquide et font varier à l'infini ses propriétés. Il se peut que la nutrition générale ne soit pas toujours très affectée par ces variations, mais il n'en saurait être de même de l'innervation. Cette fonction a des réactions très promptes et très vives, et chaque stimulant détermine une nuance dans son expression. Nous ne doutons pas que nous ne venions de signaler là une des causes princi-pales de la mobilité nerveuse; mais, pour ne pas étendre trop ces considérations, nous n'insisterons pas et nous nous bornerons à examiner quels sont les effets de la diminution des globules sur l'influence nerveuse, cette question étant la plus importante pour notre sujet.

Les globules sont la partie du sang qui jouit de la plus
grande activité vitale ; ils sont, comme les éléments pri-
mitifs de tous les tissus, constitués par des cellules pourvues d'un noyau, et ils ne diffèrent des cellules organiques génératrices, que parce que, au lieu d'être comme
celles-ci soudés les uns aux autres, ils nagent dans le
liquide du sérum. Si, comme on l'admet généralement,
les cellules ont une vie propre et indépendante de la vie
du tout, on ne peut.guère refuser aux globules une vie
semblable. Cette vie, ils la déversent sur tous les tissus,
sans qu'elle puisse pour cela diminuer en eux, car ils sont
aptes à la régénérer sans cesse. Les cellules primitives,
nous avons dit, ont une vie indépendante, locale, concentrée en elles-mêmes, mais que rien ne relie à la vie
générale de l'individu ; ce sont les globules du sang qui
semblent destinés à établir ce lien. Dans leur course
rapide, ils portent aux cellules la vie dont ils sont doués
et la leur font partager. C'est ainsi que la vie générale
peut se comprendre : plus les globules sont nombreux,
plus ils sont actifs et plus leurs incitations sont pressantes ;
plus aussi la vie générale qui en est l'expression, ou mieux
le résultat, devient énergique. Le tissu nerveux reçoit
comme tous les autres sa part de ces incitations ; si, par
suite de la diminution du nombre des globules, celles-ci
deviennent moins fréquentes et moins fortes, le tissu
nerveux aura moins de vitalité, et comme moins de vitalité pour lui équivaut à plus de mobilité dans ses fonctions, il sera plus facilement excitable. Ainsi la diminution
des globules doit-elle exercer une influence majeure sur
l'innervation générale.

Mais les globules ont encore un autre mode d'action, ce sont ces corpuscules qui, dans le phénomène de l'hématose, absorbent l'oxygène de l'air, que cette absorption se fasse par une force mécanique ou chimique, peu importe, toujours est-il que le volume d'oxygène fixé par les globules du sang est considérable, puisque M. E.-M. Fernet a cru devoir l'évaluer à vingt-cinq fois celui qui est dissous dans le sérum (1). Cet oxygène est ensuite abandonné par eux dans nos tissus pour y produire des réactions vitales, et ils reviennent désoxygénés aux poumons. Ainsi la coloration alternative du sang en rouge vermeil et en rouge noir est un phénomène qu'il faut surtout, sinon exclusivement, rapporter aux globules ; si ceux-ci ont diminué de quantité, l'hématose sera moins complète, ce qui revient à dire que le sang conservera, même dans les artères, une partie des caractères du sang veineux. Si maintenant nous accordons quelque créance aux vues de M. Brown-Séquard, qui fait du sang noir le stimulant le plus énergique des centres nerveux, nous serons conduit à admettre que la diminution des globules doit avoir un double résultat sur les nerfs. D'une part, elle empêche la régénération du principe nerveux ; d'autre part, elle augmente l'excitabilité nerveuse, sollicite la force nerveuse à se dépenser et devient ainsi une double cause des troubles de l'innervation.

Il est aisé de prévoir à quel résultat nous arriverions, si nous examinions ainsi en détail chacun des éléments constitutifs du sang. L'augmentation du sérum qui est

____

(1) *Académie des sciences,* 5 avril 1858.

assez ordinairement le corollaire de la diminution des globules, agit évidemment dans le même sens ; ceux-ci sont plus disséminés dans un sang plus aqueux ; ce sang plus aqueux contient proportionnellement moins de sels, alors même qu'il n'y a pas eu de diminution absolue dans leur quantité. Il constitue une solution plus étendue et par cela même plus neutre, moins conductrice. Si l'albumine diminue, ce qui arrive aussi quelquefois dans les mêmes circonstances, c'est alors la substance réparatrice par excellence qui fait défaut, car la neurine est surtout formée d'albumine. Nous ne parlerons pas de la fibrine qui varie peu d'ordinaire dans les maladies où l'on a constaté la diminution des globules, ni des sels fixes, si ce n'est pour dire que ceux-ci atteignent souvent leur maximum normal, ce qui change leur rapport proportionnel avec l'albumine et par suite avec le tissu nerveux. Alors que ce tissu ne reçoit pour sa réparation qu'une quantité insuffisante d'albumine, il se trouve au contraire proportionnellement dans celle-ci des sels en plus grande quantité. La nutrition du tissu nerveux s'opère donc au moyen d'éléments dont la constitution normale a varié, et, soit que ces éléments soient employés en nature pour reconstituer la neurine, soit qu'il s'opère un travail préliminaire qui les ramène à leur composition normale avant leur transformation en tissu propre, toujours est-il qu'il en doit résulter un changement notable dans la nutrition de ce tissu, et par suite dans l'accomplissement de ses fonctions.

L'albumine et les sels ne sont pas les seuls éléments constitutifs de la substance nerveuse ; celle-ci contient encore une notable proportion de graisse. Les matières grasses contenues dans le sang ne paraissent pas varier sensiblement par suite de la diminution des globules, mais on ne saurait nier que cette diminution, en rendant moindre l'absorption de l'oxygène, ne rende celle du carbone plus incomplète dans l'acte de la respiration. Cet élément doit donc être un peu prépondérant dans le sang anémique, et les expériences de Liebig ont prouvé que son excès dans le sang favorisait la production de la graisse. Si le carbone n'est pas brûlé par l'oxygène qui le transforme en acide carbonique, éliminé ensuite dans l'acte de l'expiration, ce principe n'a plus d'affinité que pour l'hydrogène contenu en si grande proportion dans le sérum du sang, et dans l'acte de la nutrition il donne naissance à une plus grande quantité de matières grasses. La diminution des globules, considérée dans ses rapports spéciaux avec le système nerveux, aurait donc encore pour résultat de favoriser la production de la graisse dans le tissu nerveux. Or, de l'albumine, de la graisse, des sels et de l'eau, tels sont les éléments organiques ou non que contient la substance nerveuse (1). Bien que les principes immédiats de cette substance soient encore assez mal déterminés, et qu'on ne sache guère auxquels d'entre eux il convient de rattacher les éléments anatomiques ou chimiques assez nombreux qu'on y a décrits, bien qu'on sache moins encore, peut-être, quelle part ces principes prennent à l'exercice des fonctions nerveuses, on peut

(1) Par sels, nous entendons tous les principes inorganiques que contient la substance nerveuse, moins l'eau.

du moins accepter que la neurine (1), dont la base est l'albumine, et qui est le tissu propre du cerveau, est celui en qui réside plus spécialement la force nerveuse. La graisse, substance très peu conductrice de la chaleur et de l'électricité, pourrait bien servir d'isolateur aux fibres nerveuses primitives, pour empêcher de l'une à l'autre la transmission des impressions et des sensations. Quant aux sels et aux autres principes, tels que le soufre, le phosphore, qui se trouvent en plus grande quantité dans la matière nerveuse que dans toute autre substance organique, qui font partie intégrante de tous les principes immédiats qu'on a isolés de cette matière, n'est-il pas permis de les regarder comme les véritables générateurs de la substance nerveuse? Si ces hypothèses, que nous ne hasardons que sous la plus extrême réserve, manquent de la sanction expérimentale, on ne peut du moins disconvenir qu'elles reposent sur des analogies qui ont une certaine valeur. En effet, les éléments intégrants d'un tissu sont nécessairement en rapport avec les propriétés de ce tissu, et il faut bien admettre que dans la nature organique et vivante, comme dans la nature inorganique et morte, à certaines combinaisons élémentaires identiques, correspondent des propriétés spéciales. Quant à l'eau si abondante dans le cerveau, comme dans tous les organes, elle y paraît, comme partout, jouer le double

(1) La neurine est de l'albumine unie aux autres principes du tissu nerveux. C'est la pulpe cérébrale elle-même, pour Blainville. C'est d'elle qu'on sépare la cérébrine, la cérébrote, la céphalote et autres principes immédiats mal connus, mais tous phosphorés et graisseux.

rôle de matière interposée entre les éléments organiques et de conducteur humide.

Si l'on veut bien accorder quelque crédit à ces courtes réflexions, elles conduiront à des conclusions qui ne sont pas sans importance pratique. Nous venons de voir qu'à la diminution des globules correspondent de toute nécessité des modifications nombreuses dans la crase sanguine, et que chacune de ces modifications exerçait une action spéciale rendue sensible par le conflit du sang avec le tissu nerveux ; démontrons en quelques mots que toutes ces actions sont dirigées dans le même sens, que toutes concourent au même résultat.

a. La diminution absolue des globules diminue l'activité vitale du système nerveux. Résultats : plus de mobilité dans les fonctions départies à ce système, tendance à sa surexcitation.

b. La diminution des globules empêche le sang d'absorber une aussi grande quantité d'oxygène, le sang artériel se trouve ainsi se rapprocher un peu par ses qualités du sang veineux. Résultats : surexcitation nerveuse, puisque le sang est l'excitant naturel des centres nerveux.

c. La diminution des globules entraîne souvent l'augmentation du sérum, cette augmentation agit comme la diminution absolue des globules.

d. L'albumine diminue aussi quelquefois dans ces circonstances. Résultats : nutrition insuffisante du tissu nerveux ; partant, moins de tonicité, plus de mobilité dans ce tissu, circonstances qui le rendent plus excitable.

e. Alors même que les sels du sang ont atteint leur maximum physiologique, ils peuvent former dans le sérum une solution plus étendue, par suite de l'augmentation de celui-ci. Résultats : action moindre produite par le sérum sur les tissus nerveux, et comme corollaire plus de mobilité dans ces tissus.

f. Les mêmes sels peuvent devenir prépondérants par rapport à l'albumine diminuée, de sorte que lors de la conversion de celle-ci en tissu nerveux, les éléments albuminoïdes sont plus salins qu'ils ne devraient être. Résultats : une plus grande excitabilité de la pulpe nerveuse.

g. La désoxygénation du sang, en laissant dans ce liquide un excès d'acide carbonique, favorise la production des produits hydrocarbonés. Résultats : prédominance probable de ces produits dans le tissu nerveux, et conséquemment difficulté de la dispersion du principe nerveux, concentration de ce principe dans certains points où il se développe, et sa transmission plus totale dans certaines directions, ce qui peut occasionner une surexcitation nerveuse locale.

En voilà assez pour établir l'influence qu'un sang anémique peut avoir sur la production des névroses ; nous espérons même que ces influences, que les faits de chaque jour démontrent incontestables, viennent de recevoir une explication physiologique qui, si elle ne satisfait pas aux exigences rigoureuses d'une expérimentation impossible, a cependant pour elle une assez grande somme de probabilité et est de nature à éclairer l'étiologie si obscure encore des affections nerveuses. Mais, avant que de quitter ce sujet, il convient de répondre à une objection qui ne manquerait pas de nous être adressée. Nous venons de dire, en nous appuyant sur les recherches de M. Liebig, qu'à la désoxygénation du sang répondait une augmentation de la matière graisseuse. On peut demander pourquoi nous semblons admettre une production plus grande de graisse dans le cerveau des anémiques, alors qu'il y a le plus souvent chez eux un amaigrissement marqué. Nous observerons d'abord que nous n'avons formulé qu'une présomption. En second lieu, nous dirons qu'au début des affections anémiques, l'embonpoint n'est souvent pas diminué, que quelques malades même le conservent longtemps, et que si plus tard l'amaigrissement survient, ce ne peut être que par suite d'une nutrition incomplète, pouvant provenir elle-même d'une oxygénation insuffisante du sang. Alors les malades se prolongent avec l'excès de graisse qu'ils produisent, et il se passe chez eux un phénomène analogue à celui qu'on observe chez les animaux hivernants, qui maigrissent pendant le sommeil par insuffisance d'alimentation, mais qui continuent cependant de vivre, parce que chez eux une faible oxygénation du sang favorise la production de la graisse qui les nourrit.

3° Nous ne dirons qu'un mot des modifications qui peuvent surgir dans les phénomènes de l'innervation par suite de la vitesse avec laquelle circule le sang, parce que nous ne savons rien des changements qui s'opèrent dans ce sens pendant les maladies. Tout ce qu'on peut inférer, c'est qu'à un pouls plein, dur, fréquent, correspond une circulation plus active, susceptible par conséquent d'exciter vivement le système nerveux; qu'à un pouls faible, dépressible, lent, correspond une circulation moins active, et que l'excitation nerveuse doit être diminuée. Mais ce sont là deux termes extrêmes, deux modes bien distincts de l'excitation nerveuse, qui peuvent se combiner l'un à l'autre, se tempérer mutuellement et donner lieu à des effets mixtes. Lorsque le sang est abondant, épais, riche, le pouls est ordinairement large et régulier; alors la vie plastique prend le dessus, et son développement produit d'ordinaire un engourdissement, une lourdeur, qui s'opposent aux manifestations faciles de la sensibilité, de la motilité, de l'intelligence, c'est-à-dire de la puissance nerveuse. Au contraire, si le sang est rare, si ses matériaux solides sont en quantité moindre, s'il est pauvre, en un mot, alors l'élément nerveux prédomine, tandis que la plasticité dépérit. C'est dans ces circonstances que l'on observe le plus souvent un pouls petit, serré, fréquent, irrégulier, pouls nerveux proprement dit, et qui, pour le praticien, est l'indice d'une grande excitabilité nerveuse. A un degré d'anémie plus prononcé, le pouls devient lent et dépressible, c'est l'indice d'une prostration générale ; mais, dans cet état, la mobilité nerveuse est extrême, il ne faut souvent alors qu'une cause bien faible pour jeter une grande perturbation dans le système.

En résumé, si le sang contient la vie en principe et la dispense à tous les organes, si bien qu'aucun d'eux ne peut vivre sans lui, la force qui donne à ce liquide l'impulsion dont il a besoin pour vivifier est en dehors de lui ; elle réside dans l'appareil nerveux dont les divisions, d'une ténuité extrême, accompagnent les plus petits vaisseaux et leur communiquent, ainsi qu'aux liquides qu'ils contiennent, ce quelque chose d'insaisissable dans son essence, que tout le monde s'accorde à appeler *principe nerveux*, *névrosité*, etc., sans pour cela préjuger rien de sa nature, et qui est indispensable à la manifestation de la vie. En même temps, le tissu nerveux, dont la fonction est de produire ce quelque chose et de le disperser partout, reçoit du sang les éléments plastiques nécessaires à sa nutrition. Ainsi, entre le sang et les particules les plus déliées de la masse nerveuse, il y a un *consensus* obligé et permanent dans lequel s'opère un échange réciproque d'éléments matériels d'un côté, dynamiques de l'autre. Entre eux il se fait une savante et mystérieuse élaboration, à la suite de laquelle et comme résultat ultime la vie apparaît. Deux choses donc pour le médecin à considérer dans la vie : la plasticité qui en est la forme matérielle et saisissable ; le dynamisme qui en est la forme abstraite, intangible. Et maintenant, selon que ces deux formes de la vie réunies, nous nous trompons, confondues, fusionnées dans une certaine proportion, se feront ou non équilibre, la vie sera plus pleine, plus entière, plus forte, il y aura santé ou maladie. Il ne faut entre ces deux formes aucune prépondérance, aucune primauté. Si la plasticité l'emporte, l'homme devient malade ; si le dynamisme, l'homme devient malade encore.

CHAPITRE II.

DU SYSTÈME NERVEUX, DE L'INNERVATION, DE LA SUREXCITATION

NERVEUSE ET DES NÉVROSES EN GÉNÉRAL.

Les névroses sont des maladies qui tiennent à une lésion de l'innervation, survenue en dehors de toute altération matérielle du système nerveux. Pour se bien rendre compte de leur nature et des circonstances dans lesquelles elles se produisent, il est donc indispensable de connaître la mécanique des fonctions nerveuses ; nous allons essayer, dans ce chapitre, d'en présenter une esquisse rapide.

« Le système nerveux, dit M. Longet, est le siége des facultés sensoriales et intellectuelles, le principe incitateur des mouvements volontaires ou involontaires ; il préside aux diverses sympathies, aux actes nutritifs et sécrétoires, et domine ainsi les fonctions de l'économie tout entière (1). »

Cherchons par quel artifice les mêmes organes peuvent servir à tant de choses.

Le système nerveux offre à considérer une partie périphérique et une partie centrale. La première, formée par l'immense réseau de filets nerveux qui le pénètrent de toutes parts, a la double mission de transmettre à la partie centrale les impressions extérieures, et de transmettre

(1) *Traité de physiologie*, t. II.

aux organes le principe nerveux émané de la partie centrale. Cette dernière est formée par l'axe cérébro-rachidien, et nous croyons qu'on doit lui donner comme annexes les ganglions nerveux sympathiques. Elle est le foyer de l'innervation, et l'on admet qu'elle entre directement en rapport avec le *sensorium commune.*

Mais il y a dans les nerfs périphériques, tout aussi bien que dans la masse centrale nerveuse, certaines parties qui sont, à l'exclusion de toutes les autres, chargées de présider à l'accomplissement de certaines fonctions. Sans cette disposition, les impressions de tout ordre parcourant indifféremment, et dans l'un et l'autre sens, un même fil nerveux pour se rendre, soit de la périphérie au centre, soit du centre à la périphérie, se fussent souvent confondues; en sorte que les sensations, résultat de ces impressions, fussent arrivées fort peu nettes au *sensorium commune,* et que ses injonctions se fussent très irrégulièrement transmises aux organes. Bien qu'il reste encore beaucoup à faire pour déterminer d'une manière précise à quelle partie du système nerveux périphérique ou central doit se rapporter l'exercice de telle ou telle fonction spéciale, des résultats fort importants sont cependant acquis à la science, et l'on peut aujourd'hui affirmer avec beaucoup de probabilité, quelquefois avec certitude, que les troubles de telle ou telle nature se rapportent à une lésion dynamique ou matérielle de telle ou telle portion du système nerveux.

Charles Bell, le premier, a reconnu qu'il existe deux ordres de nerfs, les uns *moteurs,* les autres *sensitifs,* et que ces nerfs à fonctions différentes ont des racines distinctes, soit dans la moelle, soit dans l'encéphale, que les fibres primitives, quelque confondues qu'elles paraissent entre elles, ne sont en réalité qu'accolées les unes aux autres ; jamais ramifiées, jamais anastomosées, elles ne perdent point leur continuité, depuis leur origine jusqu'à leur point de terminaison. De plus, la force nerveuse, dont elles sont dépositaires, ne se communique pas latéralement de l'une à l'autre ; elle chemine invariablement tout le long du trajet de chaque fibre primitive, et se comporte même d'une manière inverse dans chaque ordre de fibres. Dans les nerfs moteurs, qui sont chargés de transmettre aux organes les incitations parties du centre, pour les solliciter à accomplir des mouvements volontaires ou involontaires, les effets produits sont toujours centrifuges. Dans les nerfs sensibles, qui transmettent au centre les impressions venues de l'extérieur, ces effets sont toujours *centripètes*.

On sait qu'à peine sortis des trous de conjugaison, nerfs moteurs et sensitifs, qui sont alors distincts, mêlent leurs fibres de la façon la plus inextricable et forment un seul cordon dans lequel on ne peut plus reconnaître les fibres d'origine différente ; ce cordon est alors un nerf mixte, qui garde invariablement ce caractère dans toutes ses ramifications. Les séparations que le scalpel ne peut plus opérer, la pathologie les fait quelquefois avec une merveilleuse netteté. Dans la paralysie, par exemple, il peut y avoir perte exclusive, soit du sentiment, soit du mouvement, l'une de ces deux facultés restant intacte. Dans l'épilepsie, l'analgésie s'observe en même temps que les convulsions ; dans l'hystérie, au contraire, les convulsions s'accompagnent souvent d'une hyperesthésie plus ou moins étendue.

Mais les nerfs ne sont que les conducteurs, soit de la motricité, soit de la sensibilité, et ce n'est point en eux que résident ces facultés, pas plus que la cause motrice du sang ne réside dans les vaisseaux qui charrient ce liquide. Toute excitation nerveuse, pour avoir lieu, doit être précédée d'une impression venue de l'extérieur et transmise à un foyer d'innervation qui la répercute, ou d'une impulsion intérieure directement partie du *sensorium commune*, de l'âme. Toute impression transmise à l'âme par les nerfs détermine donc une certaine modalité d'action, soit sur les facultés intellectuelles, soit sur les facultés instinctives, soit à la fois sur ces deux ordres de facultés, et il en résulte une réaction que les nerfs ont également la mission de transmettre à l'organisme. Nous venons de voir que cette réaction se produit de trois manières seulement ; par un mouvement, par une sensation, ou par tous les deux à la fois. S'il est de toute nécessité que les impressions arrivent jusqu'au foyer de l'innervation pour que les phénomènes nerveux se produisent, il n'est pas de rigueur que le moi soit affecté par ces impressions. Si elles sont de nature à n'éveiller que des phénomènes d'instinct, l'intelligence n'en aura pas le plus souvent connaissance, et ces phénomènes s'accompliront sans elle, ou même s'accompliraient en dépit d'elle si elle tentait de s'y opposer. C'est ainsi que nous n'avons pas le pouvoir de modifier à notre gré les mouvements des organes de la nutrition, qu'il ne dépend pas même toujours de nous d'empêcher les mouvements des organes qui, dans les conditions normales, sont soumis à notre volonté, mais qui lui échappent quand l'excitation nerveuse est trop forte. Il en est de même pour les impressions sensitives, toutes n'arrivent pas à la conscience; puisque dans l'état physiologique elle ne connaît pas de celles qui donnent naissance aux mouvements de nutrition, ces dernières ne lui parviennent en effet qu'autant qu'une cause pathologique détermine une surexcitation nerveuse. Dans ce cas aussi, les impressions sensitives que le moi perçoit éprouvent des perturbations auxquelles il est impuissant à remédier et qui l'affectent plus ou moins péniblement. Nous en trouvons un exemple bien commun dans l'intensité des douleurs névralgiques. Enfin, l'âme peut, comme puissance active, solliciter anormalement le système nerveux et donner lieu, *proprio motu*, à toutes les formes de la surexcitation. Ainsi une grande partie des phénomènes nerveux se trouvent soustraits à l'influence de la volonté ou ne lui sont qu'incomplétement soumis. Ces faits devaient appeler l'attention des physiologistes, et ils ont cherché à les expliquer par l'hypothèse d'un double système nerveux, l'un présidant aux phénomènes nerveux volontaires ou de relation, l'autre aux phénomènes involontaires ou de nutrition, et ayant chacun leur foyer spécial d'innervation. Toutefois, cette division admise par Winslow, Johnston, Brachet, Reille, Wutzer, mais surtout bien développée par Bichat, dont le génie a su se l'approprier, ne répond pas à toutes les exigences, puisqu'elle ne saurait expliquer les phénomènes nerveux involontaires qui se passent assez souvent dans les organes de relation.

La division du système nerveux en système cérébro-spinal et système du grand sympathique regardés comme à peu près indépendants l'un de l'autre et présidant exclusivement, le premier à la vie de relation, le second à la vie de nutrition, a été combattue par Scarpa, Legallois, Zinn, Meckel, etc., qui, par des expériences nombreuses, ont cherché à démontrer que les ganglions sympathiques reçoivent leur principe nerveux de l'axe cérébro-spinal et qu'ils sont par eux-mêmes impuissants à produire ce principe. Il est certain que l'école de Bichat n'a peut-être pas tenu un compte suffisant des rapports que les nerfs sympathiques entretiennent avec les nerfs rachidiens et même avec le centre cérébro-spinal. Les filets d'origine des nerfs sympathiques ont été suivis par quelques anatomistes jusque dans la moelle entre les racines rachidiennes antérieures et postérieures, et l'on croit assez généralement qu'une partie de ces fibres d'origine se termine dans la substance grise, tandis que l'autre partie se continue dans les colonnes antérieures et postérieures. De plus, il est bien certain que les nerfs rachidiens envoient aux ganglions des filets très nombreux. Pour toutes ces raisons, on s'accorde aujourd'hui à ne pas regarder la distinction des deux vies comme aussi tranchée que l'avait cru Bichat. Mais il n'en est pas moins vrai, que chacun des deux systèmes nerveux est assez nettement séparé par sa structure intime, par ses dispositions anatomiques, comme par les fonctions qui lui sont confiées.

Tous les deux jouissent d'une certaine indépendance, bien qu'il existe aussi entre eux une solidarité sans laquelle l'innervation générale ne saurait subsister. Ainsi le système ganglionnaire relève du système cérébro-spinal, en ce sens que c'est de lui qu'il tire le principe nerveux dont il dispose ensuite à son gré. Ce système une fois chargé du principe nerveux émané du cerveau et de la moelle épinière épuise la dose qu'il a reçue dans les organes auxquels il se distribue, mais il paraît inhabile à produire ce principe qu'il doit de toute nécessité emprunter au centre cérébro-spinal; il faut en quelque sorte qu'il soit incessamment chargé par lui. D'un autre côté, les mouvements vitaux sont plus spécialement placés sous la dépendance des ganglions nerveux, de sorte que si les nerfs de ce système viennent à perdre leur sensibilité spéciale, soit parce que l'influence cérébro-spinale leur fait défaut, soit parce qu'une cause de tout autre ordre agit sur eux, les mouvements vitaux s'arrêteront, et l'encéphale, n'étant plus sollicité par eux, cessera de sécréter le principe nerveux. Si, au contraire, la sensibilité ganglionnaire est exaltée, ces mêmes mouvements seront exagérés ou tout au moins éprouveront des perturbations dont l'intensité sera en raison directe de la cause excitatrice. Sous ce rapport, le système cérébro-spinal relève du grand sympathique. De leur prééminence réciproque résulte la nécessité de l'intégrité de leurs connexions; bien qu'indépendants, ils ne peuvent se passer l'un de l'autre, et c'est précisément ce qui constitue l'unité du système nerveux.

Toutefois, tandis que l'encéphale dissémine rapidement le principe nerveux à tout l'organisme, de sorte que si cet organe reçoit un ébranlement, le choc retentit presque toujours partout à la fois, les ganglions au contraire ont une sphère d'action plus limitée. Le principe nerveux s'accumule dans chacun d'eux, s'y élabore probablement d'une manière différente, comme dans autant de petits cerveaux; puis il en sort lentement, pour se distribuer lentement dans un seul organe, ou du moins dans des organes chargés d'accomplir la même fonction. Ce qui fait que les impressions que reçoivent les ganglions ne retentissent pas d'une manière aussi immédiate sur tout l'organisme que le font les impressions transmises au centre cérébro-spinal, mais ce qui n'empêche pas que ce retentissement n'ait lieu d'une manière médiate ou sympathique. Ce ne sont pas seulement les ganglions qui propagent lentement le principe nerveux, les nerfs de ce système en font autant, et il en résulte que la vie intérieure persiste un certain temps après que la vie de relation a été détruite. Il en résulte aussi que, dans les cas de surexcitation, celle-ci ne se fait parfois sentir qu'un certain temps après que la cause irritante a agi, et même alors qu'elle a déjà cessé d'agir. Par la même raison, la surexcitation se prolonge plus longtemps après l'emploi des moyens destinés à la faire cesser; ceux-ci ne produisent parfois leur effet que lorsque la surexcitation s'est épuisée d'elle-même en quelque sorte, et dans ces cas, ils peuvent avoir pour résultat de faire succéder un état de prostration à celui d'excitation. On sait qu'une des propriétés des médicaments qui ont une action élective sur les organes de la vie intérieure est d'accumuler leurs effets, et nous ne croyons pas qu'on ait encore songé à expliquer le fait par des considérations de cet ordre. Quoi qu'il en soit, on y peut trouver un élé-

ment précieux pour le diagnostic comme pour le traitement des névroses. Quand celles-ci succèdent rapidement
à la cause excitatrice, quand elles se manifestent par des
phénomènes très aigus, quand elles disparaissent promptement pour renaître de même, il est probable qu'elles
ont leur siége soit dans l'encéphale, soit dans les nerfs
qui en émergent; si au contraire les phénomènes surviennent lentement, s'ils sont moins aigus, si, au lieu de
céder tout à coup, ils ont une certaine persistance et disparaissent progressivement, il y a de fortes raisons pour
croire que ce sont les nerfs ganglionnaires qui sont surtout
affectés. Les mouvements vitaux étant les plus importants
au point de vue de la conservation de l'individu, il était
utile qu'ils ne pussent pas être compromis par des perturbations trop brusques et trop intenses ; la nature semble
y avoir pourvu par la lenteur avec laquelle les nerfs ganglionnaires dispensent le principe nerveux. Il en résulte
que dans maintes circonstances on voit une cause d'excitation assez grave en apparence, ne donner lieu sur eux
qu'à des effets peu sensibles.

Les ganglions sympathiques ne sont que des annexes
du foyer central de l'innervation qu'il faut en définitive
chercher dans la moelle épinière et dans l'encéphale. Tout
porte à croire que c'est à la substance grise centrale qu'il
faut accorder la propriété d'émettre le principe nerveux,
et que la substance blanche est plus spécialement destinée
à transmettre les impressions sensitives venues de l'intérieur, et à conduire les incitations volontaires ou non qui
donnent lieu au mouvement. Les nerfs, après avoir séparé
leurs fibres motrices et sensitives en deux faisceaux dis

tincts pénètrent dans la moelle, les faisceaux moteurs dans les colonnes antérieures ou descendantes, les faisceaux sensitifs dans les colonnes postérieures ou ascendantes; de sorte que les propriétés centrifuges et centripètes des nerfs se retrouvent dans les faisceaux de la moelle. Mais quelques physiologistes, Marshal Hall entre autres, admettent que les faisceaux médullaires ne représentent pas la totalité des fibres nerveuses primitives, qu'ils ne conduisent à l'encéphale qu'une portion de ces fibres, et que l'autre portion se perd dans la substance grise de la moelle, en sorte que tout cordon nerveux a deux origines, l'une dans la moelle, l'autre dans le cerveau. Il admet de plus, que la moelle est le siége d'un système spécial des fibres *excito-motrices* auxquelles il donne la propriété de recevoir les impressions perçues ou non par la conscience, et de produire à la suite de cette réception des décharges motrices involontaires. C'est ce qu'on a appelé le *pouvoir réflexe* de la moelle, et c'est par lui que la plupart des physiologistes expliquent aujourd'hui les mouvements vitaux et les phénomènes sympathiques.

Ces phénomènes, mouvements ou sensations, sont trop souvent observés dans les névroses, pour que nous puissions nous dispenser d'en rappeler aux praticiens le mécanisme. Dès qu'un nerf éprouve une impression, elle chemine suivant le trajet de ce nerf, du point où elle a eu lieu jusqu'aux faisceaux postérieurs de la moelle et de ceux-ci jusqu'à l'encéphale; mais cette impression vient également se rendre à la substance grise de la moelle, d'où elle est, s'il y a lieu, et en vertu du pouvoir réflexe de la moelle, instinctivement renvoyée sous forme d'excitation sur le trajet d'un nerf moteur, pour produire un mouvement involontaire. Si l'impression initiale n'est pas de nature à affecter l'encéphale et à s'y traduire en phénomène de conscience, il n'y aura qu'un simple mouvement réflexe; si, au contraire, elle est susceptible de déterminer une perception, il y aura d'abord sensation suivie ou non d'un mouvement volontaire et de plus quelquefois d'un mouvement réflexe involontaire. C'est ainsi qu'une douleur vive nous fait jeter un cri ou détermine une contraction que la volonté ne saurait empêcher; tandis qu'il n'en est le plus ordinairement rien si la douleur est modérée. Les mêmes faits se produisent dans la surprise, la joie, le chagrin et dans presque tous les phénomènes de l'ordre moral, mais alors c'est peut-être dans l'encéphale lui-même que se trouve le point du départ des mouvements réflexes. Enfin les choses paraissent se passer de même dans les nerfs sympathiques, et beaucoup de physiologistes ont admis que ces nerfs jouissaient du même pouvoir réflexe que la moelle. Les connexions nombreuses qu'ils entretiennent avec l'axe cérébro-spinal permettent assurément de se passer de cette hypothèse, mais d'un autre côté, elle est parfaitement légitimée par l'analogie de structure. On a reconnu dans les ganglions des fibres spéciales grises, très fines, dites végétatives, qui ont la plus grande ressemblance avec les fibres qui se trouvent dans les ganglions placés sur la racine des nerfs sensitifs et avec les fibres grises de la moelle, et c'est d'après cette analogie de structure, autant peut-être que d'après les expériences physiologiques qu'on a admis que le grand sympathique possédait toutes les propriétés nerveuses, motricité, sensibilité, pouvoir réflexe ; qu'il présidait aux phénomènes sympathiques et qu'il devait même, dans certaines limites, être un foyer direct d'innervation, bien qu'il dût recevoir de l'encéphale et de la moelle la plus grande partie de son principe nerveux.

Sans accorder à ces diverses opinions qui reposent sur des expériences délicates et souvent contradictoires plus de valeur qu'elles n'en doivent avoir, nous appellerons simplement l'attention sur les phénomènes réflexes en eux-mêmes. Il est incontestable, en effet, que ceux-ci sont assez souvent le résultat d'une excitation nerveuse un peu vive, quelle que soit d'ailleurs sa cause, qu'elle s'adresse aux nerfs moteurs ou aux nerfs sensitifs. Le plus communément alors l'axe cérébro-spinal est influencé ; des actions réflexes ou sympathiques se produisent dans des directions variées, et les accidents nerveux qui en résultent peuvent être bien plus intenses que ceux qui sont le résultat direct de la cause excitatrice, les masquer plus ou moins et faire rapporter le siége de la névrose là où il n'est véritablement pas. Le diagnostic, quelque difficile qu'il soit dans ces cas, est cependant d'une haute importance, car les inductions thérapeutiques dérivent de lui. S'il n'est porté avec précision, on s'évertuera en vain à combattre des phénomènes sympathiques, et il n'y aura rien de fait pour la guérison, tant qu'on n'aura pas dirigé le traitement contre la cause première du mal, tant qu'on n'aura pas ramené le calme dans l'organe dont les fonctions primitivement lésées jettent partout la perturbation.

Que le principe nerveux puisse être ou non sécrété par la moelle et les ganglions, c'est toujours l'encéphale qui reste le foyer principal de l'innervation. On a vainement cherché dans ce mystérieux organe les appareils spéciaux du sentiment et du mouvement, on n'a pu, comme dans le reste du système, y distinguer que des conducteurs du mouvement et du sentiment. Ceux-ci se retrouvent dans la moelle allongée. Le bulbe, la protubérance, les tubercules quadrijumeaux, les pédoncules cérébraux, sont les seules parties de la masse encéphalique qui soient sensibles ou excitables ; encore il résulte des expériences de MM. Lorry, Flourens, Hertwig, Bouillaud, Lecat, Longet, etc., que l'excitabilité et la sensibilité ne sont pas uniformément répandues dans toutes les parties que nous venons de nommer. Ces deux propriétés ne se trouvent que dans les points de leur épaisseur qui sont les prolongements directs des faisceaux antérieurs et postérieurs de la moelle, et ces mêmes faisceaux perdent même leur sensibilité et leur contractilité dès qu'ils s'engagent dans l'épaisseur des lobes cérébraux, du cervelet, des couches optiques et des corps striés (1). Il est vrai que Haller, M. Serres et quelques autres ont accordé une certaine sensibilité aux lobes cérébraux, mais leurs expériences ont été infirmées par celles des auteurs que nous venons de nommer ; un grand nombre de faits pathologiques les infirment aussi. Il est vrai que les affections du cerveau proprement dit sont souvent douloureuses, que souvent aussi elles donnent

____

(1) Longet, *Physiologie.*

lieu à des convulsions ; mais nous dirons, avec M. Longet, qu'il se peut que les stimulus artificiels n'agissent pas comme les stimulus morbides, et que la sensibilité ou la convulsion se développe dans ces parties sous l'influence de certaines conditions pathologiques. Peut-être aussi y a-t-il dans ces cas une réaction sympathique sur les parties de l'encéphale directement excitables ou sensibles.

Pour MM. Lorry, Serres, Desmoulins, Bouillaud, Magendie, Gerdy, Longet, la protubérance serait le siége des impressions tactiles et de la sensibilité générale. Cette opinion repose sur ce que ces physiologistes ont vu la faculté de sentir persister chez les animaux qui ont perdu leurs lobes cérébraux. Mais M. Flourens professe encore une opinion dissidente : pour lui, il y a trois choses dans un mouvement, la volition des contractions qui émane du cerveau, la coordination des contractions qui émane du cervelet, et leur excitation qui émane de la moelle épinière et de ses nerfs. Ainsi, pour M. Flourens, il n'y a sensibilité et mouvement volontaire qu'autant que les lobes cérébraux n'ont pas perdu leurs fonctions. M. Bouillaud, comme M. Flourens, place la coordination des mouvements dans le cervelet.

Quant aux lobes cérébraux, ils sont pour tout le monde la partie du système nerveux directement en rapport avec l'intelligence, avec le moi ; mais on ne sait si chaque faculté intellectuelle est localisée ou non dans un point limité de l'encéphale. Producteur de la sensibilité et de la motilité, dispensateur de ces deux forces qu'il mesure aux organes, modifié dans chacun d'eux pour les accommoder aux exigences des nombreuses fonctions dont elles sollicitent l'accomplissement, le système nerveux apparaît déjà comme ce qu'il y a de plus élevé dans l'organisme, et pourtant il a des attributs plus nobles encore, puisqu'il est le siége de l'intelligence, et que, comme tel, le système nerveux a des facultés. Il est l'organe qui entre directement en rapport avec l'âme ; c'est au moyen de l'encéphale que s'établit entre elle et la matière le *consensus* obligé qui constitue l'être animé. Nous ignorons nécessairement en quoi consiste ce *consensus*, nous savons seulement que les deux éléments, âme et matière, solidairement unis, exercent l'un sur l'autre une influence réciproque et mystérieuse qui fait la vie, que leur désunion c'est la mort.

Les nerfs agents de ce *consensus* sont, en tant qu'organes matériels, susceptibles de lésions d'autant plus nombreuses, graves et variées, que ces organes sont eux-mêmes plus abondamment répandus dans nos tissus, chargés de fonctions plus importantes et formés d'une texture plus délicate. A chacune de ces lésions correspond, de toute nécessité, un trouble dans l'exercice de la fonction nerveuse, soit que, comme conducteurs de la sensibilité générale ou spéciale, les nerfs altérés ne soient plus aptes à transmettre des sensations exactes, soit que, comme conducteurs et distributeurs de la volition, ils ne se trouvent plus propres à répondre convenablement aux ordres de l'âme qui, dans l'un et l'autre cas, est restée apte à recevoir les impressions, à les coordonner, à diriger les fonctions de l'organisme. Ce sont les organes dont elle se sert à cet effet qui, par suite d'une modification plus ou moins importante produite en eux et en dehors d'elle, ont cessé de répondre à son appel, ou de transmettre son impulsion. Les maladies qui se développent dans ces deux cas ne sont donc pas de véritables névroses, bien qu'elles aient souvent avec elles la plus grande ressemblance, car ces maladies relèvent toujours d'une lésion anatomique.

Les vraies névroses ont une autre origine ; seulement elles peuvent, dans bien des circonstances, se compliquer de lésions organiques surajoutées ou préexistantes, car « l'âme et le corps sont unis par une étroite couture et s'entre-communiquent leur fortune, » a dit Montaigne. Or, les nerfs sont les fils de cette couture ; c'est par eux que l'âme reçoit les impressions venues du dehors et qu'elle les transforme en phénomènes de conscience ; ce sont eux encore qui exécutent les ordres émis par cette puissance, en sorte que l'âme, quelque libre qu'elle soit, est pourtant sous la dépendance de l'encéphale et de ses annexes. Elle lui ordonne, c'est vrai ; mais, selon l'état dans lequel se trouve celui-ci, il transmet bien ou mal l'ordre qu'il a reçu. Il y a plus, c'est que l'âme ne peut se défendre de recevoir les impressions que lui apportent les nerfs, tandis que ceux-ci n'attendent pas toujours ses ordres pour fonctionner. Ainsi l'âme est maîtresse ou servante tour à tour, ou tout ensemble. Si maintenant, de ces régions où l'esprit se perd bientôt, parce que l'observation ne peut l'y suivre, nous retombons à la contemplation des faits, elle nous apprendra que les troubles nerveux de l'innervation (névroses proprement dites) peuvent procéder d'en haut ou d'en bas : d'en haut, d'un *jussus animi* trop énergique, eu égard à la disposition dans laquelle se trouvent les nerfs et qui jette la perturbation dans l'économie du système. Dans ces cas, l'âme, comme puissance active, sollicite directement le système nerveux d'une manière anormale, et donne lieu à des lésions fonctionnelles toutes dynamiques. Celles-ci peuvent, il est vrai, avoir leur point de départ dans une sensation venue du dehors, mais elles n'en sont pas moins le résultat d'une modification directe de l'âme. Ainsi, quand une personne a peur, il n'y a pas eu d'autre modification organique que celle qui résulte d'une impression sensuelle normale; les sens ont exactement transmis au moi ce qu'ils ont vu, touché ou entendu. L'âme est alors entrée en action, et, par un travail de conscience, elle a transformé la notion acquise en un sentiment d'autant plus vif qu'elle s'est elle-même plus impressionnée. Et, soit que, comme intelligence, l'âme agisse avec conscience et discernement, soit que, comme principe vital, elle agisse instinctivement et sans conscience; soit enfin, ce qui a le plus ordinairement lieu, que ses facultés intellectuelles et instinctives soient simultanément mises en émoi, toujours est-il que, lorsqu'elle entre dans une trop grande activité, il y a réaction trop forte sur le système nerveux. De là, des troubles variés dans l'exercice régulier des fonctions de celui-ci, qui ne sauraient presque jamais avoir aucune expression anatomique, et qui ne peuvent être rapportés qu'à son excitation anormale. La surexcitation intellectuelle se traduit par des inquiétudes vagues, des pressentiments, de la tristesse, une grande impressionnabilité générale, etc.; la surexcitation instinctive produit des anomalies dans le rhythme des fonctions vitales. Ainsi, une émotion détermine des palpitations chez l'un, une syncope chez un autre, des convulsions générales chez un troisième, etc. Dans ces diverses circonstances, il importe peu que la cause de l'émotion soit extérieure ou subjective ; que l'impression soit arrivée à l'âme par les sens, ou que celle-ci se soit spontanément émue en vertu de son activité propre ; le résultat est toujours le même, et, pour peu que le système nerveux soit dans certaines circonstances de mobilité que favorise singulièrement la chloro-anémie, il est à peu près certain que l'excitation produite prendra les proportions d'un état névrosique. C'est même un fait vulgaire que les douleurs sympathiques qui se produisent dans ces circonstances. Une émotion vive, indépendamment de l'ébranlement nerveux général qu'elle produit, détermine souvent un grand mal de tête ; les affections tristes ou oppressives s'accompagnent d'une douleur épigastrique, tandis que les affections gaies ou expansives donnent lieu à une sensation de bien-être dans la poitrine, etc.

Les troubles de l'innervation procèdent d'en bas lorsqu'une impression extérieure sollicite vivement le système nerveux devenu trop excitable, que les nerfs transmettent cette impression à l'axe cérébro-spinal, qui réagit tout d'abord par son pouvoir réflexe et en dehors de la volonté, puis aux lobes cérébraux, dont les facultés, aussitôt éperdues par la violence de la secousse, ne conduisent plus à l'âme qu'une impression confuse qui la trouble sans l'éclairer et produit des hallucinations, du délire, de la folie même. Tant que la surexcitation nerveuse persiste, aucune notion, aucune sensation précise n'arrive à l'âme ;

celle-ci ne donne, par conséquent, que des impulsions fautives, ou si elle en donne de justes, elles sont tout aussi mal exécutées que les autres. Les exemples de cette forme de la surexcitation nerveuse sont de beaucoup les plus communes. C'est elle qui éclate à la suite d'une douleur, d'une fatigue, d'une disposition morbide qui réagit sur les nerfs, comme dans les cas de convulsions vermineuses, etc. Sans doute, l'âme peut n'être pas alors toujours affectée ; souvent même la surexcitation ne détermine que des phénomènes locaux ou réflexes qui se passent en dehors du moi ou qu'il ne peut empêcher, s'il en a conscience. Mais parfois aussi l'intelligence participe également à une surexcitation dont la cause première est en dehors d'elle. De là des perturbations dans les actes nerveux qui tiennent à l'état affectif de l'âme.

Si les nerfs sont devenus trop excitables, la surexcitation est directe ; elle est indirecte s'ils sont trop peu excitables, et c'est ce qui a lieu d'ordinaire au début des affections chloro-anémiques, non-seulement parce que la nutrition générale est alors moins active, mais encore, comme nous l'avons montré, par suite du contact d'un sang moins oxygéné avec la fibre nerveuse, il en résulte d'abord une atonie générale qui ne tarde guère à amener un affaiblissement du *consensus* de l'âme avec les organes. Celle-ci, moins vivement stimulée, réagit moins, et quand elle le fait, elle trouve les organes moins disposés à obéir à ses réactions. Aussi les personnes chloro-anémiques sont-elles le plus souvent languissantes, apathiques, le travail les fatigue promptement. Mais à cet état peuvent succéder des phénomènes inverses. A mesure que la régénération du principe nerveux diminue, l'impressionnabilité devient plus grande, sans doute parce qu'une stimulation qui n'eût produit qu'un effet normal sur une dose normale de principe nerveux, devient trop forte pour une dose trop faible de ce principe et produit une véritable surexcitation. On peut s'expliquer de la sorte pourquoi il n'est pas rare de voir les personnes chloro-anémiques sujettes à des douleurs vagues, à de véritables névralgies, à des attaques de nerfs, qui, parfois, succèdent ou alternent avec des phénomènes de paralysie, etc., accidents qui dénotent tous une grande susceptibilité nerveuse. De leur côté, les fonctions intellectuelles éprouvent la même surexcitation ; ce n'est pas qu'elles soient devenues plus actives, mais elles sont assez souvent perverties. Les chloro-anémiques s'affectent vivement de peu de chose ; chez eux une secousse morale se traduit par des pleurs, par des palpitations, par de la toux, par des douleurs dans l'estomac ou dans d'autres organes, circonstances qui peuvent faire croire à une affection organique qui n'existe pas, au moins au début, car à la longue celle-ci peut se développer. Tout cela n'est souvent que le résultat d'une impressionnabilité plus grande de l'âme, dont les facultés instinctives sortent alors de leur indolence habituelle. Quant à ses facultés intellectuelles, elles sont le plus souvent aussi exaltées, et cette exaltation, dont les nuances sont sans nombre, peut donner lieu, dans l'ordre psychique, à des troubles de toute sorte, depuis la simple inégalité du caractère jusqu'aux vésanies. C'est donc bien, dans ces divers cas, par suite de l'état affectif de l'âme et sous l'impression qui lui a été transmise, que celle-ci devient inhabile à exercer sa direction générale. Or, on conçoit que l'absence ou l'anomalie trop grande de cette direction donne lieu aux phénomènes de surexcitation les plus variés.

Que les troubles de l'innervation procèdent d'en haut, qu'ils procèdent d'en bas, qu'il y ait surexcitation, qu'il y ait sous-excitation, toujours est-il que le système nerveux est lésé dans son dynamisme. Mais reste à savoir si la lésion fonctionnelle peut exister sans une altération matérielle du tissu nerveux ; car s'il n'en est pas ainsi, il faut rayer les névroses du cadre nosologique, il y a alors des maladies des nerfs, mais il n'y a pas de maladies nerveuses proprement dites, opinion qui a été soutenue avec quelques variantes par Broussais, Georget, Roche, Landry, etc. Sans entrer dans une discussion qui nous conduirait trop loin, nous nous bornerons à dire que la réponse à la question posée est négative, si par lésion matérielle il faut entendre seulement celle qui est appréciable à nos moyens d'investigation. Une lésion de cette nature n'existe pas dans les cas de simples névroses. Mais ce n'est pas à dire pour cela qu'il ne soit survenu aucune modification anatomique dans l'agencement des molécules nerveuses ou dans leur composition, sorte d'isomorphisme animal qui les rend impropre à remplir normalement leurs fonctions ; ou bien que la lésion, impalpable encore aujourd'hui, ne le sera pas demain. Nous voyons en effet tous les jours une affection, que nous croyions purement dynamique, produire à la longue une altération organique, de même que nous voyons souvent cette dernière déterminer sympathiquement des troubles fonctionnels. Entre la surexcitation nerveuse, qu'on peut considérer comme le premier degré de l'irritation, et l'irritation vraie, qui pourra fixer la ligne de démarcation?... La séméiotique? Non; les symptômes sont les mêmes. L'anatomie? Pas davantage; si l'irritation est peu considérable, s'il n'y a ni congestion sanguine, ni induration inflammatoire, ni ramollissement de cette nature ou de toute autre, l'anatomie déclarera l'organe sain. Et qui sait pourtant si quelque modification moléculaire intime et inappréciable, ayant même une importance bien autre qu'une hypérémie légère ou qu'une inflammation véritable, n'est pas survenue? Une telle modification, si elle existe, n'est évidemment qu'une nouvelle forme de lésion matérielle.

Elle a été admise plus ou moins explicitement par un assez grand nombre de médecins recommandables, entre autres par Pomme, qui prétendait expliquer tous les maux de nerfs par le racornissement de ces organes, la sécheresse de leurs membranes; par son rival, Robert Whytt, qui regardait la délicatesse et la faiblesse extraordinaire des nerfs comme la cause principale des névroses; par Raulin, qui, bien que plus essentialiste que les deux auteurs que nous venons de nommer, a fait jouer un grand rôle à la délicatesse des nerfs et au spasme de leurs fibres, etc. De nos jours enfin, nous venons de voir naître la théorie des *névropallies*, car l'oscillation qui, pour M. Piorry, est le fait le plus général dans les affections nerveuses, ne saurait être autre chose, au fond, qu'une modification intime du tissu nerveux. Quoi qu'il en soit, du moment que l'investigation anatomique ne peut faire apercevoir la cause matérielle d'une maladie, on est au moins parfaitement fondé à admettre que cette cause n'existe pas et que la maladie est essentielle.

Les médecins essentialistes ne sont pas moins nombreux que les médecins localisateurs, mais la plupart d'entre eux ont adopté des opinions mixtes sur la nature des névroses, c'est-à-dire que, tout en admettant que ces maladies sont le résultat d'une modification de la force nerveuse elle-même, sans aucune lésion de matière, ils admettent en même temps, les uns, que cette modification est le résultat d'une lésion des solides ou des humeurs; les autres, que cette lésion précède la modification dynamique. De là, des théories sans nombre sur les esprits animaux (Willis, Sydenham, Ridley, Tissot, etc.); sur les fermentations du sang ou des autres liquides, leur crudité, leur viscosité, leur fluidité (Galien, Highmore, Lange, Pitcarn, Blackmore, Mead, etc.); sur la tonicité, la mobilité, le relâchement et le resserrement (Stahl, Boerhaave, Hoffmann); sur l'âme animale, la puissance nerveuse, les forces sensitives, motrices, digestives, la force vitale considérée comme unité (Stahl et son école, Cullen, Sauvages, Barthez, Grimaud, Dupré et toute l'école dite vitaliste ou de Montpellier); enfin, nous croyons encore devoir considérer comme vitalistes la plupart des médecins de Paris qui professent aujourd'hui, sur les maladies nerveuses, des opinions trop connues pour que nous ayons besoin de les exposer ici, d'autant que nous aurons, dans le cours de cet ouvrage, l'occasion d'analyser les plus importantes d'entre elles. Tous, ou presque tous, admettent que les fonctions nerveuses peuvent être lésées sans qu'aucun changement anatomique soit survenu dans les nerfs, ce qui n'empêche pas que ces changements ne puissent précéder ou suivre la lésion fonctionnelle, ce qui n'empêche pas non plus qu'il puisse exister par avance, dans les organes, certaines conditions capables de favoriser cette lésion.

Toutes les anomalies dont l'innervation peut devenir le siége se réduisent à deux formes distinctes, car l'innervation n'est, comme toute puissance dynamique, susceptible d'être modifiée que dans deux sens opposés, en plus ou en moins. On peut, à la rigueur, concevoir une troisième forme, qui est la perversion des fonctions nerveuses, elle a même été admise par beaucoup d'auteurs ; mais cette forme rentre évidemment dans les deux premières. Nous croyons donc que les deux modes antagonistes, exaltation et oppression, suffisent pour représenter tous les troubles de l'innervation. Le premier peut s'élever jusqu'aux paroxysmes les plus violents ; le second s'abaisser jusqu'à la sidération complète. Sous l'influence d'une même cause, on voit quelquefois l'un et l'autre se compliquer ou se succéder tour à tour, comme si l'innervation ne pouvait se dépenser plus largement sur un point, sans faire défaut sur quelque autre point. Aussi l'expression générique de surexcitation nerveuse paraît-elle convenir presque également bien pour désigner les troubles des fonctions nerveuses, quelle que soit d'ailleurs leur expression symptomatique.

Ces troubles, qui ont reçu le nom de névroses, ont eté classés différemment par les auteurs qui les ont étudiés. Sauvages et Cullen, qui font rentrer dans les névroses des maladies qui n'appartiennent évidemment pas à cet

ordre, ont basé leurs divisions principales sur les caractères très généraux de douleurs, spasmes, adynamies ou
débilités, ou maladies comateuses, vésanies ; ils rapprochent ainsi des affections qui n'ont souvent entre elles de
commun qu'un seul symptôme. Pinel, mettant à profit les
travaux de Bichat, a donné des névroses une classification
plus physiologique , il les divise en cérébrales, de la vie
de relation et de la vie organique. Cette classification,
bien supérieure à toutes celles qui l'ont précédée, laisse
cependant beaucoup à désirer, car elle ne fait pas mention des deux caractères types de l'élément nerveux, la
motilité et la sensibilité ; car il est un grand nombre de
maladies nerveuses qui affectent à la fois l'intelligence,
les viscères, les organes de la vie de relation ; car enfin,
la distinction des deux vies n'est peut-être pas aussi tranchée que l'avait cru Bichat. M. Bouillaud, dans sa *Nosographie médicale*, a adopté l'ordre anatomique. Il décrit
les névroses de chaque nerf en particulier, ce qui l'oblige
à revenir plusieurs fois sur le même sujet, et le gêne singulièrement dans la description des névroses qui affectent
à la fois plusieurs nerfs ou plusieurs ordres de nerfs.
Malgré ces inconvénients, la méthode suivie par M. Bouillaud nous paraît être rachetée par un assez grand nombre
d'avantages, pour que nous ayons cru devoir la suivre
en partie. Elle permet en effet de débrouiller un peu le
chaos des maladies nerveuses, dont les divers phénomènes se trouvent ainsi ramenés à leur siége anatomique
et à un *criterium* précis. M. Cerise, dans son traité des
fonctions et des maladies nerveuses, sépare d'abord une
première forme de la surexcitation nerveuse, dont il fait

sa *névropathie générale protéiforme*. C'est l'état nerveux proprement dit, les affections vaporeuses de Pomme, de Lange. On lui a encore donné les noms de cachexie nerveuse, de marasme nerveux, de fièvre nerveuse, de passion hystérique, de névropathie, de névrospasmie, de diathèse nerveuse, etc., et tout récemment M. Bouchut en a fait son nervosisme, nom sous lequel, à l'imitation de ses devanciers, il a confondu la presque totalité des maladies nerveuses, et principalement les états morbides auxquels on a donné les noms d'hystérie, d'hypochondrie, de fièvre nerveuse et de gastralgie.

Revenons à M. Cerise : cet auteur propose ensuite de classer les névroses en trois groupes généraux, suivant qu'elles relèvent de la surexcitation ganglionnaire, sensorio-motrice ou psycho-cérébrale. C'est, comme on le voit, la classification de Bichat habillée avec d'autres mots, et à laquelle on a ajouté une nouvelle division. M. Sandras, dans son excellent *Traité des maladies nerveuses*, a adopté comme plus pratique la division de ces affections en générales et spéciales, selon qu'elles affectent tout le système ou une portion limitée de ce système. Les maladies générales ne comportent pas de subdivisions, chacune d'elles fait le sujet d'un chapitre séparé ; les maladies générales sont divisées en deux ordres, celles qui ont pour siége le cerveau et celles qui se rapportent au reste des organes nerveux. Le second ordre se divise à son tour en trois sections, comprenant, l'une, les cas dans lesquels toutes les fonctions des nerfs sont intéressées, les deux autres ceux dans lesquels la sensibilité et la motilité sont plus spécialement affectées. M. Sandras va lui-même au-devant des reproches qui peuvent être faits à sa division, en disant aux organiciens et aux physiologistes qu'il n'a point la prétention d'ériger en loi cette classification, qu'il sait fort bien qu'elle rapproche et confond des choses qui eussent dû rester séparées, etc., mais que cette classification lui a paru commode pour l'enseignement et pour la pratique.

Cette courte exposition, qu'il serait sans fruit de rendre plus longue, nous fait voir combien il est difficile de classer convenablement les névroses. C'est que de toutes, ou peu s'en faut, on peut dire ce que Mead disait plus particulièrement de l'hypochondrie : *Non unam sedem habet, sed morbus totius corporis est.* L'innervation est une fonction générale, et les névroses ne sont que les résultats de l'aberration de cette fonction, ou, ce qui est tout un, des dérivés de la surexcitation nerveuse, car celle-ci, considérée en elle-même et abstraction faite des désordres auxquels elle donne lieu, n'est qu'un mode spécial de l'innervation qui peut être rapporté à des causes d'ordre différent. Ces causes produisent-elles une seule espèce de surexcitation, ou bien autant d'espèces distinctes ? Telle est la dernière question générale que nous devons signaler.

M. Cerise qui, mieux que personne, a étudié la surexcitation nerveuse d'une manière générale, et qui en a analysé avec beaucoup de soin les causes et les manifestations, s'est seul, que nous sachions, posé cette importante question. Le principe nerveux, *névrosité* de M. Cerise, a sa cause première dans un conflit du sang artériel et de l'élément nerveux ; dès lors ce principe se trouve modifié par toutes les circonstances qui peuvent

agir directement ou non sur le sang ou sur les nerfs. Organiques ou non, elles ont toujours une résultante dynamique, et la force nerveuse se trouve alors augmentée,
diminuée ou pervertie. Mais cette dernière modification
n'étant elle-même, comme nous l'avons déjà fait remarquer, qu'une manière d'être des deux autres, on peut n'en
pas tenir compte, et c'est ce qu'a fait **M.** Cerise, qui
reconnaît seulement quatre formes de la surexcitation
nerveuse. Elle est, dit-il, *hypernévrique*, *hyponévrique*,
hypérémique, *hypoémique*. Ces quatre expressions sont
assez heureusement trouvées pour se passer de commen-
taires, il faut seulement ajouter, avec l'auteur, que les
formes primitives peuvent se combiner ensemble et
donner lieu à une surexcitation mixte. Pour nous, qui
croyons que le principe nerveux est autre chose qu'une
simple production matérielle, née du conflit du sang et
des nerfs, nous pensons qu'il faut surtout chercher la
cause première de ce principe dans le consensus de l'âme
avec l'élément nerveux, et que sa production doit être
influencée, non-seulement par les modifications que
subissent nos organes, mais aussi par le degré d'activité
de l'âme ; qu'il augmente ou diminue selon que celle-ci
est influencée par nos organes dans un sens ou dans
l'autre ; ou bien encore, selon que l'âme, agissant en vertu
de sa spontanéité, sollicite plus ou moins vivement nos
organes. Cependant nous sommes loin de nier que les
organes aient leur part dans la production du principe
nerveux, nous sommes surtout loin de nier que le conflit
du sang et des nerfs ne soit indispensable à la production
de ce principe, puisque notre premier chapitre a été en

grande partie destiné à établir le contraire et à démontrer anatomiquement et physiologiquement, comment les altérations du sang deviennent une cause de surexcitation nerveuse. Ce que nous voulons ici, c'est faire nos réserves en faveur de l'âme, qui nous semble trop souvent oubliée dans l'étude des maladies. On est trop porté à n'y voir qu'un état anormal de l'organisme, auquel on cherche vainement à remédier par des moyens qui ne s'adressent qu'aux organes. La véritable cause du mal reste souvent ainsi en dehors de la portée de nos médicaments, qui ne sauraient avoir d'action sur elle. Elle persiste et continue ses ravages jusqu'à ce que, à notre insu le plus souvent, nous ayons fait quelque chose qui s'adresse directement à elle. Nous n'en voulons citer qu'un exemple entre mille. Sous l'influence d'un chagrin profond, dissimulé avec soin, un homme devient malade, il a de la fièvre, il maigrit, bientôt les centres nerveux se prennent, il y a de l'agitation ou de la prostration ; les fonctions digestives sont également dérangées, l'intestin devient malade; selon les circonstances, il y aura : langue épaisse et blanche, ou bien noire et fuligineuse, rouge sur ses bords; ballonnement ou resserrement du ventre ; diarrhée ou constipation, peau sèche et terreuse, ou sueurs colliquatives, etc..... En présence de ces symptômes, le médecin voit l'une des formes de la fièvre typhoïde, et il a diagnostiqué juste. Le traitement le plus rationnel en apparence est institué ; ce traitement a réussi dans maintes circonstances analogues, alors même que les symptômes semblaient plus alarmants ; et pourtant il échoue cette fois. La maladie n'était-elle donc pas la même ? Si fait :

mais dans un cas il n'y avait qu'un trouble matériel, un état organopathique, auquel les moyens employés s'adressaient directement ; dans le dernier cas, il y a en plus une cause première mentale oubliée et contre laquelle on ne dirige aucun traitement. Cela est si vrai que si, au cours de la maladie, on vient à découvrir cette cause et à l'attaquer de front, le malade, à moins qu'il ne soit déjà bien tard, ira de mieux en mieux, sans qu'on ait rien changé aux autres moyens thérapeutiques. N'est-ce pas là ce qui arrive tous les jours sciemment ou à notre insu, quand, à un homme dont l'esprit est fatigué par les affaires, par les préoccupations, nous conseillons le repos ; quand nous renvoyons un nostalgique dans son pays ; quand nous faisons voyager un hypochondriaque ; chaque fois, en un mot, que nous faisons ce qu'on a appelé avec tant de raison de la médecine morale.

Mais c'est surtout dans les affections nerveuses que la médecine morale est utile, parce que là il n'y a souvent pas d'autre prise. C'est sous l'empire d'une cause immatérielle que le mal a débuté, c'est par l'action d'un traitement s'appliquant à cette cause qu'il guérira. Souvent sans doute des effets matériels surgiront comme conséquence de la cause première et réclameront des moyens thérapeutiques spéciaux. Ainsi, pour ne parler que des névroses qui compliquent la chloro-anémie, la seconde sera souvent le résultat des premières, et dans ce cas, le fer, les toniques, etc., pourront améliorer, mais ils ne guériront pas, parce qu'ils s'adressent à une complication et point à la cause véritable. Si, au contraire, c'est par suite de l'action d'un sang altéré que l'excitabilité nerveuse a été modifiée ; ainsi que cela arrive souvent aussi, l'indication première sera évidemment de reconstituer ce sang, de lui rendre toute sa valeur nutritive, d'en faire ainsi un stimulant qui cessera d'être anormal.

Nous croyons donc que la division de la surexcitation nerveuse, donnée par M. Cerise, représente exactement l'un des côtés de la question, mais qu'elle laisse dans l'ombre le second côté, qui n'a pas moins d'importance que le premier, et qu'il faut admettre une cinquième cause de surexcitation nerveuse, qui dépend d'une activité en plus ou en moins des facultés de l'âme. Celle-ci réagit alors directement sur le système nerveux et peut en surexciter les fonctions. Les névroses deviennent ainsi pour nous les états morbides souvent très complexes, qui tiennent aux modifications que reçoit l'innervation de l'une des cinq causes de surexcitation que nous venons de reconnaître, ou de plusieurs de ces causes agissant à la fois. Si nous nous proposions d'écrire un traité complet des névroses, nous devrions terminer ce chapitre par une classification méthodique et motivée de ces maladies ; mais, comme nous ne devons les envisager que dans leurs rapports avec la chloro-anémie, nous sommes dispensé de cette besogne délicate, où nous ne manquerions pas d'échouer bien mieux encore que les hommes souvent éminents qui l'ont tentée. Qu'il nous suffise donc d'indiquer sommairement l'ordre que nous allons suivre. Les effets de la surexcitation nerveuse vont être successivement étudiés chez les chloro-anémiques dans chacun des organes où ils se manifestent. Après avoir exposé leurs symptômes, nous chercherons à bien les différencier des

signes analogues et parfois identiques qui appartiennent
aux maladies de ces organes. Nous insisterons enfin sur
la différence du traitement, et d'une manière toute particulière sur celui des accidents nerveux chloro-anémiques.
Mais, avant tout, expliquons-nous sur ce qu'est la chloro-
anémie, maladie dont, pour justifier notre titre, nous
devons aussi traiter.

CHAPITRE III.

La chlorose et l'anémie ont été l'objet de traités nombreux, et, malgré cela, les meilleurs esprits se demandent si ces deux expressions représentent deux maladies distinctes ou une seule et même affection ; si par chloro-anémie il faut entendre la réunion de ces deux états morbides chez le même individu, ou si ce mot composé représente une seule entité morbide. Cette question est de toute évidence très importante pour notre sujet ; nous allons consacrer quelques pages à son examen.

L'anémie vraie est la diminution de la masse totale du sang, mais l'anémie ainsi comprise ne s'observe guère qu'à la suite d'une perte abondante de sang ; encore elle ne saurait durer bien longtemps avec ce caractère, car le sang perdu ne tarde pas à être remplacé dans les vaisseaux par une égale quantité d'eau, et l'hydroémie succède ainsi à l'anémie véritable. L'anémie spontanée qui survient sans qu'il y ait hémorrhagie, ne saurait donc que très rarement consister dans la diminution de la masse du sang, elle est caractérisée par une moindre proportion dans ce liquide des matériaux solides, des globules surtout, et comme conséquence le sang contient alors une plus forte proportion d'eau. Le sang est donc *appauvri, moins riche.*

Les circonstances qui peuvent produire cet appauvrissement du sang sont nombreuses ; ce sont toutes celles qui sont capables d'affaiblir les individus, d'épuiser leurs forces et leur organisation. L'anémie survient à la suite d'infractions graves aux règles de l'hygiène, telles que, alimentation insuffisante et de mauvaise qualité, privation d'air, de soleil, habitation malsaine, travail excessif, veilles prolongées, tension extrême du système nerveux, déterminée par des émotions morales vives ou répétées, ou par toute autre cause, etc.; elle survient encore à la suite de la plupart des maladies qui se prolongent, et surtout quand on a fait abus des émissions sanguines, des débilitants, et quand les fonctions de la nutrition sont plus ou moins compromises, etc. Toutes ces causes, si elles ont une intensité et une durée suffisantes, ont pour résultat inévitable de diminuer les matériaux solides du sang et plus particulièrement les globules ; aussi quelques médecins ont-ils, avec beaucoup de sens, distingué cette anémie partielle de l'anémie vraie en lui donnant le nom d'*aglobulie*. Mais, comme les globules ne sont pas les seuls éléments du sang qui soient en moindre proportion dans l'anémie ; comme il y a souvent aussi une diminution de l'albumine, il vaut peut-être autant conserver l'expression d'anémie sur la signification de laquelle on est d'ailleurs assez généralement d'accord. Les matériaux solides du sang ne peuvent diminuer qu'autant que les matériaux liquides augmentent dans la même proportion, il en résulte que dans toute anémie il y a aussi *hydrémie*.

La signification du mot anémie et la nature de cette maladie étant ainsi précisées, passons à la chlorose.

Parmi les définitions nombreuses qu'on a données

de la chlorose, nous reproduirons à dessein celle de Hoffmann, modifiée par M. Becquerel, c'est d'ailleurs l'une des meilleures qui aient été proposées : « La chlorose est une maladie caractérisée par un changement survenu dans toute l'habitude extérieure du corps; par la coloration blanche, verdâtre et jaunâtre de la face; la diminution *presque constante* de la proportion des globules du sang; des troubles de la circulation et de la menstruation; des accidents nerveux; l'atonie des viscères et une prostration plus ou moins marquée (1). » Notons tout de suite que, pour M. Becquerel, l'aglobulie n'existe pas nécessairement dans la chlorose, et que cette maladie est exclusivement propre à la femme; on ne l'a observée dans aucun cas chez l'homme. Toutes les chloroses signalées par divers auteurs chez ce dernier, sont des cas d'anémie avec susceptibilité très grande du système nerveux (2).

Voilà déjà deux opinions en présence, celle qui fait de la chlorose une affection propre à la femme, celle qui en fait une affection commune aux deux sexes. La première est celle qui a rallié le plus de partisans; elle a été soutenue par Mercatus, par Hoffmann, Cullen, Pinel, Roche, etc.; la seconde a pour elle Désormeaux, Cabanis, Blaud, MM. Andral, Bouillaud, etc. Mais il nous faut aller plus au cœur de la question et rechercher en quoi les auteurs ont fait consister la nature de la chlorose.

Hoffmann, Gardien, Hamilton, ont placé la cause pre-

(1) *Gazette des hôpitaux*, p. 24, 1821.
(2) *Loc. cit.*

mière de la chlorose dans un état d'adynamie du tube digestif. Cette opinion a été récemment reprise par M. Beau, qui, frappé de la fréquence des troubles gastriques chez les chlorotiques, a fait de la dyspepsie le point de départ de la chlorose; elle avait aussi été en partie soutenue par MM. Désormeaux et Blache. Grimaud, dans son *Traité des fièvres*, fait de la chlorose une inflammation lente de la matrice; Cabanis la regarde, au contraire, comme le résultat de la langueur, de l'inertie des organes génitaux et de leur défaut d'action ou de leur action régulière sur la nutrition et sur la sanguinification M. Roche, comparant la jeune fille à une chrysalide engourdie, parce que l'organe qui doit présider à sa nouvelle existence ne reçoit ni le développement ni la vitalité nécessaires, nous paraît se rapprocher beaucoup de Cabanis. Précédemment, toutefois, M. Roche avait émis une autre opinion sur la nature de la chlorose, qu'il attribuait, comme M. Boisseau, à une asthénie du système sanguin, consistant principalement dans l'affaiblissement des qualités stimulantes du sang. Le docteur Brueck suppose que le sang a échangé son caractère artériel contre un lymphatique. Tommasini a expliqué la chlorose par un artérite lente, Broussais par une gastro-entérite nécessairement. Fœdisch paraît être le premier qui ait rapporté la chlorose à une altération du sang; nous lui devons les premières analyses du sang des chlorotiques, et il reconnut parfaitement la déferrugination de ce liquide dans cette maladie; il vit aussi que les autres matériaux solides du caillot semblaient avoir diminué, que celui-ci était plus mou, plus diffluent; que sa fibrine, moins abondante, était plus blanche et qu'elle se décolorait facilement par le lavage. Mais ce sont les recherches de MM. Andral et Gavarret qui ont surtout mis en évidence les altérations du sang dans la chlorose. Celles-ci sont d'ailleurs confirmatives de celles de Fœdisch, et toutes celles qui ont été entreprises depuis eux sont aussi confirmatives des leurs.

Il est donc aujourd'hui bien démontré que dans la chlorose il y a une altération du sang qui porte surtout sur les globules ; cependant, dans quelques cas exceptionnels, ceux-ci peuvent n'être pas sensiblement diminués, alors même que la maladie est nettement accusée par la plupart de ses symptômes. Nous ne croyons pas utile de surcharger ce travail en reproduisant ici des analyses comparatives de sang normal et de sang chlorotique ; ces analyses se trouvent partout et sont connues de tous. Nous nous bornerons à observer que, chez les personnes bien portantes, les éléments constitutifs du sang peuvent offrir certaines variations individuelles. Le chiffre normal des globules semble osciller entre 140 et 120, celui de la fibrine entre 3 et 2, celui de l'albumine entre 80 et 70, celui des sels, graisses, et autres principes fixes du sérum, entre 12 et 8 ; enfin, la proportion d'eau peut varier de 830 à 770 environ sur 1000 parties de sang. Il faut savoir tenir compte de ces oscillations assez fortes pour apprécier exactement l'importance des modifications que présente le sang. Chez telle personne, le chiffre des globules sera très descendu lorsqu'il tombera à 120, chez telle autre il sera presque normal ; il en est de même pour tous les autres éléments du sang, et c'est peut-être par ces considérations qu'il faut expliquer certaines divergences dans l'opinion des médecins sur la constance de l'altération du sang dans la chlorose, divergences qui reposent d'ailleurs sur l'observation exacte de quelques faits; MM. Becquerel et Rodier, par exemple, ont rapporté deux cas dans lesquels la proportion des globules semblait être restée normale : dans l'un elle était représentée par le chiffre 123,8, dans l'autre, par le chiffre 126,4. Nous verrons bientôt qu'il se pourrait que ces cas fussent moins rares qu'on ne le croit généralement. Pour nous, après avoir observé un assez grand nombre de chloroses, après avoir étudié avec soin ce qui a été dit de plus sérieux sur cette maladie, nous ne saurions douter que quand elle est confirmée, elle ne s'accompagne d'une aglobulie réelle ou relative, mais nous sommes tout aussi portés à regarder cette aglobulie comme le résultat que comme la cause première de la chlorose. Aussi nous terminerons ce court exposé historique des opinions qui ont régné ou règnent encore sur la nature de la chlorose, en mentionnant celle de Copland, à laquelle nous attachons une grande valeur. Cet auteur, frappé de ce que toutes les fonctions auxquelles préside le nerf grand sympathique sont compromises dans la chlorose, a regardé cette maladie comme étant déterminée par une asthénie de ce nerf. Toutefois, l'opinion de Copland nous semble incomplète, car ce ne sont pas seulement les fonctions de la vie de nutrition qui sont compromises dans la chlorose, celles de la vie de relation ne le sont guère moins. Au moment où nous écrivons ces lignes, nous avons sous les yeux deux mémoires du docteur Eisenmann, l'un publié par la

Gazette médicale (1), l'autre par le *Bulletin de thérapeu-tique* (2), dans lesquels ce médecin fait de la chlorose une irritation spinale. Nous nous bornons à signaler, pour le moment, cette opinion, qui nous paraît complémentaire de celle de Copland, et sur laquelle nous aurons à revenir.

En quelques mots, les auteurs qui ont considéré la chlorose comme une affection spéciale à la femme et à la jeune femme, ont dû placer son siége dans une lésion matérielle ou dynamique des organes génitaux, une in-flammation lente de la matrice, la difficulté de l'irruption des règles ou leur rétention, une asthénie ou un éréthisme de l'utérus, etc. Une perturbation quelconque des organes génitaux ou du sens génésique, est toujours pour eux le point de départ de la maladie, c'est là qu'il la faut attaquer, et tous les symptômes qui s'observent vers les autres organes sont subordonnés à ceux que présentent les organes de la génération. Cette opinion, qui est celle de presque tous les anciens, est encore très répandue aujourd'hui, on lui a seulement fait subir quelques modi-fications qui ne portent pas même sur le fond de la ques-tion. Inutile d'ajouter que les médecins qui professent cette manière de voir font de la chlorose une maladie essen-tiellement distincte de l'anémie.

Les médecins qui font de la chlorose une affection commune aux deux sexes, ont émis sur la nature de cette maladie les idées les plus diverses. C'est une gastralgie, une gastrite, elle est le résultat de la constipation, elle

(1) Tome III, p. 15, année 1848.
(2) Octobre 1859.

dépend d'une sanguinification vicieuse, d'une atonie du système sanguin, d'une inflammation lente des vaisseaux, de l'appauvrissement du sang, qui a perdu les matériaux solides qui constituent le caillot, ou seulement de ses globules et avec eux de son fer ; ou bien elle est le résultat de la déformation des globules, qui sont plus petits, déchiquetés, et de là, la perte de l'hématosine, principe ferruginé du sang. Les médecins qui attribuent la chlorose à une altération du sang sont, sans contredit, les plus nombreux aujourd'hui de beaucoup. Enfin, quelques-uns font de cette maladie une névrose du grand sympathique, du pneumo-gastrique, ou générale, une irritation spinale, etc. Parmi les auteurs qui professent ces diverses opinions, il en est qui ne distinguent pas la chlorose de l'anémie ; d'autres, au contraire, qui ont pris beaucoup de peine pour établir le diagnostic différentiel de ces deux affections. Malgré cela, cette question ne nous paraît guère mieux résolue que celle de la nature de la chlorose.

M. Andral ne fait de la chlorose qu'une variété de l'anémie ; pour lui, ces deux affections consistent dans une aglobulie. MM. Grisolle, Bouillaud, Valleix, et la plupart des auteurs, tout en décrivant à part la chlorose et l'anémie, ne nous semblent pas s'être prononcés d'une manière décisive. Il ne faut pas, du reste, lire un grand nombre de descriptions classiques pour se convaincre que les deux maladies ont tant de points de contact qu'il devient parfois bien difficile de les distinguer. Cependant, comme il est aussi des cas où cette distinction semble être facile, nous serions assez porté à admettre que ces deux affections sont bien, en effet, deux espèces morbides, mais si voisines, et pouvant se compliquer si souvent, qu'il n'est pas rare qu'elles se confondent.

M. Becquerel est certainement l'un de ceux qui ont le plus cherché à établir les caractères distinctifs de ces deux affections. Pour lui, l'anémie est une aglobulie pure et simple, tandis que la chlorose est essentiellement une névrose dans laquelle la diminution des globules du sang, bien que très fréquente, n'est pas constante, ou tout au moins ne constitue pas, comme dans l'anémie, le seul élément, toute la maladie, en un mot (1). L'évolution de ces deux affections n'est point la même. Alors que l'anémie a son point de départ dans des causes presque toujours faciles à apprécier, misère, hémorrhagie, etc.; on ne peut le plus souvent trouver aucune cause à la chlorose. L'anémie est une maladie de tous les âges, on la rencontre chez l'homme comme chez la femme ; la chlorose est une maladie exclusive à la femme et à la jeune femme, point de chlorose avant la puberté, point de chlorose chez les adultes, et à plus forte raison chez les vieillards. Sa grande fréquence est de treize à dix-huit ans; il n'en a observé que quelques cas chez des jeunes filles de six à onze ans ; elle est très rare à partir de vingt-cinq ans. Les symptômes nerveux sont fréquents dans la chlorose, ils font presque partie intégrante de la maladie, ils sont exceptionnels dans l'anémie. L'appétit des chlorotiques est assez souvent diminué et remarquable par ses bizarreries, les gastralgies sont fréquentes ; celui des anémiques est plutôt augmenté, ils digèrent parfaitement, les

____

(1) *Loc. cit.*

gastralgies sont rares. Les hydropisies sont au contraire fort rares dans la chlorose, tandis qu'elles sont assez fréquentes dans l'anémie. La menstruation est souvent suspendue dans la chlorose, et toujours au moins diminuée ou troublée ; les troubles de cette fonction sont au contraire assez rares dans l'anémie. La peau des anémiques n'est que décolorée, celle des chlorotiques est verdâtre. Enfin les symptômes de l'anémie se trouvent mêlés à ceux des maladies qui l'ont causée, tandis que ceux de la chlorose sont isolés et caractérisent bien la maladie. Le pronostic et le traitement de ces deux affections se trouvent ainsi différer sensiblement, puisque dans l'une il faut tenir compte des causes et des complications, alors que dans l'autre il s'agit toujours d'une affection unique et dont le traitement repose sur une seule indication, la nature même de la maladie.

En lisant ce tableau du diagnostic différentiel de l'anémie et de la chlorose, que nous empruntons presque textuellement à M. Becquerel, il semblerait que rien n'est plus tranché que les caractères respectifs de ces deux maladies, que rien n'est plus facile que de les distinguer l'une de l'autre. Nous venons de faire ressortir les dissemblances, voyons rapidement quels sont les points de contact.

L'évolution des deux maladies offre souvent une grande ressemblance, car, abstraction faite des cas où la cause de l'anémie peut être facilement reconnue, les cas d'anémie spontanée ne laissent pas que d'être très fréquents, et sans parler de ceux qui s'observent chez les jeunes filles, parce qu'ils peuvent être très facilement confondus avec les cas de chlorose simple, nous ne voulons appeler ici l'attention que sur ceux que tous les praticiens ont rencontrés chez des jeunes gens vivant d'ailleurs dans les conditions d'une hygiène fort convenable et qui, à l'époque de la puberté, offrent souvent un amaigrissement considérable, de la pâleur, de la faiblesse musculaire, des troubles dans les fonctions digestives, etc.; tous les caractères, tous les symptômes, en un mot, de l'anémie et de l'anémie chlorotique.

Il ne nous paraît guère plus exact de dire que la chlorose est une maladie exclusive à la jeune femme, car, ainsi que nous venons de le faire remarquer, il n'est peut-être pas un médecin qui n'ait vu des jeunes gens du sexe masculin présenter des phénomènes qu'il est au moins fort difficile de distinguer de ceux de la chlorose simple, telle que la présentent les jeunes filles. Mais, pour préciser davantage, il existe des observations bien constatées de chlorose chez l'homme. Les plus connues sont celles de Bland (1), de Desormaux (2), de Copland (3), de M. Tanquerel Desplanches (4). La chlorose chez l'homme a encore été signalée par MM. Ridolphi, qui en a recueilli douze observations (5), Walmi, Pétrequin, Lemaire, Bouillaud, Roger, Gilbert-Blanc, etc. Comment admettre que des médecins, dont les noms sont aussi recommandables, ont méconnu la nature de la vraie chlorose et ont confondu avec elle une simple anémie? Dans la plupart

(1) *Revue médicale*, 1846.
(2) *Dictionnaire de médecine.*
(3) *Dictionn. of pract. med.*
(4) *De la chlorose chez l'homme (Presse méd.*, 1850).
(5) *Gazette médicale*, extrait, 1854.

des observations et des travaux de ces auteurs, on trouve
signalés la coloration verdâtre de la peau, les bruits de
souffle au cœur et dans les gros vaisseaux, les palpitations, l'essoufflement, la perte de l'appétit, la constipation, la langueur générale, la tristesse, des troubles
nerveux variés, tels que névralgies, susceptibilité générale, etc. A tous ces signes de la vraie chlorose, il n'en
manque véritablement qu'un seul, mais dont l'absence
exclura toujours l'idée de la chlorose chez l'homme, si
l'on tient à en faire le signe pathognomonique de cette
maladie. Pour notre compte, nous avons souvent été
frappé de la grande ressemblance qu'il y a entre l'étiole-
ment des jeunes gens de quinze à dix-huit ans et la
chlorose. Ce n'est pas que nous ayons jamais trouvé chez
eux les symptômes aussi tranchés que chez les jeunes
filles de cet âge, qui sont franchement chlorotiques, mais
nous avons pensé que cela tenait à ce que chez celles-ci
il y a une fonction, sans analogue chez l'homme, qui est
presque toujours alors en souffrance, circonstance qui peut
bien donner à la maladie un cachet spécial, mais non pas
changer sa nature. Il nous paraît donc juste de faire de
l'anémie des jeunes gens une affection différente de celle
qui est consécutive à une maladie ou à une perte de sang ;
et si cette affection n'est pas la chlorose proprement
dite, elle s'en rapproche tellement par ses causes, par ses
symptômes, par sa marche et ses réactions sur l'organisme, par le traitement qui lui convient, qu'en vérité
nous ne pouvons voir là qu'une différence de degré et des
nuances qui tiennent au sexe, bien plus qu'au fond même
de la maladie.

La chlorose est une affection de la jeunesse assurément, mais il n'est rien moins que demontré qu'elle ne puisse, aussi bien que l'anémie simple, s'observer à tous les âges. Ainsi. M. Becquerel en a lui-même remarqué quelques cas chez des jeunes filles impubères, depuis l'âge de six ans. Quelque développées que fussent ces enfants, il est au moins bien peu probable que, dans notre climat, l'état de l'utérus fût pour quelque chose dans la cause de ces chloroses. M. Cabaret a recueilli un cas qui s'est produit chez une petite fille de neuf ans (1) ; M. Eisenmann sur une de onze ans (2) ; Sauvages dit avoir vu des enfants au berceau qui étaient chlorotiques (3). Plus récemment, l'Académie de médecine a entendu une communication de M. Nonat sur la fréquence du bruit de souffle qui s'entend en auscultant au niveau des fontanelles la tête des enfants chloro-anémiques, et à ce sujet M. le docteur Leudet (de Rouen) a adressé une réclamation en faveur de M. Ward Ogier (de Birmingham) qui, dit-il, a le premier signalé la fréquence du bruit chloro-anémique chez les enfants, dans un mémoire publié en 1851 dans le *Provincial medical and surgical Journal.* Voilà, nous le croyons, d'assez nombreux documents pour que nous puissions passer outre.

Il y a aussi des observations très authentiques de chlorose chez les adultes et chez les vieillards. Bland, dans son mémoire, en a rapporté huit sur des sujets des deux sexes âgés de vingt-six à soixante ans. La maladie revêt alors quelques caractères spéciaux, et c'est peut-

(1) *Journal médical de Montpellier,* 1844.

(2) *Loc. cit.*

(3) *Nosologie méthodique.*

être ce qui lui a fait contester son nom. Ainsi la peau est plutôt grisâtre et terreuse que verdâtre, à cause sans doute de sa rudesse et de ses rides ; les palpitations sont souvent plus intenses, le malaise plus profond ; il y a quelquefois du penchant au suicide, quelquefois aussi des hémorrhagies anales plus ou moins abondantes et survenant à des intervalles irréguliers ; les troubles digestifs, consistent plutôt dans la perte de l'appétit que dans sa dépravation, la langueur est générale ; l'infiltration des membres inférieurs s'observe, et, même dans la période ultime, il y a des épanchements dans les cavités séreuses. Tels sont à peu près, d'après Blaud, les caractères de la chlorose des adultes. Plusieurs sont, nous en convenons, ceux précisément que M. Becquerel assigne à l'anémie, sans nier pourtant d'une manière absolue qu'ils puissent aussi se rencontrer dans la vraie chlorose ; serait-ce donc parce que la maladie s'observe chez des personnes adultes qu'elle doit perdre son nom ? Mais Blaud n'est pas le seul auteur qui ait observé et décrit la chlorose des adultes. Ch. Cowan a vu une chlorotique âgée de trente-trois ans ; M. Forget (de Strasbourg) une de trente-six ans et une de cinquante-sept ; Gilbert-Blanc rapporte qu'un prêtre chlorotique, âgé de trente-trois ans, qui présentait des bruits caractéristiques, fut guéri par le fer (1). Ces exemples suffisent, et nous ne croyons pas utile d'en chercher d'autres. Sans doute la chlorose est infiniment plus commune à l'âge de la pu-

(1) *Clinique de Marseille*, 167, 1845.

berté qu'à tout autre âge, de même qu'elle est plus commune chez la femme que chez l'homme. Sans doute la maladie reçoit quelques caractères particuliers qui changent un peu sa physionomie lorsqu'elle se développe dans un âge avancé, mais nous ne saurions taxer d'inexactitude les observations des auteurs que nous avons cités, et nous trouvons d'ailleurs tant d'analogie entre ces faits et la véritable chlorose des adolescents, que nous sommes forcés de reconnaître une même maladie.

Nous avons trop insisté sur ces premiers points du diagnostic différentiel, que nous regardons comme les plus essentiels à établir, pour avoir besoin de développer longuement le reste. Remarquons seulement que la constipation est commune à l'anémie comme à la chlorose ; que la dyspnée, les palpitations sont également communes aux deux affections, et qu'elles se produisent à peu près dans les mêmes circonstances et s'expliquent par les mêmes considérations ; que les troubles de la digestion stomacale sont aussi, quoi qu'on en ait pu dire, à peu près les mêmes, aussi bizarres, aussi variés. Les bruits du cœur et des gros vaisseaux qui ont été si bien étudiés par MM. Bouillaud, Ward, Hope, Aran, etc., qu'ils aient lieu dans les artères ou dans les veines, ne présentent pas de différence appréciable dans les deux maladies, et cela, de l'aveu même de ceux qui ont le plus cherché à les séparer l'une de l'autre.

L'altération du sang est aussi la même ou à très peu de chose près ; dans toutes les deux, la diminution des globules est le fait capital, et ce n'est qu'à la longue et comme conséquence de cette première lésion qu'on voit diminuer l'albumine et augmenter l'eau, ce qui donne lieu à des suffocations séreuses. Dans l'anémie spontanée, car nous ne parlons que de celle-là bien entendu, la densité du sang est diminuée, la fibrine et les sels fixes ont conservé leur proportion presque normale, tout comme dans la chlorose. Si l'on compare ce sang avec le sang normal de l'homme et de la femme, on trouve qu'il se rapproche plus de celui de celle-ci. En effet, le sang de la femme est un peu moins dense que celui de l'homme, il contient un peu plus d'eau et moins de globules, partant moins de fer. Quant aux autres matériaux, fibrine, albumine, matières extractives, graisseuses et salines, elles ne diffèrent pas sensiblement, le sang de l'homme paraît seulement contenir un peu plus de phosphates, et, contrairement à ce qui précède, le sang chloro-anémique paraît aussi contenir cet excès de phosphates. Malgré cela, il n'en ressort pas moins que ce sang, par sa composition, se rapproche plus de celui de la femme que de celui de l'homme, et dans ce fait très général se trouve peut-être l'une des raisons de la plus grande fréquence de la chloro-anémie chez la femme que chez l'homme, celle-ci se trouvant, en quelque sorte, prédisposée à cette affection par la nature même de son sang. Les urines des anémiques sont pâles, diminuées le plus souvent, parfois augmentées, elles sont ce qu'on a appelé des urines nerveuses ; dans la chlorose, leurs caractères sont exactement les mêmes.

Enfin, et c'est là le point le plus important pour nous à signaler, nous venons de voir, par le témoignage de plusieurs auteurs, que les phénomènes nerveux se retrouvent dans l'anémie tout aussi bien que dans la chlorose proprement dite. Notre conviction est bien faite à cet égard, et nous espérons que la suite de ce travail en fera assez clairement ressortir les motifs. Toutefois, nous faisons ici une observation ; c'est que ce n'est pas toujours dans les cas où les globules sont descendus au chiffre le plus bas, alors, en d'autres termes, que le sang paraît le plus anémique, que les accidents nerveux ont le plus d'intensité. *Le sang modère les nerfs*, son insuffisance les rend plus excitables, cela est parfaitement vrai, et sera bientôt surabondamment démontré, mais encore faut-il aux nerfs l'influence sanguine pour que leur action puisse s'exercer même en les surexcitant ; si cette influence est par trop faible, il n'y a plus surexcitation, mais épuisement nerveux. Telle nous paraît être la cause principale de cet affaissement, de cet état de langueur où sont habituellement plongés la plupart des anémiques et des chlorotiques, et dont ils ne sortent guère que pour présenter des phénomènes d'excitation nerveuse.

On a dit encore que les troubles de la menstruation étaient constants dans la chlorose, qu'ils manquaient dans l'anémie, mais on sait aussi que les opinions ne laissent pas que d'être très partagées à cet égard. Chez bon nombre de femmes chlorotiques, les règles coulent bien et à des époques très régulières, au moins lorsque la maladie ne dure pas depuis trop longtemps. C'est un fait que nous avons souvent été à même de constater. Quant à la couleur de la peau, plus blanche, plus mate dans l'anémie, plus verdâtre dans la chlorose, il n'y a là véritablement qu'une nuance de teinte que diverses circonstances peuvent faire varier et qu'il est parfois difficile de saisir ; nous ne croyons donc pas qu'on puisse établir un signe différentiel sur une semblable base.

En résumé, nous ne voyons pas de différence assez tranchée entre l'anémie spontanée et la chlorose, pour justifier à nos yeux une distinction de ces deux états morbides, et nous croyons qu'il y a presque toujours lieu de les confondre sous l'expression unique de chloro-anémie, au moins pour la description. Leur physionomie générale est exactement la même ; on ne peut y établir que des nuances légères dans la plupart des cas, et quelquefois même l'identité est absolue. C'est ainsi qu'on a attribué à la chlorose un dérangement viscéral porté plus haut, des accidents nerveux plus variés et plus intenses ; plus d'éréthisme nerveux, plus de tristesse, de mélancolie ; des névralgies plus fréquentes, plus vives et plus nombreuses ; une plus grande fréquence chez la femme, ou même le développement de la maladie chez elle seule ; les troubles plus prononcés de la menstruation, la marche plus lente de la maladie, etc. Dans tout cela, nous voyons des différences, en plus ou en moins, dans le degré des symptômes, mais il n'y en a pas dans les symptômes eux-mêmes.

Mais de ce que l'anémie et la chlorose nous paraissent devoir être confondues dans une même description, parce que leur expression symptomatique est la même, il ne s'ensuit pas nécessairement que ces deux maladies ne puissent être séparées quant à leur nature. Nous avons vu, en effet, que s'il y a accord assez unanime à l'égard de la première, qui n'est autre chose qu'une aglobulie, il n'en est plus ainsi à l'égard de la seconde. Nous ne refaisons pas ici l'examen des opinions que nous avons exposées, nous voulons seulement appeler l'attention sur ce fait, qui, par malheur, n'est peut-être pas sans analogue dans la médecine, mais que nous ne voyons apparaître nulle part avec des caractères aussi tranchés ; c'est que quinze ou vingt opinions, parfaitement distinctes et souvent opposées, règnent sur la nature de la chlorose. Est-ce donc à dire que ces opinions soient erronées et que les médecins distingués qui les ont émises aient mal vu, mal observé ! Loin de nous cette pensée, car après y avoir sérieusement réfléchi, nous sommes au contraire arrivé à cette conviction que dans chaque manière de voir, il y a quelque chose de vrai. Expliquons-nous.

La chloro-anémie est un état pathologique qui est essentiellement caractérisé par une diminution des forces vitales ; et toutes les causes, quelque multiples qu'elles soient, qui peuvent produire cette asthénie, sont aussi des causes de la chloro-anémie. En sorte que celle-ci, dans son origine, n'est point une entité morbide, elle appartient à toutes. Les privations et la misère, le manque d'air et de soleil, le froid, l'humidité, un travail excessif, etc., viennent-ils débiliter l'économie, le sang s'appauvrit et les phénomènes chloro-anémiques apparaissent plus tôt ou plus tard, suivant que le sujet offre lui-même plus ou moins de résistance à l'action de ces causes. Une maladie grave et longue épuise un individu, pendant la convalescence, on observera des phénomènes de chloro-anémie. Si les forces digestives viennent à s'affaiblir, s'il existe une dyspepsie ou toute autre forme de la gastralgie qui empêche la nutrition de s'opérer, le sang s'appauvrit et la chloro-anémie se déclare ; réciproquement, lorsqu'il y a anémie, la dyspepsie ne tarde guère à apparaître, c'est un cercle vicieux ; les troubles digestifs sont cause dans un cas, ils sont effets dans l'autre. Nous en dirons autant des affections de tous les autres viscères, des affections douloureuses, telles que les névralgies ; la chloro-anémie paraît dès qu'elles ont exercé sur le malade une influence assez prolongée ou assez intense pour diminuer ses forces vitales et produire l'appauvrissement du sang ; et si cet appauvrissement préexiste, il donne lieu à des troubles de toute sorte dans les autres organes.

Toutefois, il est certaines circonstances qui prédisposent plus particulièrement aux affections chlorotiques, et nous devons ici mentionner, avec tous les auteurs, le sexe féminin et l'âge de la puberté ; mais, pour que ces circonstances aient toute leur activité, comme cause de chloro-anémie, il faut qu'elles s'accompagnent d'une certaine susceptibilité du système nerveux. Dans ces cas, il est rare que l'affection ne se développe pas. Par la même raison, des personnes qui ne sont nullement nerveuses le deviennent assurément, parce qu'elles sont chloro-anémiques. On peut s'expliquer, par ces considérations, que si les jeunes filles sont plus exposées à la chlorose que les jeunes gens de l'autre sexe, ce doit être précisément parce qu'elles sont, en général, d'une nature plus impressionnable, parce que la fonction menstruelle qui s'établit ou qui vient de se faire, donne à l'utérus et aux ovaires une suractivité temporaire, en sorte que ces organes exercent alors de vives réactions sur les autres et surtout sur le système nerveux. Nous concilions ainsi, et l'opinion de ceux qui placent le siége de la chlorose dans l'utérus, et celle de ceux qui le placent dans une asthénie et une irritation nerveuse. Toutes les deux ont, en effet, leur raison d'être; il faut seulement distinguer les cas où l'état nerveux devient la cause de la maladie, de ceux où il en est le résultat. Les troubles de la menstruation s'expliquent de la même manière. Une menstruation difficile, en agaçant tout le système, produira la chlorose; si ce système est exalté à l'avance, s'il existe un point d'irritation spinale ou une simple surexcitation, les réactions qui auront lieu ne tarderont pas à troubler les fonctions les plus importantes, et partant, la sanguinification et la menstruation.

Quelle que soit la cause qui ait produit la chloro-anémie, que cette cause ait agi primitivement sur le sang, ou primitivement sur le système nerveux, ou bien encore sur l'estomac, sur l'utérus sur tout autre organe, peu importe, le résultat, c'est une diminution des forces vitales, c'est une excitabilité plus grande du système nerveux, c'est en fin de compte un appauvrissement du sang, une aglobulie. Tel est le fait capital dans la chloro-anémie. Dès que celui-ci s'est produit, la maladie est caractérisée, elle offre des symptômes qui, sans doute, peuvent varier presque à l'infini de forme et d'intensité, mais au milieu desquels il est toujours possible, si on sait les analyser, de reconnaître une espèce morbide. Il importe assez peu que la chloro-anémie se montre avec prédominance d'accidents cérébraux et névralgiques, du côté du cœur, des poumons, de l'estomac, de l'intestin, de l'utérus, etc., ce n'en est pas moins toujours la même maladie ; la preuve, c'est qu'il n'est pas très rare de voir ces accidents passer d'un organe à l'autre, troubler tantôt une fonction, tantôt une autre et quelquefois toutes à la fois. Les auteurs ont divisé la chlorose en idiopathique et symptomatique : cette division, qui peut avoir son utilité dans la pratique, n'en a pas quant à la nature même de la maladie, la chloro-anémie est toujours la chloro-anémie, quelle que soit la cause qui l'ait produite. Nous dirons plus, c'est que l'indication première, pour guérir, est toujours de rendre au sang les principes qu'il a perdus, de le reconstituer ; seulement, les moyens de le faire peuvent varier, et l'on tire des inductions thérapeutiques précieuses de la cause à laquelle se rattache l'affection.

Nous venons de voir que toutes les causes débilitantes sont de nature à déterminer la chloro-anémie, que cette affection est souvent le résultat des maladies qui ont épuisé l'organisme, mais il ne faudrait pas croire qu'il en fût toujours ainsi. Il y a dans la chloro-anémie quelque chose de spécial qui donne à cette affection son cachet, et ce serait une erreur que de la comprendre avec toutes les cachexies, comme l'ont fait les anciens. Ce quelque chose nous est inconnu, il tient à l'idiosyncrasie du sujet. Telle personne ne sera jamais chloro-anémique, telle autre le deviendra sous l'influence de la cause la plus légère. C'est cette circonstance qui a porté les auteurs à chercher une ligne de démarcation précise entre la chlorose et l'anémie. On peut en effet produire à volonté l'anémie proprement dite. On ne produit pas de toutes pièces la chlorose, par la même raison on ne produit pas la chloro-anémie ; mais celle-ci se déclare souvent spontanément dans les cas de simple anémie, de même que la chlorose simple ne tarde guère à se compliquer d'anémie. C'est cette fusion des deux espèces morbides en une seule que nous avons essayé de faire comprendre dans ce chapitre, fusion qui est la règle très générale, les cas de chlorose simple sans diminution des globules étant au moins très rares. Quant à l'essence de la chlorose il nous paraît aussi résulter de la discussion à laquelle nous venons de nous livrer, qu'elle consiste très probablement dans un état particulier du système nerveux et dans le mode d'action réciproque que ce système et le sang exercent l'un sur l'autre. Les conditions qui déterminent cette modalité d'action, ayant été étudiées longuement dans notre premier chapitre, nous n'y reviendrons pas ici.

Un dernier mot sur le diagnostic de la chloro-anémie : moins difficile assurément que celui de la chlorose et de l'anémie qui nous a presque toujours paru impossible, il ne laisse pas pourtant que d'offrir certaines difficultés. Cette affection peut être confondue avec un certain nombre de maladies chroniques. Nous n'en voulons citer ici qu'un exemple, mais qui nous paraît concluant parce que l'au-topsie a été faite et que, malgré cela, la question est restée indécise entre deux médecins honorables et distingués. C'est celui qu'a offert la femme Lemonnier à M. le docteur Leclerc, professeur de l'école de médecine de Caen. L'observation de cette maladie a été publiée dans la *Gazette médicale* (1), et a donné lieu à une discussion entre l'au-

____

(1) Pages 63, 90 et 139, année 1857.

teur et M. Becquerel. Le premier voulait que cette femme morte à trente-cinq ans, sans avoir jamais été réglée, dans le marasme, infiltrée et ayant présenté des signes de phthisie pulmonaire, dus non à des tubercules, mais à un engouement sanguin du poumon, ait succombé à une chloro-anémie par insuffisance de l'oxygénation du sang ; le second voyant dans cette observation, qu'il trouve d'ailleurs incomplète, non pas une chloro-anémie, mais très probablement une maladie de Bright chronique, et attribuant l'absence des règles à la destruction des ovaires par un kyste gros comme une cerise à droite, et comme un pois à gauche ; M. Leclerc enfin reprenant cette argumentation pour en démontrer l'inanité et maintenir l'exactitude de son diagnostic, en s'appuyant sur les propositions que M. Becquerel lui-même a formulées dans ses leçons sur la chlorose et l'anémie. Quelque intéressantes que soient cette observation et cette discussion, nous n'avons pas cru devoir les reproduire *in extenso*, parce que, la femme Lemonnier n'ayant présenté aucun phénomène nerveux, nous nous fussions écarté de notre sujet. Notre but étant seulement d'appeler l'attention sur les difficultés que présentait parfois le diagnostic de la chloro-anémie, le peu que nous venons de dire suffit.

CHAPITRE IV.

Jusqu'à ce jour il a été fait peu d'efforts pour localiser les maladies nerveuses. Les névralgies seules ont été assez généralement étudiées d'après cette méthode à laquelle nous devons cependant nos connaissances les plus précises sur les maladies organiques. Sans doute, l'anatomie pathologique des névroses ne saurait exister dans le sens propre du mot, puisque le caractère spécial de ces affections est de ne donner lieu à aucune lésion matérielle appréciable. Mais pour être des lésions dynamiques, les névroses n'en sont pas moins jusqu'à un certain point localisées dans les organes qui ont la mission de créer, de propager ou de régler ce dynamisme. Nous avons donc cru que dans une étude des névroses, il serait d'une haute importance de chercher à rapporter ces maladies aux nerfs dans lesquels elles ont leur siége, ou tout au moins suivant le trajet desquels elles sont portées sur un point de l'économie, de telle sorte que leur manifestation se fait sur ce point. Par cette méthode seulement il devient possible de saisir les analogies et les dissemblances de la surexcitation nerveuse dans les divers organes auxquels se distribue un même rameau nerveux, ou dans lesquels se rendent des nerfs de divers ordres.

C'est dans une voie à peu près inexplorée que nous allons nous engager, et pour la suivre avec plus de sûreté, force nous sera parfois d'entrer dans quelques considérations anatomo-physiologiques. Car, pour bien analyser un phénomène nerveux, il faut, non-seulement connaître son parcours, qui est celui des nerfs affectés, mais encore séparer avec soin dans un phénomène mixte, et ils le sont presque tous, ce qui appartient à la sensibilité générale ou spéciale, ce qui appartient à la motilité volontaire ou involontaire, ce qui appartient aux propriétés vitales et organiques des nerfs. Il faut distinguer les cas dans lesquels la névrose a sa cause dans une impression directement partie des centres nerveux et ceux dans lesquels la cause ayant d'abord agi sur les extrémités périphériques des nerfs, n'a affecté les centres que d'une manière secondaire. Si notre travail laisse à désirer, il sera cependant utile, car il en ressortira de nouvelles inductions curatives et aussi parce que d'autres, reprenant ce vaste sujet, iront alors plus loin que nous n'avons pu ou que nous n'avons osé le faire.

ARTICLE PREMIER.

NERFS RACHIDIENS.

Ces nerfs, à partir de la jonction des racines antérieures et postérieures, sont tous mixtes. Leur surexcitation donne donc lieu à la fois à de la douleur et à des convulsions. Mais il arrive quelquefois que la pathologie opère la séparation des fibres sensitives et motrices de ces nerfs, chose que l'anatomie et les expériences de physiologie ne peuvent faire ; ainsi leurs névroses donnent lieu à des phénomènes mixtes ou seulement convulsifs ou douleureux. On sait qu'à peine formés, les troncs des nerfs rachidiens se divisent en branches postérieures, antérieures et internes. Nous nous occuperons seulement ici des branches postérieures et antérieures, réservant ce que nous avons à dire des branches internes pour le moment où nous parlerons des névroses des nerfs ganglionnaires.

§ I. — Branches postérieures rachidiennes.

Elles se divisent en deux rameaux, l'un musculaire, l'autre cutané, qui se perdent dans la région postérieure du tronc. Les effets de la surexcitation sur ces branches donnent surtout lieu à des névralgies (névralgie occipitale postérieure et dorso-lombaire), Rarement il y a des convulsions dans les membres où se rendent ces nerfs ; dans les quelques cas où elles ont été observées, on a cru devoir les rapporter à l'excès de la douleur. Il est très commun de voir ces névralgies s'étendre latéralement et envahir les branches antérieures des nerfs rachidiens. Le tempérament nerveux, le sexe féminin, une constitution délicate, la chloro-anémie, sont au nombre des causes qui produisent ces névralgies. « Il est plus ordinaire, disent les auteurs du *Compendium*, de les voir sévir sur les personnes faibles et cachectiques, sur les hommes atteints de chloro-anémie. Nous signalerons aux praticiens une observation importante, déjà faite pour les névralgies en général, et qui s'appliquent aussi à celles que nous étudions en ce moment. L'état chloro-anémique du sang, avons-nous dit, est une des causes les plus actives de la production de l'hyperesthésie; toutes les causes qui tendent à amener cette altération du sang favorisent la formation des névralgies (1). » Bien que cette citation s'applique plus spécialement aux névralgies dorso-intercostales, nous avons cru devoir l'étendre à toutes les névralgies des branches postérieures rachidiennes, parce que dans toutes ces branches la surexcitation se traduit de la même manière, et parce que nous avons, comme tous les médecins, observé qu'il est très fréquent d'entendre les personnes délicates, les jeunes filles surtout, accuser des douleurs dans le dos, dans le cou, dans la nuque et dans les parties postérieures de la tête. Aussi nous regardons ces névralgies comme étant de celles qui sont le plus souvent déterminées par un état chloro-anémique.

La surexcitation des branches postérieures des corps rachidiens peut encore, selon nous, se traduire par le rhumatisme des muscles postérieurs du tronc, de la nuque et du crâne (rhumatisme épicrânien, torticolis, lumbago, etc.). Dans ces cas, ce ne sont plus seulement les fibres sensitives qui sont affectées, mais aussi les fibres motrices, puisqu'il y a impossibilité de mouvoir les muscles rhumatisés. Nous n'ignorons pas que cette manière de considérer le rhumatisme musculaire est en opposition avec la plupart des idées reçues, mais

____

(1) *Compendium de médecine*, t. II, p. 199.

nous avouons ne pouvoir regarder cette affection comme une inflammation, et nous la croyons due à une irritation des ramuscules nerveux qui se distribuent aux muscles, tout comme l'hyperesthésie de la peau est le résultat de l'irritation des fibrilles nerveuses qui se perdent dans cet organe. Discuter notre opinion serait sortir de notre sujet. Du reste, ces maladies ne semblent pas très communes chez les chloro-anémiques, si toutefois on en excepte le rhumatisme épicrânien, qui n'est peut-être alors qu'une variété de la migraine.

Les névralgies des branches postérieures rachidiennes ont toujours les mêmes caractères, qu'elles soient dues à la chloro-anémie ou à toute autre cause. Qu'un refroidissement, par exemple, agisse directement comme stimulant des ramuscules nerveux, ou bien que leur excitabilité soit accrue par l'influence d'un sang anémique et qu'ils deviennent alors très sensibles à l'action des divers stimulants, peu importe, l'effet produit est le même; c'est toujours la surexcitation.

Dans tout ce chapitre, nous ne parlerons que très sommairement du diagnostic et du traitement des phénomènes nerveux, des chapitres spéciaux devant être réservés à chacune de ces questions.

La névralgie occipitale postérieure ne peut guère se confondre qu'avec quelque autre affection névralgique ou avec les rhumatismes épicrâniens ou du cou, nous ne nous occuperons pas de ce diagnostic.

La névralgie dorsale peut être prise pour une affection de la poitrine, surtout pour une pleurésie médiastine postérieure. Les douleurs dorsales étant très fréquentes chez les phthisiques, on peut croire aussi à l'existence de cette maladie ; nous reviendrons en son lieu sur cette importante question. Cette névralgie peut être également prise pour une affection de la moelle ou de ses enveloppes ; dans ces cas, on tirera un bon signe diagnostique de l'absence ou de la présence des points névralgiques, si bien décrits par M. Valleix. Dans ces cas aussi, la douleur sera plus étendue, plus irradiée, plus égale des deux côtés que lorsqu'il y a simple névralgie. S'il y a ramollissement de la moelle, on constatera de la paralysie, ou tout au moins un affaiblissement des mouvements musculaires. S'il y a méningite, des convulsions ou des contractures éclateront. De plus, dans ces deux cas, la pression sur les apophyses épineuses sera bien plus douloureuse que la pression sur les côtes, etc. Enfin, dans la maladie de Pott, la pression sera moins douloureuse, la douleur plus circonscrite, etc. Nommer ces maladies, c'est presque rappeler leurs caractères distinctifs et fournir les moyens de les distinguer de la névralgie dorsale.

Pour ce qui est de la névralgie lombaire, elle ne peut guère se confondre qu'avec le lumbago qui, pour nous, n'est qu'une autre forme névralgique, ou bien avec la rupture de quelques fibres musculaires survenue pendant un effort, vulgairement tour de reins. Dans ce dernier cas, la cause bien connue du mal, l'instantanéité de la douleur, permettront toujours d'établir le diagnostic.

Le traitement de ces névralgies ne diffère en rien de celui des autres maladies de cette nature, et nous aurons plus d'une fois occasion d'apprécier les indications qui peuvent naître de la présence de la chloro-anémie.

§ II. — Branches antérieures rachidiennes.

Leur disposition anatomique est bien trop compliquée pour que nous puissions la résumer. Il nous suffira de rappeler que leurs divisions les plus importantes vont aux parties latérales antérieures du tronc et aux membres.

Presque tous ces nerfs président à la sensibilité générale et à des mouvements volontaires, leurs névroses se traduisent donc par de la douleur (névralgies) et par des mouvements qui cessent d'être volontaires (convulsions) dans les parties où ils se distribuent. Lorsque les convulsions sont partielles, elles doivent presque toujours être rapportées à la surexcitation directe des fibres nerveuses motrices d'une région. Si, au contraire, elles sont générales, il est rare que la surexcitation soit périphérique, elle est centrale; c'est-à-dire que dans ces cas, elle doit presque toujours être rapportée au pouvoir réflexe de la moelle ou de l'encéphale. Parmi les nerfs qui naissent des branches antérieures rachidiennes, il en est quelques-uns, le nerf phrénique, les nerfs intercostaux entre autres, qui vont à des organes qui appartiennent à la fois à la vie animale et à la vie de relation. Ces nerfs, qui sont souvent anastomosés avec des filets venus du sympathique, semblent avoir pour mission de porter la sensibilité générale et le mouvement volontaire dans des organes qui possèdent déjà la sensibilité spéciale et des mouvements involontaires. En sorte que dans les cas de surexcitation, les mouvements ou la sensation exaltés sont, tantôt ceux de la vie animale et tantôt ceux de la vie de relation, selon que l'un ou l'autre ordre de nerfs est plus directement affecté. Mais, d'un autre côté, les anastomoses fréquentes, que tous deux contractent, font que le même filet contient presque toujours des fibres primitives qui appartiennent à l'un et à l'autre, d'où il résulte que le caractère de la surexcitation est souvent mixte.

De ce que les névralgies cervicales et dorsales sont assez fréquentes chez les chloro-anémiques, nous avons inféré qu'il pouvait y avoir là une relation de cause à effet. Il en est de même de la névralgie intercostale, qui accompagne assez souvent, d'ailleurs, la névralgie dorsale pour que les auteurs aient presque tous cru devoir confondre ces deux maladies dans une même description. Mais, à part celle-ci, nous ne voyons pas que les autres reçoivent quelque influence bien manifeste de la chloro-anémie. Tant s'en faut que cette maladie soit un préservatif contre les autres névralgies, mais nous n'avons pas cru remarquer qu'elle les rendît plus fréquentes. Les douleurs dans le dos et dans la poitrine sont, au contaire, très communes chez les personnes faibles et délicates, alors même que, sans être précisément chloro-anémiques, elles offrent les symptômes prodromiques de cette affection. Cè n'est pas à dire pourtant que toutes les douleurs dans la poitrine, que ces personnes éprouvent, doivent être rapportées à une névralgie dorso-intercostale ; mais il est certain que, chez elles, nous avons assez souvent observé les caractères de douleurs, suivant le trajet des nerfs, s'exaspérant par la pression, par le mouvement, par la seule inspiration, s'accompagnant d'élancements, etc., caractères qui sont le propre des névralgies dorso-inter-costales.

Il est assez rare que la douleur soit très exactement limitée au trajet d'un seul nerf, comme cela arrive assez souvent dans les cas qui ne paraissent pas relever de la chloro-anémie. Elle est également plus erratique, parfois, moins vive, mais étendue sur une plus large surface et consistant en une sorte de lassitude, de brisure de la poitrine avec irradiation dans les épaules et jusque dans les bras ; des douleurs de cette nature s'observent aussi fréquemment au début de la phthisie pulmonaire. D'autres fois, au contraire, la douleur est très fixe, très limitée, très aiguë, c'est un véritable clou qu'on peut confondre avec un point pleurétique et qui existe aussi assez souvent chez les phthisiques. Lorsque la névralgie est mal limitée au trajet des nerfs, il est aisé de la confondre avec la pleurodynie, ou rhumatisme musculaire des parois de la poitrine ; on l'en distinguera cependant, parce que la douleur est ordinairement, dans ce cas, moins vive et surtout parce que la pression n'est pas douloureuse sur le point d'émergence des nerfs. Du reste, nous attachons peu d'importance à cette distinction, car nous avons déjà dit ce qu'étaient pour nous le rhumatisme musculaire, la surexcitation des fibrilles nerveuses sensibles qui s'épanouissent dans les muscles ; tandis que dans la névralgie proprement dite, il y a surexcitation des cordons nerveux sensitifs et peut-être de leurs ramifications à la peau. Or, la chloro-anémie peut donner lieu à l'une ou à l'autre de ces deux surexcitations ou même à toutes deux à la fois.

Nous ne dirons rien des autres névralgies, parce que, quand nous les avons observées, nous n'avons jamais

remarqué qu'elles fussent liées à un état chloro-anémique d'une manière bien directe. Nous dirons seulement que dans les viscéralgies dont nous aurons bientôt
à parler, il est très commun de voir comme complication
des névralgies diverses et surtout des névralgies intercostales.

Nous allons maintenant passer à une autre forme de la
surexcitation des nerfs sensitifs, qui se rencontre souvent
chez les chloro-anémiques, c'est l'hyperesthésie cutanée.
Nous ne l'avons jamais vue occuper toute la surface du
derme, mais des points assez limités, soit à la poitrine,
au cou, aux membres. Il n'est pas ici question de cette
hyperesthésie excessive, qui ne permet pas de frôler la
peau avec la barbe d'une plume sans éveiller de vives
douleurs, nous ne l'avons jamais observée; mais d'une
douleur cutanée, plaque dermalgique, large comme la
paume de la main, quelquefois beaucoup moins, donnant
à la personne qui l'éprouve la sensation d'une contusion
et devenant plus vive par la pression. Cette douleur, sorte
de meurtrissure à siége indéterminé, nous a paru assez
fréquente chez les chloro-anémiques.

Nous nous résumerons en disant que les névralgies
sont fréquentes chez les chloro-anémiques, mais que chez
eux, elles offrent des caractères particuliers qui, sans être
constants, peuvent cependant aider à reconnaître leur
nature. Elles suivent moins exactement le trajet des principaux cordons nerveux, elles semblent avoir plus souvent leur siége dans les ramifications extrêmes ; elles sont
quelquefois moins aiguës, gagnant en étendue ce qu'elles
perdent en intensité ; elles sont erratiques, difficiles à

guérir, tant que persiste la cause qui les entretient ; elles cèdent assez souvent spontanément, pour reparaître peu de jours après, ou pour se montrer dans un autre nerf. Nous verrons cependant, en parlant des nerfs crâniens, que les névralgies de ces nerfs sont, au contraire, presque toujours alors très persistantes et très fixes.

Dans les fibres motrices des nerfs rachidiens, les convulsions, symptôme unique de la surexcitation, sont toniques ou chroniques. La chloro-anémie peut influencer, sinon déterminer ces deux modes, qu'on voit quelquefois aussi se succéder. Les convulsions sont encore partielles ou générales ; partielles, elles peuvent dépendre de la surexcitation directe du nerf qui se distribue aux parties qu'elles affectent ; générales, leur cause première est toujours dans les centres nerveux. Les affections convulsives sont fort nombreuses et presque jamais elles ne sont exclusivement dues à la surexcitation des nerfs moteurs ; les nerfs sensibles également surexcités y apportent des complications qui résultent de cet état. La chloro-anémie donne lieu aux convulsions de deux manières : directement, parce que le sang ne stimule pas assez les centres nerveux ; indirectement, parce que le défaut de stimulation, sans être assez considérable pour déterminer les convulsions par elle-même, celles-ci apparaissent sous l'influence de la cause prédisposante. Ce doit même être assez généralement la manière dont agit la chloro-anémie, quand elle détermine des convulsions dans les muscles de la vie de relation.

L'excitabilité des nerfs moteurs étant centrifuge, c'est toujours dans les parties dans lesquelles se distribuent les filets terminaux de ces nerfs, que les convulsions éclatent, quel que soit, d'ailleurs, le point du trajet du nerf qui ait été primitivement irrité. Il suit de là qu'il est presque toujours impossible de savoir quel est le point précis de l'irritation. Ce qu'il y a de plus probable, c'est que dans la grande majorité des cas, sinon toujours, les convulsions sont déterminées par une impression sensitive transmise à la moelle épinière et retournée sur le trajet d'un ou de plusieurs nerfs moteurs en vertu du pouvoir réflexe.

Nous ne saurions dire si, dans les convulsions des chloro-anémiques, les muscles fléchisseurs sont plus ou moins souvent agités que les muscles extenseurs; nous n'avons rien trouvé dans les auteurs sur ce point, et notre expérience personnelle nous fait entièrement défaut. Nous ne pourrions pas davantage dire si les convulsions cloniques sont plus souvent liées à la chloro-anémie que les convulsions toniques, mais il est certain qu'on les observe les unes et les autres sous l'influence de cette cause. Comme les premières sont, d'une manière générale, les plus fréquentes, on peut admettre qu'il en est de même dans la chloro-anémie.

ARTICLE II.

NERFS CRANIÉNS.

Nous allons avoir à considérer, dans ces nerfs, les altérations de la sensibilité spéciale et générale (nerfs sensoriels et sensitifs) et celles de la motilité volontaire et involontaire.

§ I. — Nerf olfactif.

(1re paire ; 1er nerf sensoriel de Valentin et Longet ; 2e de Muller)

La stimulation de ce nerf, normale ou non, n'est point douloureuse ; elle nous fait seulement percevoir des odeurs. La délicatesse des sens de l'odorat est souvent extrême chez les chloro-anémiques ; de plus, elle est souvent pervertie. Ainsi, les personnes sentent non-seulement des odeurs à peine perceptibles pour les autres, mais ces odeurs les impressionnent encore tout différemment et produisent sur elles des accidents variés. Les odeurs réputées agréables, celles des fleurs, par exemple, détermineront des maux de tête, des vertiges, de l'engourdissement, parfois même des convulsions, des vomissements ou des syncopes, tandis que les odeurs piquantes ou désagréables, celles de l'ammoniaque, de l'asa-fœtida, etc., seront bien mieux supportées. Sans doute il est des personnes qui, sans être nullement chloro-anémiques, sont très vivement impressionnées par certaines odeurs, mais il n'en est pas moins vrai que chez les chloro-anémiques, la surexcitation nerveuse se traduit assez souvent par une exaltation extérieure du sens de l'odorat, qui, ensuite, réagit fortement sur le cerveau et donne lieu à des actions réflexes, parfois très vives, tant dans les appareils de relation que dans ceux de la nutrition.

§ II. — Nerf optique.

(2e paire ; 2e nerf sensoriel Valentin, Longet ; 1er Muller).

Comme le précédent, le nerf optique est parfaitement

indolore aux excitations de toute sorte ; mais elles peuvent déterminer des phénomènes lumineux variés, auxquels la chloro-anémie donne très souvent lieu. Il s'en faut beaucoup que toutes les altérations de la vue soient de nature nerveuse, aussi est-il fort important d'en bien poser le diagnostic, nous y reviendrons tout à l'heure. Nous dirons seulement ici qu'un caractère, commun à presque tous les troubles de la vision qui sont sous la dépendance de la chloro-anémie, est l'intermittence. Nous en excepterons, toutefois, l'amaurose, qui, même lorsqu'elle est nerveuse, est le plus souvent continue.

L'amaurose complète doit être très rare chez les chloro-anémiques, du moins nous ne l'avons jamais observée et nous n'en connaissons aucun exemple rapporté par les auteurs ; mais dans cette maladie, l'affaiblissement de la vue est très commun. C'est même un fait vulgaire que les saignées répétées affaiblissent les yeux et les saignées répétées sont, certes, une des causes les plus puissantes de l'anémie. L'amaurose chloro-anémique est une de celles dont le pronostic est le moins grave, parce qu'elle n'est jamais ou presque jamais complète, et parce qu'elle guérit d'ordinaire avec la chloro-anémie. Cependant on a vu assez souvent des personnes qui ne présentaient plus aucun symptôme d'anémie, conserver assez longtemps une vue très faible ; cela s'observe surtout chez les sujets qui ont été épuisés par de nombreuses saignées. Peut-être que, dans ces cas, il s'est opéré dans le nerf optique une modification inappréciable, une habitude prise de se montrer moins sensible à l'action de la lumière qui fait persister l'amaurose, alors que sa cause a réellement disparu.

Le diagnostic de cette maladie ne saurait être très difficile, pour peu qu'on tienne compte des conditions dans lesquelles se trouve le sujet. Nous avons deux ou trois fois remarqué chez des personnes très délicates, qui se plaignaient de sentir leur vue s'affaiblir, un signe qui nous paraît pouvoir éclairer le diagnostic dans les cas difficiles. Chez elles, les objets ne paraissaient pas moins éclairés au moment où elles les fixaient, mais la fatigue venait assez promptement et leur vue se troublait. Ce ne sont pas là les vrais caractères de l'amaurose due à une paralysie de la rétine, cette membrane avait conservé toute son impressionnabilité, mais elle ne pouvait la garder longtemps, soit qu'il y eût atonie primitive ou atonie consécutive à une surexcitation. Nous croyons que quand l'affaiblissement de la vue présente cette marche, il faut presque toujours le rapporter à la débilité du sujet, la chose devient à peu près évidente si celui-ci présente quelques signes de chloro-anémie.

Le traitement de cette amaurose offre deux indications ; nous ne parlons pas de la nécessité de guérir la chloro-anémie, cette indication est capitale et commune à tous les accidents que détermine cette maladie, nous voulons parler des deux conditions opposées dans lesquelles elle peut mettre le système nerveux. Si l'amaurose est le résultat d'une atonie, il faut, indépendamment des moyens généraux, stimuler localement, et les meilleurs stimulants du nerf optique ne sont pas pour nous les pommades ou les collyres existants, mais bien l'emploi rationnel de la lumière qui est le stimulant spécial de ce nerf. Il faudra donc exercer avec précaution le sens de la vue, nous n'avons pas besoin d'insister sur la manière de le faire; tout médecin comprendra que cette gymnastique de l'œil ne doit pas être la même pour tous les malades. L'électricité pourra aussi, dans ces cas, donner de bons résultats. Si, au contraire, il y a surexcitation primitive du nerf visuel, les mêmes moyens ne pourraient qu'augmenter le mal, et le repos de l'organe nous paraît ce qu'il y a de plus rationnel. La question est donc ramenée à la difficulté de bien saisir l'une ou l'autre de ces deux indications. Par malheur, nous ne croyons pas qu'on puisse, *à priori*, établir le diagnostic différentiel de ces deux cas, et c'est surtout par des essais prudents qu'on parviendra à le préciser un peu.

La surexcitation du nerf optique détermine des illusions et des hallucinations de la vue très variées. Il faut lui rapporter la diplopie, l'hémiopie, l'héméralopie, la nyctalopie, la berlue, etc. Bien que toutes ces affections puissent être aussi le résultat d'une lésion organique des nerfs optiques, elles paraissent plus souvent consister dans de simples névroses de ces nerfs. Nous ne saurions dire quelle est leur fréquence relative dans la chloro-anémie; tout ce que nous savons, c'est qu'elles s'observent assez souvent dans cette maladie, alors que les sujets sont d'un tempérament nerveux. La berlue surtout, dont les formes sont si variables, nous a paru très commune. On sait que l'héméralopie est fréquente chez les hystériques, qui, presque toujours, sont plus ou moins anémiques. C'est peut-être ici le lieu de distinguer, avec

Esquirol, les illusions des hallucinations ; les premières, comme cet auteur l'a démontré, tiennent à l'excitation des nerfs, tandis que les secondes tiennent à l'excitation du cerveau. Les premières viennent du dehors, elles sont produites par l'impression anormale des objets extérieurs sur nos nerfs, qui sont dans un état de surexcitabilité ; les secondes sont toutes internes : elles dépendent de la surexcitation de l'encéphale lui-même, qui agit sans qu'il y ait eu d'impression. Quelques expériences font supposer que les tubercules optiques sont, comme les nerfs de ce nom, susceptibles d'éprouver des sensations lumineuses ; peut-être faut-il rapporter à ces tubercules ces hallucinations si fréquentes et si multiples de la vue. Nous n'avons pas observé, chez les chloro-anémiques, tous les troubles de la vue dont nous venons de parler, mais nous en avons rencontré un assez grand nombre pour croire que tous peuvent se présenter chez eux, surtout quand on reconnaît que tous peuvent être le résultat de la surexcitation nerveuse, et cela paraît incontestable.

Toutes ces aberrations du sens de la vue n'ont rien de bien fixe ; elles paraissent et disparaissent pour se remontrer un peu plus tard sous une autre forme. C'est qu'en effet nous venons de dire que les unes tiennent à un défaut, et les autres à un excès d'excitation ; or, dans les fonctions du système nerveux, l'atonie touche toujours de bien près la surexcitation. Cette réflexion, que nous plaçons ici, eût pu être faite déjà, elle pourrait aussi se faire plus tard avec la même opportunité. Cependant nous croyons qu'en raison de la grande diversité des phénomènes auxquels donnent lieu les impressions lumineuses, les modes de la surexcitation des nerfs optiques sont plus tranchés que partout ailleurs. Mais la cause n'en est pas moins une. Quant à la cause déterminante, chloro-anémie, pléthore, compression des nerfs, altération anatomique, etc., peu importe, elle n'agit jamais qu'en modifiant en plus ou en moins l'excitation normale de la fonction, et les effets de cette modification sont les mêmes. Si, par l'effet de la chloro-anémie, l'impressionnabilité du nerf est augmentée, l'action de son excitateur normal déterminera des effets trop violents ; bientôt il surviendra des phénomènes d'atonie qui épuiseront promptement cette excitabilité, puis par le repos ou par l'effet d'un traitement approprié, ceux-ci venant à disparaître, l'impressionnabilité se trouvera de nouveau en excès. On se rend donc assez bien compte de ces alternatives d'exaltation des fonctions nerveuses, qui sont d'une manière générale le résultat d'une cause qui est elle-même alternante. On se rend également compte que, lorsque cette cause agit sur un organe qui, comme le nerf optique, peut donner lieu à des symptômes variés de surexcitation, elle se traduise tantôt par un de ces symptômes, tantôt par un autre. Les aberrations de la vue, pour être communes et multiples chez les chloroanémiques, ne tiennent pas pour cela à des causes premières différentes, ni même probablement à un mode spécial d'excitation pour chacune d'elles ; la preuve, c'est qu'on les voit souvent se succéder ou se compliquer les unes les autres avec une assez grande rapidité.

Le diagnostic se déduit de l'état même du malade et du soin que l'on prend de s'assurer par les moyens ordinaires, par l'examen des milieux de l'œil, etc., qu'il n'existe chez lui aucune lésion organique capable de produire les accidents observés ou de les produire dans la forme qui vient d'être signalée. Le traitement de ces névroses ne donne guère lieu, nous l'avons déjà dit à propos de l'amaurose, qu'au traitement de la cause première et à un emploi discret et raisonné de l'agent lumineux. Les autres indications thérapeutiques n'ont rien de spécial.

§ III. — Nerfs moteur oculaire commun, pathétique et moteur oculaire externe.

(3ᵉ, 4ᵉ et 6ᵉ paire ; nerfs oculaires, Muller).

Ces trois nerfs fournissent leurs divisions aux muscles de l'œil. Leur origine, leur distribution à ces muscles, indiquent assez leur nature essentiellement motrice ; mais comme ils reçoivent des filets de la branche ophthalmique du trijumeau, ils ne laissent pas que de présider aussi à la sensibilité générale de l'œil. Malgré cela, leur destruction paralyse les mouvements musculaires de l'œil, mais ne semble pas exercer une grande influence sur la sensibilité et la nutrition générale de cet organe. Leur surexcitation ne saurait donc avoir d'autre effet marqué que de produire des convulsions cloniques ou toniques dans les muscles de l'œil. C'est, du reste, ce qu'on observe assez souvent chez les hystériques. Tantôt le globe oculaire roule avec vélocité dans l'orbite, tantôt il est fixe et hagard. Comme toujours, ces effets se remplacent sans qu'il y ait aucun ordre dans leur succession. Un autre résultat facilement explicable de la surexcitation des nerfs moteurs de l'œil, c'est de produire un strabisme temporaire tantôt divergent ; tantôt convergent, de donner lieu à de l'ambliopie, à de la berlue, à des cercles lumineux, et en général à toutes ces illusions qu'une personne bien portante peut si facilement produire sur elle à volonté en comprimant son œil de diverses manières. Ces divers phénomènes dont on a tiré parti pour le diagnostic différentiel des maladies de l'œil, ont reçu le nom générique de phosphènes. On voit d'après cela que les effets de la surexcitation des nerfs moteurs de l'œil se confondent assez souvent avec ceux de la surexcitation du nerf optique. Le plus souvent le diagnostic différentiel en est impossible, car toutes deux peuvent et même doivent exister simultanément quand elles relèvent d'une cause générale comme la chloro-anémie.

§ IV. — Nerf trijumeau.

(5ᵉ paire ; 1ᵉʳ nerf mixte de Muller ; Longet en fait deux nerfs, l'un sensible, l'autre moteur.)

Il nous serait impossible de rien comprendre aux névroses dont les divisions du nerf trijumeau peuvent être le siége, si nous ne rappelions en quelques mots la distribution très complexe de ce nerf et les fonctions qui lui sont dévolues.

Ce nerf a deux racines, l'une plus grosse et sensible, l'autre plus petite et motrice. A partir du ganglion de Gasser formé exclusivement par sa racine sensitive, le trijumeau se divise en trois branches ; deux sont seulement sensibles, la troisième est à la fois sensible et motrice.

La branche ophthalmique , spécialement destinée aux muqueuses du nez, des sinus frontaux et au tissu osseux, envoie cependant des filets aux glandes lacrymales , à l'iris, à la conjonctive, enfin à la peau du front, des paupières et de la joue. Elle s'anastomose avec les moteurs oculaires communs et externes, avec le pathétique et par le ganglion ophthalmique avec le grand sympathique.

La branche maxillaire supérieure fournit comme la précédente aux glandes lacrymales, à la conjonctive, à la peau du nez, des paupières et de la joue, de plus au maxillaire supérieur et aux dents. Elle s'anastomose avec le facial et avec plusieurs rameaux de la branche maxillaire inférieure. Le ganglion sphéno-palatin la met en rapport avec le grand sympathique.

La branche maxillaire inférieure formée de toute la racine motrice à laquelle se sont jointes des fibres sensitives, se ramifie à la peau de l'oreille et du conduit auditif, à la muqueuse du tympan et à la trompe d'Eustache, à la peau du menton, des lèvres, des joues, de la tempe et du cuir chevelu. Elle se distribue encore aux dents, aux gencives, au maxillaire inférieur, à une grande partie de la muqueuse buccale, l'autre partie recevant ses nerfs du glosso-pharyngien que M. Longet regarde comme complémentaire du trijumeau. C'est encore le maxillaire inférieur qui par ses fibres motrices anime les muscles qui abaissent la mâchoire inférieure , fonctions qu'il partage avec l'hypoglosse. Enfin il envoie un filet au muscle interne du marteau.

La troisième branche du trijumeau s'anastomose avec l'hypoglosse et avec le facial , puis avec le grand sym-

pathique au moyen des ganglions otique sous-maxillaire
et sublingual.

M. Longet fait remarquer que le nerf trijumeau anime
toute la partie antérieure de la tête, tandis que la partie
postérieure reçoit ses nerfs du plexus cervical. Il fait
aussi remarquer que tous les orifices sensoriaux, oculaire,
buccal, nasal, auriculaire, reçoivent chacun des nerfs de
deux des branches du trijumeau, ou d'une seule branche
à laquelle s'adjoignent des filets venant d'une autre source,
comme cela a lieu pour l'orifice auriculaire. La même
duplicature se rencontre dans la distribution nerveuse aux
muqueuses des quatre sens spéciaux; en effet, chaque
muqueuse sensoriale reçoit à la fois ou bien de deux
branches du trijumeau comme la conjonctive et la pituitaire, ou bien d'une branche de ce nerf à laquelle s'unissent
des divisions du glosso-pharyngien comme les muqueuses
auditive et gustative. Ces deux sources d'influence nerveuse qui se répandent dans les organes semblent une
précaution prise par la nature pour que la fonction ne
soit pas compromise par la perte de l'un des nerfs qui se
rendent à l'organe.

Nous venons de voir que la cinquième paire de nerfs
n'est pas seulement destinée à la peau, qu'elle se rend
aussi à des muscles, à des glandes, à des follicules muqueux, aux dents, aux os maxillaires, etc.; dès lors,
ajoute M. Longet, « qui ne pressent que cette paire nerveuse ne doive présider à la fois à des phénomènes de
sensibilité, de motricité, et à des actes de nutrition et de
sécrétion (1)? » Ainsi la perturbation de ces phénomènes

____
(1) Longet, *Physiologie.*

et de ces actes doit se retrouver dans les névroses de la cinquième paire.

Le nerf trijumeau est, comme nerf de sensibilité générale, passible de névralgies, et l'on sait d'ailleurs combien sont fréquentes et douloureuses les névralgies de la cinquième paire. Nous ne saurions les décrire ici chacune, dans leur particulier , mais nous devons faire ressortir quelques-uns de leurs caractères qui se rencontrent plus souvent chez les chloro-anémiques : chez eux, la névralgie est générale ou partielle. Dans le premier cas, elle sévit tantôt sur une branche, tantôt sur une autre, tantôt elle occupe une grande surface, tantôt un point assez limité, car il est rare que les divisions des trois branches de ce nerf soient prises à la fois, mais il ne l'est pas autant, que la névralgie passe rapidement d'une branche dans l'autre, de sorte que toutes les divisions du nerf se trouvent prises en réalité. Dans la névralgie partielle, la douleur se trouve suivre le trajet d'un cordon et elle se limite assez exactement aux parties de la surface tégumentaire auxquelles celui-ci fournit, car les filets terminaux du trijumeau sont bien plus souvent névralgiés que les cordons qui naissent de ses divisions principales ou que ces divisions elles-mêmes. C'est surtout dans les névralgies partielles que l'on trouve les points douloureux à la pression si bien étudiés par M. Valleix. Ces névralgies sont assez bien limitées pour qu'on ait pu les décrire à part : ainsi on reconnaît une névralgie temporale, sus et sous-orbitaire, dentaire supérieure, du maxillaire inférieur, de l'œil, de l'oreille, etc. Nous croyons devoir y joindre la migraine et la céphalalgie nerveuse ou céphalée. Toutes ces névralgies sont extrêmement communes chez les chloro-anémiques, chez les hystériques, chez les femmes mal réglées, chez celles qui sont atteintes d'une affection de l'utérus, et d'une manière générale, elles sont les compagnes presque inséparables de toutes les maladies qui à un titre ou à l'autre peuvent relever de la chloro-anémie. Cela est si connu et si bien admis que presque tous les auteurs ont cité cette affection comme l'une des causes les plus fréquentes des névralgies de la cinquième paire. Mais parmi les nombreuses variétés que comportent ces névralgies, il en est quelques-unes qui semblent être plus spécialement dévolues aux chloro-anémiques. Nous avons déjà fait remarquer chez eux la fréquence de la névralgie générale et erratique, ajoutons-y la névralgie sus-orbitaire que nous avons très souvent rencontrée, l'odontalgie si commune chez les femmes grosses et que nous regardons comme une des conséquences de la chloro-anémie qui accompagne souvent cet état; la migraine à laquelle il n'est presque pas de chloro-anémique qui échappe. Bien que nous considérions la migraine comme une névralgie de la cinquième paire, parce que la sensibilité y est fortement exaltée, nous admettons cependant que cette affection ne présente pas que ce seul élément, et c'est pour cela que nous renvoyons à un autre chapitre ce que nous avons à en dire. Nous parlerons en même temps de la céphalalgie proprement dite.

Le trijumeau n'est pas seulement un nerf de sensibilité générale, il paraît aussi partager avec le glosso-pharyngien et peut-être avec l'hypoglosse la propriété de nous faire percevoir les saveurs. C'est donc probablement à la surexcitation de la branche linguale de ce nerf qu'il convient de rapporter en partie la perversion du goût si fréquente chez les chlorotiques.

Comme nerf moteur, le trijumeau anime la plupart des muscles qui meuvent la mâchoire inférieure, les temporaux, les masséters, les ptérygoïdiens internes et externes, une partie des digastriques et des mylo-hyoïdiens ; il fournit même aux muscles tenseurs du voile du palais, aux péristaphylins externes. La surexcitation de la petite racine de la cinquième paire doit donc donner lieu à des contractions anormales de ces muscles ; peut-être faut-il lui rapporter les convulsions de la mâchoire qui agitent les hystériques dans leurs accès, le trismus qu'on observe quelquefois chez les cataleptiques, etc. Toutefois il ne faut pas oublier dans l'appréciation de ces phénomènes que ces mouvements spasmodiques sont le plus souvent, sinon toujours, déterminés par le pouvoir réflexe, et qu'en dernier lieu c'est sur la moelle et sur le bulbe que l'on doit, dans ces cas, chercher le point de départ de la surexcitation.

Enfin le trijumeau paraît présider à des actes de sécrétion, mais tout porte à croire que c'est à ses filets sympathiques qu'il doit cette faculté, et qu'elle n'appartient pas en propre aux fibres de la cinquième paire. Nous en dirons autant de l'action que ce nerf exerce sur la vue, sur l'olfaction et sur l'ouïe. Cette action est si manifeste que quelques physiologistes ont doué le trijumeau de la faculté de remplacer les nerfs ophthalmique, optique et acoustique, mais il est aujourd'hui bien démontré qu'il n'en est rien. Les troubles que les lésions du trijumeau apportent dans ces fonctions sont vitaux et doivent se rapporter aux filets sympathiques avec lesquels ses divisions se mêlent. Aussi n'est-ce que pour mémoire que nous croyons devoir signaler ici les effets spéciaux que la surexcitation du trijumeau peut déterminer dans les sens de l'odorat, de la vue et de l'ouïe, ainsi que dans les glandes salivaires et lacrymales. Ces effets ne sauraient porter que sur la nutrition, et doivent consister dans une modification de la vitalité des membranes de l'œil et des muqueuses du nez et de l'oreille, dans une sécrétion plus ou moins active des liquides destinés à les humecter et à entretenir leur intégrité fonctionnelle ; dans une sécrétion plus abondante des larmes et de la salive. Toutes ces circonstances sont évidemment de nature à modifier l'impressionnabilité spéciale des sens, et pour ne parler que de ce qui se passe dans la chloro-anémie, on sait qu'il n'est pas rare de voir les personnes qui en sont atteintes pleurer très facilement. Mais ici encore il y a très probablement action réflexe qui, mieux qu'une surexcitation directe, peut expliquer le fait.

Il nous paraît peu utile d'insister sur le diagnostic des phénomènes que produit la surexcitation de la cinquième paire. Sans doute il peut être difficile de différencier ces phénomènes les uns des autres et de les rapporter spécialement à telle ou telle branche nerveuse, mais avec un peu d'attention et la connaissance du tempérament de son malade, on ne saurait guère prendre des accidents de surexcitation pour des accidents dus à l'action d'une cause organique. M. Valleix suppose que l'extension d'un coryza à la muqueuse de l'antre d'Hygmore pourrait faire croire à une névralgie trifaciale, mais vraiment. l'erreur serait grossière. Dans les organes des sens il peut être difficile de distinguer ce qui appartient en propre à la surexcitation de chacun des nerfs qu'ils reçoivent, mais ce diagnostic serait à peu près sans utilité.

La surexcitation de la cinquième paire donne lieu à des accidents qui constituent à eux seuls des maladies parfaitement distinctes, et qui, alors même qu'elles sont sous la dépendance de la chloro-anémie, réclament un traitement autre que celui de cette affection, en sorte que tous les deux doivent être dirigés concurremment. Il va sans dire que les émissions sanguines seront bannies dans les cas qui nous occupent; à moins d'un état pléthorique bien marqué, elles ont d'ailleurs rarement un bon résultat. Les excitants, cautérisations, vésicatoires, pommades irritantes seront quelquefois plus favorables, mais nous ne saurions les conseiller que lorsque d'autres moyens auront échoué, parce que nous pensons qu'ils peuvent augmenter bien souvent la surexcitation. Nous leur préférons de beaucoup les stupéfiants qui nous ont assez souvent réussi, non pour guérir, car la chose est impossible tant que la chloro-anémie persiste, mais pour calmer, seulement il faut les employer à larges doses. Nous reviendrons sur leur mode d'administration et sur le choix qu'on doit en faire selon les circonstances.

La migraine demande des soins hygiéniques spéciaux, repos, silence, obscurité, etc.; quelques malades sont très soulagés en se serrant fortement la tête, chez d'autres la douleur s'exaspère; le café noir réussit quelquefois là où tous les autres moyens ont échoué. Les autres formes de la surexcitation de la cinquième paire ne constituent point des maladies distinctes, mais seulement des symptômes appartenant à plusieurs maladies ; nous ne saurions pour cette cause nous occuper ici de leur traitement.

§ V. — Nerf facial.

(Portion dure de la 7ᵉ paire.)

Ce nerf exclusivement moteur se distribue surtout aux muscles peauciers de la face, et donne le mouvement à toutes les parties qui reçoivent la sensibilité de la portion ganglionnaire du trijumeau. Sa surexcitation ne peut donc donner lieu qu'à des phénomènes convulsifs. Toutefois le facial possède, comme tous les nerfs de mouvement, une sensibilité réflexe qui lui est communiquée par le nerf trijumeau, et il paraît la posséder à un très haut degré, mais les effets dus à cette sensibilité ne doivent pas lui être rapportés en propre. Le nerf facial exerce une influence très notable sur les fonctions des organes des sens, parce qu'il préside aux mouvements des appareils musculaires qui sont les annexes de ces organes : pour l'œil, l'orbiculaire des paupières ; pour l'odorat, les muscles qui entourent les narines ; pour l'ouïe, les muscles du pavillon de l'oreille, et ceux de l'oreille moyenne. Observons néanmoins que la distribution très remarquable de la corde du tympan dans l'oreille moyenne a fait supposer à beaucoup de physiologistes que ce nerf devait exercer une action sensorielle spéciale sur l'audition ; mais rien n'est moins démontré. Quant au nerf accessoire de Wrisberg, il paraît surtout destiné aux muscles de l'oreille moyenne. L'action du facial sur le goût s'explique d'une manière toute mécanique par la nécessité de contractions qui aident à la sécrétion salivaire ; cependant on s'est basé sur les anastomoses de la corde du tympan avec le nerf lingual et sur quelques expériences physiologiques pour douer le nerf facial d'une action gustative, mais il est plus probable qu'il n'en est rien. Enfin le nerf facial par ses anastomoses avec le pneumogastrique et avec le glosso-pharyngien prend part aux mouvements qu'exécutent les muscles constricteurs et dilatateurs des orifices buccal et bucco-pharyngien.

Dans la chloro-anémie on n'observe guère de convulsions isolées de la face, mais il est très commun de voir les muscles de cette région entrer en convulsion dans les accès d'hystérie ou de catalepsie, et ces deux maladies sont très souvent elles-mêmes sous la dépendance d'une affection chloro-anémique. Le nerf facial offre donc des phénomènes de surexcitation qui lui sont propres, et qui peuvent être reconnus et isolés des autres symptômes de surexcitation lorsqu'on se donne la peine de les rechercher. Il est également probable que lorsque la chloro-anémie produit quelques lésions fonctionnelles des sens, la surexcitation du facial n'est pas étrangère à ces diverses lésions. Nous en dirons autant des spasmes laryngo-pharyngiens si fréquents chez les chlorotiques. Mais lorsque des convulsions éclatent dans un organe animé par des nerfs provenant de plusieurs sources, il est toujours très difficile de distinguer ce qui appartient en propre à chacun d'entre eux. Le meilleur moyen d'y parvenir est de se rappeler la distribution anatomique de ces nerfs et de rechercher si les convulsions se manifestent ou non dans les organes où ils se distribuent exclusivement. Dans le premier cas, on est en droit de conclure à la surexcitation, dans le second, il est plus probable qu'elle porte sur un autre point du système nerveux.

Nous n'avons évidemment rien à dire du traitement qui serait spécialement applicable aux névroses du nerf facial.

§ VI. —Nerfs acoustiques.

(Portion molle de la 7ᵉ paire.)

Exclusivement destiné au sens de l'ouïe, le nerf auditif ne donne lieu à aucune sensation douloureuse si ce n'est peut-être pour ses branches terminales, car M. Flourens assure que le rameau limacien est doué d'une vive sensibilité.

Dans ce nerf, la surexcitation détermine le plus communément des bourdonnements d'oreille, des bruissements, du tintouin, et autres hallucinations qui sont toutes très communes dans les affections chloro-anémiques. On sait aussi combien l'exaltation de l'ouïe accompagne fréquemment les névralgies de la cinquième paire qui souvent aussi ne reconnaissent pas d'autres causes qu'un état chloro-anémique ; mais chaque fois que le système nerveux est devenu très surexcitable, les hallucinations de l'ouïe et son exaltation en particulier s'observent presque toujours, même en dehors de tout état névralgique proprement dit. Chez les personnes nerveuses, le moindre bruit inattendu détermine une perception auditive qui tantôt est douloureuse et tantôt donne lieu à une réaction sur tout le système nerveux. Les chloro-anémiques à tempérament nerveux semblent être les sujets de prédilection pour ces sortes d'accidents. Si, comme le pense M. Flourens, le nerf limacien est doué d'une grande sensibilité générale, il y a lieu de croire que quelques douleurs profondes de l'oreille doivent être en partie du moins rapportées à ce nerf. Dans tous les cas, l'appareil auditif reçoit des nerfs de tant de sources différentes, cinquième paire, facial, auditif, nerf de Wrisberg, grand sympathique, qu'il est extrêmement difficile de distinguer dans les troubles nerveux de cet appareil la part spéciale qui revient à chacun d'eux. Il n'est pas moins difficile quelquefois de reconnaître si les troubles sont le résultat d'une simple lésion nerveuse ou celui d'une lésion matérielle ; cependant lorsque l'existence de la chloro-anémie est constatée, lorsque cette affection a déterminé déjà par ailleurs d'autres troubles fonctionnels, lorsqu'on ne peut constater aucune inflammation, aucun autre désordre matériel dans l'oreille ou ses annexes, il devient bien probable que l'on a affaire à une simple névrose des sens.

Le traitement dans ces cas ne nous paraît pas offrir d'autres indications que celles que nous avons déjà signalées plusieurs fois à propos des autres névroses.

§ VII. — Nerf glossopharyngien.

(1er nerf de la 8e paire.)

Nerf mixte d'après Muller, Bischoff, M. Bernard, etc. ; nerf exclusivement sensitif à son origine d'après M. Longet, qui pense qu'il reçoit ses fibres motrices de ses anastomoses, le glosso-pharyngien préside en partie à la sensibilité et peut-être à la nutrition de la caisse du tympan et de la trompe d'Eustache, par le nerf de Jacobson, qui se sépare au niveau du ganglion d'Andersh. Par ses branches collatérales, il s'anastomose plusieurs fois avec le grand sympathique, le facial, le pneumogastrique et peut-être le spinal ; il communique la sensibilité aux muqueuses du pharynx, du palais, et aux amygdales ; le mouvement en partie à quelques-uns des muscles de cette région. Enfin par ses branches terminales il donne le mouvement à une partie de la langue, celle qui se trouve en arrière du V, et préside à la sensibilité tactile et gustative de cette partie.

D'après cette distribution, les névroses du nerf glosso-pharyngien se confondent presque toujours avec celles des nerfs avec lesquels il s'anastomose ou qui se distribuent dans les mêmes organes. Nous avouons ne pas connaître de moyen pour distinguer les phénomènes qui sont spéciaux au glosso-pharyngien. Cependant, si l'on se rappelle que chez les chloro-anémiques il y a assez souvent des spasmes du pharynx, que les goûts sont dépravés, que les substances acides plaisent en général, et qu'on admette avec M. Vernière, M. Bernard, etc., que les substances acides affectent plus particulièrement le nerf lingual, et les substances amères le glosso-pharyngien, on pourra déduire de ces circonstances quelques inductions pour essayer de reconnaître si les phénomènes névrosiques observés appartiennent ou non au glosso-pharyngien.

§ VIII. — Nerf pneumogastrique.

(Portion de la 8ᵉ paire.)

L'un des nerfs les plus importants, tant à cause de la nature de ses fonctions que pour l'étendue de sa distribution, le pneumogastrique réduit à ses filets d'origine ne représenterait nullement ce que les anatomistes ont désigné sous ce nom. Ceux-ci, très grêles et au nombre de huit à dix lorsqu'ils émergent des parties latérales et supérieures du bulbe dans le prolongement des cordons postérieurs de la moelle, se rassemblent pour sortir du crâne par le trou déchiré postérieur. A peine formé, ce nerf présente sur son trajet un renflement gangliforme (*ganglion jugulaire ou d'Erhenritter*). Puis il s'anastomose aussitôt avec le facial, le glosso-pharyngien, le filet carotidien du ganglion cervical postérieur et le spinal dont la branche interne paraît se confondre avec lui au niveau d'un second renflement (*ganglion olivaire de Fallope, plexus ganglionnaire de Willis*). C'est encore à peu près à ce niveau que le pneumogastrique envoie au grand hypoglosse ou reçoit de lui une branche anastomotique, et qu'il communique de nouveau avec le ganglion cervical supérieur et avec la première anse du plexus cervical.

Ainsi formé, le tronc du pneumogastrique se distribue au cou, au thorax et dans l'abdomen; dans son long trajet, il envoie des branches au conduit auditif externe, à l'oreille interne, au pharynx, au larynx, à la trachée-artère, aux poumons, au cœur et aux gros vaisseaux, à l'œsophage, à l'estomac, au foie, à la rate, etc.

Chemin faisant, il mêle plusieurs fois ses fibres propres avec celles du grand sympathique et avec celles des nerfs rachidiens (branches antérieures cervicales et cinq à dix premières dorsales), de sorte que les filets d'origine du pneumogastrique ne sont bien réellement qu'une très petite portion de ce nerf dont le tronc et les branches sont à chaque instant nourris par l'apport des nerfs moteurs sensitifs et ganglionnaires. Tous ces nerfs forment les plexus *pharyngien*, *intercarotidien*, *laryngien*, au col; *cardiaque*, *pulmonaire* et *œsophagien*, dans le thorax; *hépatique* et *solaire* dans l'abdomen. De plus, les pneumogastriques droit et gauche communiquent souvent ensemble. Ces nerfs sont donc éminemment mixtes et par leur composition aussi bien que par le grand nombre d'organes auxquels ils se distribuent, et par la multiplicité de leurs fonctions, ils justifient le nom de *nerfs vagues* qui leur a aussi été donné.

Muller, Bendz, Spence, M. Cl. Bernard, etc., regardent le pneumogastrique comme étant mixte dès son origine. Bischoff, Gœrres, Scarpa, et plus récemment M. Longet, s'obstinent à comparer ce nerf et le spinal à une paire rachidienne dont le pneumo-gastrique serait la racine postérieure et sensible et le spinal la racine antérieure et motrice. M. Cl. Bernard, qui croit ce nerf moteur, admet qu'il est spécialement affecté aux mouvements involontaires et qu'il emprunte des fibres au spinal toutes les fois qu'il a à accomplir quelque acte soumis à la volonté. Quoi qu'il en soit de ces diverses opinions, ce qui est bien reconnu, c'est que le pneumogastrique pris dans son ensemble est non-seulement un nerf moteur et de sensibilité générale, mais qu'il est encore un nerf de sensibilité spéciale et de nutrition pour chacun des organes auxquels il se distribue.

Ce serait peut-être ici le lieu d'examiner une question incidente, à savoir si les nerfs qui se rendent dans des organes différents et ayant à accomplir des fonctions différentes, sont doués d'un seul mode de sensibilité ou s'il existe une sensibilité spéciale pour chaque faisceau de fibres qui se perdent dans un même organe et en rapport avec la fonction de cet organe. Dans le premier cas, la sensibilité serait toujours une, identique, et ses modes de manifestation tiendraient, non pas aux nerfs que reçoit la partie, mais à la nature même de l'organe. Dans le second, ce serait aux nerfs mêmes qu'il faudrait rapporter la fonction et la structure des organes, ce ne serait qu'une modalité différente plus en rapport avec les usages de l'organe, mais nullement indispensable à la nature même de leurs fonctions qui relèveraient d'une influence nerveuse spéciale. Cette question semble assez nettement résolue pour les nerfs sensoriaux, car en l'absence même de l'œil, l'excitation du nerf optique donne lieu à des sensations lumineuses ; mais elle reste pendante pour les autres nerfs et pour ceux surtout qui, comme le pneumogastrique, tirent leur origine des nerfs avec lesquels ils s'anastomosent, et n'existent pour ainsi dire pas par eux-mêmes.

C'est en effet avec des filets provenant de sources étrangères que le nerf vague préside à la sensibilité générale et spéciale des membranes muqueuses qui tapissent le larynx, la trachée, les bronches, une partie du pha

rynx, l'œsophage et l'estomac ; qu'il contracte les muscles du larynx, les constricteurs du pharynx, le tissu
de la trachée, des bronches, la membrane musculaire
de l'œsophage, celle de l'estomac ; qu'il resserre la
glotte, modifie la voix, la respiration, les battements
du cœur, provoque le vomissement, influence la sécrétion du suc gastrique et la chymification, détermine
d'importantes modifications dans les sentiments de la faim
et de la soif, supprime la sécrétion du sucre dans le
foie, etc. Remarquons, d'autre part, qu'il n'est pas une
seule de ces nombreuses fonctions que la section du
pneumogastrique arrête entièrement ; l'absence de l'influence de ce nerf ne fait le plus souvent que les modifier
plus ou moins. C'est que, d'après une loi parfaitement
développée par M. Longet, il n'est pas une seule fonction
importante qui ne soit sollicitée par une influence nerveuse venant de plusieurs sources, afin que si l'incitation
vient à manquer sur le trajet de quelques nerfs, une fonction indispensable au maintien de la vie ne se trouve pas
abolie pour cela. Aussi les animaux peuvent-ils parfois
survivre pendant quelques jours à la section des deux
pneumogastriques, malgré toute l'importance de ces
nerfs. Cette suppléance que des nerfs d'origine différente
peuvent exercer dans un même organe, ne semblerait-elle
pas indiquer que la sensibilité est toujours une et que sa
modalité a son siége dans les organes disposés toujours
de la manière la plus convenable pour lui donner une
expression qui soit en rapport avec les fonctions qui leur
sont dévolues. Nous ne poursuivrons pas cet ordre d'idées
que nous n'avons signalé à l'attention que parce que nous

croyons qu'il peut conduire à des déductions pratiques importantes pour l'étude des névroses.

Avoir nommé les fonctions principales auxquelles préside le pneumogastrique, c'est avoir en même temps fait sentir combien ces fonctions doivent être souvent influencées par toutes les causes de surexcitation, par celles surtout qui se rattachent aux affections chloro-anémiques. La multiplicité des origines du nerf vague rend assez bien compte de la fréquence de ses névroses partielles que celles-ci soient dues à la surexcitation directe ou réflexe ; observons cependant que ces dernières sont les plus fréquentes. Pour mettre plus d'ordre dans notre exposition, nous allons examiner séparément les névroses de chacun des organes principaux auxquels se distribue le pneumogastrique.

1° Larynx.

Cet organe est animé par deux nerfs, l'un pour la muqueuse et le muscle crico-thyroïdien, c'est le laryngé supérieur ; l'autre, le laryngé inférieur ou récurrent, se distribue à tous les autres muscles.

La surexcitation du premier qui paraît seul contenir des fibres sensibles dans son rameau interne, doit donner lieu à ces picottements du larynx dont il n'est pas rare d'entendre se plaindre les personnes nerveuses et délicates. On dirait que chez elles l'impression de l'air sur la muqueuse pharyngienne est devenue douloureuse, par suite de la susceptibilité nerveuse de cette partie. Cette sensation de gêne s'accompagne quelquefois d'aphonie ou de quelque autre altération marquée de la voix.

On sait que la faiblesse de la voix se rencontre assez souvent chez les chlorotiques pour qu'on ait cru devoir en faire l'un des symptômes de leur maladie. Cet affaiblissement de la voix doit tenir surtout à une diminution dans l'action des nerfs récurrents. Au contraire, la surexcitation de ces nerfs qui semblent entièrement moteurs, paraît devoir donner lieu à des spasmes du larynx et à la voix convulsive. Les spasmes du larynx sont au nombre des accidents nerveux qu'on observe le plus souvent chez les chloro-anémiques, lorsque surtout cette maladie se complique d'hystérie. Ces spasmes produisent consécutivement des modifications dans le timbre de la voix et des troubles de la respiration. Le larynx est un organe dont les mouvements sont semi-volontaires. Les contractions musculaires qui se font pour opérer l'articulation de la voix ou pour en modifier le timbre sont évidemment volontaires, tandis que celles qui maintiennent béante la glotte dans l'acte de la respiration ne peuvent être qu'involontaires ou réflexes ; mais dans les cas de surexcitation, les contractions réflexes prédominent à ce point que ce sont les seules qui existent alors. Ces contractions énergiques déterminent aussi soit des phénomènes de strangulation, soit des sensations douloureuses par suite de l'excitation des fibres sensitives. Tout cela est fort commun dans l'hystérie.

Le diagnostic des spasmes du larynx ne donne pas lieu à de grandes difficultés, mais il n'en est pas toujours de même des altérations de la sensibilité de cet organe et de la voix, lorsqu'il n'y a point de convulsions. Dans ces cas, un examen peu attentif pourrait laisser croire à une phthisie laryngée, d'autant que les personnes atteintes de cette maladie sont assez souvent des sujets faibles et d'une constitution qui les rapproche beaucoup, au moins en apparence, des chloro-anémiques. La continuité des accidents dans un cas, leur intermittence dans l'autre, l'absence de fièvre, un examen attentif du malade, etc., ne permettront pas à l'erreur de subsister longtemps. Le traitement de la surexcitation des nerfs laryngés ne nous paraît pas offrir d'indication spéciale dans les cas de chloro-anémie.

2° Bronches et poumons.

Le nerf pneumogastrique préside à la sensibilité de la trachée, des bronches et des poumons; mais il n'est pas le seul nerf qui ait reçu ces fonctions. Aussi sa section leur fait bien subir des modifications importantes, mais elle ne les abolit point. Par contre, la surexcitation du nerf vague donne lieu dans ces organes à des effets qui peuvent aussi être produits par la surexcitation d'autres nerfs.

En effet, les bronches et les poumons reçoivent leurs nerfs de trois plexus, l'un antérieur, les deux autres postérieurs, qui sont formés par le grand sympathique et les nerfs pneumogastriques. D'après M. Sappey, les filets émanés de ces plexus sont surtout destinés aux bronches, et suivent les divisions de l'arbre aérifère jusque dans leurs terminaisons les plus ténues pour se perdre dans la muqueuse pulmonaire. Ainsi, si la source d'innervation qui est fournie aux organes respiratoires par le pneumogastrique vient à manquer, il leur reste encore celle non moins considérable qui leur vient du grand sympathique. Si maintenant on réfléchit que ces deux nerfs ont des origines communes, en ce sens qu'ils les tirent du cerveau et de la moelle épinière par de nombreuses anastomoses avec les nerfs qui se rendent directement à ces deux centres; si l'on considère qu'avant de se rendre aux organes de la vie de nutrition, ils ont intimement mêlé leurs fibres dans trois plexus au moins, on aura de fortes présomptions pour croire que ces nerfs sont complémentaires l'un de l'autre et chargés exactement des mêmes fonctions.

Cependant il est une différence importante à établir, car il nous semble que c'est sur elle seule que peut être tenté un essai de diagnostic différentiel, pour savoir si dans les troubles nerveux la cause vient de la huitième paire ou du grand sympathique. On sait que nous avons précédemment cherché à démontrer que chaque ganglion sympathique modifiait à sa manière le principe nerveux, et qu'en tout cas il est certain que sa vitesse de propagation est bien moins grande dans les nerfs sympathiques que dans les nerfs céphalo-rachidiens. Le pneumogastrique ayant une ou, pour plusieurs, deux de ses origines qui émergent directement du cerveau, doit conserver dans toute sa distribution les caractères spéciaux des nerfs encéphaliques. Ainsi, lorsqu'à la suite d'une émotion vive la respiration se trouve tout à coup suspendue, cette suspension ne saurait être le résultat d'une excitation des fibres sympathiques, car la soudaineté dans l'action n'est point son fait. Ce doit être lui au contraire dont l'innervation, qui s'exerce alors d'une manière régulière, vient solliciter un mouvement respiratoire à temps, pour que l'économie ne souffre pas trop du trouble qu'a apporté dans cette fonction le défaut de concours de la huitième paire.

La part qui, dans l'acte si complexe de la respiration, revient à l'influence du pneumogastrique, nous paraît encore pouvoir se reconnaître à quelques autres signes. Nous croyons devoir lui attribuer tous les actes volontaires qui ont pour effet d'accélérer ou de ralentir la respiration, et par conséquent tous les actes réflexes involontaires qui ont les mêmes résultats.

Ces actions réflexes ont très souvent lieu chez les chloro-anémiques. Chez eux le système nerveux est très excitable et la cause la plus légère, par exemple le passage d'un air un peu plus vif, un peu plus froid dans les bronches, passage qui n'eût déterminé aucun accident dans des conditions de santé normale, pourra chez eux faire une impression trop vive sur les filets sensitifs du pneumogastrique et aussitôt cette impression, transmise aux centres nerveux, donnera lieu à un effet réflexe sur les fibres motrices du même nerf. De là, une contraction spasmodique qui fera tousser le malade et qui, si l'excitation est plus forte, pourra déterminer de violentes convulsions, des spasmes, de l'asthme nerveux, voire même un accès d'angine de poitrine. Nous venons de supposer une modification dans les qualités de l'air comme cause excitatrice de ces accidents, il ne faut pas toujours autant. Dans bien des cas, il suffira d'une respiration un peu plus forte ou un peu plus prolongée ; dans d'autres, d'une légère influence morale, etc., pour donner lieu à ces effets et parfois dans leur maximum d'intensité, si bien que l'on ne sait le plus souvent à quelle cause on doit, chez les chloro-anémiques, rapporter les névroses si fréquentes des organes respiratoires.

Rappelons ici une cause de surexcitation nerveuse générale déjà signalée. Les névroses de la huitième paire ne sont pas sans influence sur l'hématose, que cette influence soit directe ou non, qu'elle résulte d'un spasme de la glotte qui empêche l'air de pénétrer dans les poumons, ou d'un spasme de la membrane musculeuse des bronches qui produit le même effet, qu'il y ait une modification dans l'impressionnabilité de la muqueuse respiratoire ou dans la vitalité même du poumon, toujours est-il que les névroses des organes respiratoires doivent infailliblement diminuer l'hématose. Or, nous savons déjà que le sang noir paraît être le stimulant le plus actif du système nerveux, d'ou il suit que chez les personnes qui ont déjà ce système très excitable, les névroses de la huitième paire seront une nouvelle cause de surexcitation, par le seul fait de la diminution de l'hématose qui les accompagne toujours.

Nous ne saurions dans ce travail, et moins encore dans ce paragraphe, entrer dans la description détaillée de tous les troubles que produit la surexcitation nerveuse dans les organes respiratoires ; nous avons dû nous borner à en indiquer d'une manière générale le mécanisme et les effets, et à montrer leurs relations avec la chloro-anémie, mais nous devons insister d'une manière toute particulière sur ceux de ces troubles nerveux qui pourraient être confondus avec une lésion organique et en esquisser le diagnostic différentiel. Les convulsions violentes, les spasmes de la glotte ou du larynx, les suffocations de toute sorte, ce sentiment de boule qu'on rencontre chez les hystériques et qui nous paraît avoir son siége dans le larynx aussi bien que dans l'œsophage, la toux convulsive, forte, etc., ne nous semblent pas très difficiles à distinguer d'une affection organique qui donnerait lieu à des phénomènes de même ordre, aussi nous n'en parlerons pas. Mais il n'en est pas de même de cette petite toux nerveuse si commune chez les chloro-anémiques, et qui peut d'autant mieux simuler une phthisie commençante, qu'au début les signes de la tuberculisation pulmonaire sont presque tous négatifs. Toutefois nous ne ferons ici qu'esquisser une question sur laquelle nous nous proposons de revenir longuement dans une autre partie de ce travail.

La section des nerfs pneumogastriques ne tarde pas à déterminer dans les poumons des lésions graves, ce sont des épanchements sanguins nombreux, une accumulation des mucosités bronchiques qui ne peuvent plus être expulsées, et enfin de l'emphysème intervésiculaire. Les physiologistes ont proposé de ces phénomènes des explications plus ou moins plausibles qu'il serait trop long de reproduire, nous nous bornerons à l'énoncé du fait, et nous en inférerons que les simples troubles nerveux doivent, dans une certaine mesure, donner lieu à des lésions semblables à celles qui suivent la section de la huitième paire. Ainsi à la suite de certains de ces troubles, il se pourra qu'il y ait une petite accumulation de mucosités dans les bronches, par suite des efforts de toux, il pourra se former un peu d'emphysème, etc. Pour revenir maintenant à la toux sèche, nerveuse, quinteuse, qui fait quelquefois croire chez les chlorotiques à un commencement de phthisie pulmonaire, on conçoit combien il est important, d'une part, de ne pas confondre la matité et les râles sifflant ou muqueux qui peuvent être le résultat d'un simple engouement pulmonaire, l'expulsion de mucosités plus ou moins concrètes, etc., avec des phénomènes de tuberculisation. D'autre part, on devra porter la même attention à ne pas rapporter de véritables symptômes de tuberculisation à une simple névrose des pneumogastriques. Ce diagnostic est d'autant plus important à établir que le traitement de la chlorose peut souvent ne pas convenir du tout à celui de la phthisie et réciproquement.

Le traitement de la surexcitation des nerfs pneumogastriques pulmonaires doit, indépendamment des moyens généraux qui sont toujours les mêmes, s'adresser aussi aux symptômes spéciaux que présentent les névroses de la respiration. On emploiera avec avantage les calmants unis aux antispasmodiques, les vésicatoires à la base du sternum, les préparations de belladone qui ont souvent une action presque spécifique dans ces névroses comme dans les autres ; dans les cas rebelles on se trouvera souvent fort bien de faire fumer aux malades un mélange de feuilles de cette plante et de *datura stramonium*. Bornons-nous à indiquer les moyens hygiéniques, tels que bonne aération, chaleur égale des appartements, etc.

3° Cœur.

Les nerfs du cœur viennent du grand sympathique et du pneumogastrique, ces derniers seuls vont nous occuper. Le nerf vague fournit des rameaux cardiaques à sa région cervicale et à sa région dorsale. Les premiers, au nombre de trois le plus souvent, se détachent du tronc à des hauteurs variables et traversent la poitrine pour se porter directement au plexus cardiaque ; les seconds, nés au-dessous des récurrents et bien plus nombreux, se jettent aussi dans ce plexus qui est complété par les trois nerfs cardiaques sympathiques et par un ou plusieurs ganglions. Ainsi les filets du pneumogastrique n'arrivent point directement au cœur, et nous aurions à reproduire ici les réflexions qui nous ont été suggérées par la disposition des nerfs pulmonaires.

L'influence du pneumogastrique sur le cœur est si manifeste que quelques physiologistes, nous l'avons déjà vu, ont placé dans ces nerfs la force incitatrice du cœur. Ce qui paraît bien certain, c'est qu'à la section des nerfs cardiaques venus du pneumogastrique succède une accélération des mouvements du cœur qui sont en même temps affaiblis. Voici de quelle manière M. Longet explique ce double résultat : « Si, comme l'enseignait Boerhaave, le contact du sang avec la membrane interne du cœur est une cause irritante des mouvements de cet organe, il n'est guère possible de nier que les modifications du sang puissent changer ces contractions dans leur nombre, dans leur régularité, et l'on a admis que certaines maladies fébriles ne reconnaissent pas d'autres

causes que les altérations du fluide sanguin ; or, en vertu
de raisons précédemment exposées, il arrive au cœur
gauche, après la section des nerfs vagues, un sang imparfaitement artérialisé. Celui-ci produit sur le viscère (riche
encore en filets du grand sympathique) une impression
pénible qui provoque des contractions plus répétées et
tendant à expulser, de son intérieur, un stimulus anormal,
ainsi que cela arrive à l'intestin excité d'une manière
antiphysiologique (1). » Ces lignes semblent avoir été
écrites pour notre sujet. Combien en effet les palpitations
sont-elles fréquentes chez les chloro-anémiques, et combien est-il souvent possible de les expliquer par les considérations présentées par M. Longet. La mobilité nerveuse des chloro-anémiques rend chez eux la surexcitation
du pneumogastrique facile ; de là une première cause directe de palpitations, à laquelle ne tarde pas à s'adjoindre
une seconde cause produite par l'abord au cœur d'un
sang moins artérialisé et déjà moins actif en raison de
la maladie même qui détermine la susceptibilité nerveuse. Ainsi les trois choses se tiennent.

Quant aux syncopes, qui sont également communes
chez les anémiques, elles paraissent dépendre plus directement de l'insuffisance de l'excitation sanguine, ou bien
encore de ce que, alors même qu'il y a surexcitation des
nerfs cardiaques, ceux-ci ne tardent pas à épuiser leur
principe nerveux, d'où résulte une atonie qui, comme nous
venons de le dire en rappelant les résultats donnés par
les expériences physiologiques, a pour double effet d'accé-

(1) *Physiologie*, p. 334.

lérer et d'affaiblir les battements du cœur. On conçoit que cet affaiblissement qu'augmente encore la présence dans le cœur d'un sang moins stimulant, puisse devenir une cause de syncope ou plus souvent de simple défail-lance. Le cœur sollicité par ce sang, multiplie d'abord ses efforts pour l'expulser, mais ses contractions que ne soutiennent plus l'influence nerveuse, sont bientôt im-puissantes.

Les palpitations nerveuses des chloro-anémiques peu-vent être confondues avec une affection organique du cœur, et cela d'autant plus facilement que les bruits de souffle continu assez fréquents au cœur dans les cas de chlorose, peuvent en imposer. Cependant la méprise ne saurait être de longue durée, si l'on tient compte de toutes les circonstances accessoires, telles que l'âge du sujet, qui sera presque toujours jeune s'il s'agit d'une chlorose. La rapidité plus grande avec laquelle se développe la maladie, l'absence de l'augmentation du volume du cœur, la faiblesse habituelle de ses battements, l'extension de ses bruits vers les vaisseaux du cou où ils sont souvent plus perceptibles qu'au cœur même, sont autant de cir-constances qui éloigneront la pensée d'une affection orga-nique. Nous pouvons ajouter avec M. Bouillaud que les bruits symptomatiques de l'anémie et de la chlorose ap-partiennent constamment au premier temps, tandis que le bruit de souffle au second temps annonce une lésion valvulaire artérielle, une insuffisance de l'orifice aortique surtout. L'état du pouls devra encore être consulté ; chez les anémiques on le trouvera d'ordinaire plus faible, plus dépressible que dans l'état normal ou que s'il existait une affection organique du cœur au début. Devant revenir sur les palpitations, nous compléterons alors leur diagnostic différentiel.

La névrose douloureuse du cœur, *cardialgie, névralgie du cœur*, est une affection encore peu étudiée et à laquelle nous croyons devoir rapporter ces douleurs précordiales qu'il n'est pas rare de rencontrer chez les chlorotiques. C'est à la surexcitation des fibres sensitives des nerfs cardiaques venus du pneumogastrique que nous semblent dues ces douleurs parfois atroces et qui cèdent quelquefois assez vite pour reparaître de nouveau sans cause connue aucune, ou sous l'influence des causes les plus légères, telles qu'une petite émotion, un peu de fatigue, etc. Cette névralgie du cœur, lorsqu'elle est intense, est rarement isolée ; toutes les fibres sensibles de la huitième paire paraissent être alors en même temps névralgiées. La douleur se transmet même dans les nerfs des plexus cervical et brachial, et véritablement elle se confond avec l'angine de poitrine dont nous aurons bientôt à parler.

Le traitement des palpitations chloro-anémiques n'est autre que celui de cette maladie, il est parfaitement inutile alors de s'occuper de ces palpitations qui ne cèdent qu'à ce traitement.

4° Organes de la digestion.

Les nerfs que la huitième paire fournit à ces organes sont les rameaux pharyngiens et œsophagiens, plus ces rameaux terminaux, qui se distribuent partie à la membrane muqueuse, partie à la membrane musculaire de l'estomac. Les nerfs pharyngiens proviennent bien évi-

demment du pneumogastrique et du rameau anastomotique du spinal, ils contiennent donc un grand nombre de
fibres motrices. Quant aux nerfs de l'œsophage venus en
grande partie des récurrents et à ceux de l'estomac, leur
double distribution aux membranes musculaire et muqueuse de ces organes, indique également la double origine de leurs fibres. Enfin les dernières ramifications du
pneumogastrique se rendent au plexus solaire et au
ganglion semi-lunaire où nous les retrouverons à propos
du grand sympathique : celles du gauche se perdent dans
les plexus hépatiques et quelques-unes dans l'épiploon
gastro-hépatique. Les nombreuses connexions qu'affectent ici les nerfs vagues avec les nerfs ganglionaires, vont
nous obliger à confondre dans une même exposition les
névroses spéciales de ces nerfs. Nous nous efforcerons
cependant de signaler, quand il y aura lieu de le faire, ce
qui se rapporte plus directement à la surexcitation des
uns ou des autres. L'innervation de la masse intestinale
nous paraissant être plus spécialement gouvernée par le
grand sympathique, nous examinerons ses névroses lors
de l'étude de ce dernier.

1° *Névroses du pharynx.* — Si l'on se reporte aux
fonctions assez nombreuses du pharynx qui fait à la fois
partie du tube alimentaire et du tuyau vocal, qui est à la
fois sensible et contractile, on comprendra mieux quels
doivent être sur lui les effets de la surexcitation nerveuse.
Comme portion de l'appareil vocal, ses contractions ont
une influence manifeste sur le timbre de la voix ; comme
organe spécial de déglutition, les convulsions du pharynx

empêchent cette fonction ; comme organe doué d'une
sensibilité générale, les nerfs du pharynx paraissent susceptibles d'être névralgiés ; comme organe doué d'une
sensibilité spéciale, l'excitation anormale des nerfs peut
donner lieu à des sensations qui sollicitent plus ou moins
les mouvements réflexes par lesquels cet organe accomplit
ses fonctions. Enfin, en tant qu'organe sensible et moteur, le pharynx est encore passible de paralysie.

Toutes les névroses du pharynx peuvent s'observer
chez les chloro-anémiques. Les spasmes et les mouvements convulsifs de cet organe ont lieu dans les mêmes
circonstances à peu près que les spasmes et les mouvements convulsifs du larynx, comme eux aussi, ils font
partie intégrante de l'attaque d'hystérie. Mais, indépendamment de ces contractions violentes, il en est d'autres
plus faibles et plus permanentes, qui sont peut-être plus
spéciales aux personnes faibles et délicates ; nous voulons
parler d'une sensation de constriction à la gorge avec
gêne de la déglutition qu'il n'est pas rare d'observer chez
elles. Cette sensation peut être déterminée directement
par la présence d'un peu de mucus resté dans l'arrière-
gorge ou par le plus léger effort de déglutition ; elle peut
être déterminée d'une manière sympathique ou indirecte
par la vue ou seulement par l'idée d'un aliment ou d'un
objet qui répugne. A un degré plus fort cette sensation
détermine des nausées ; mais elle ne peut donner lieu
au vomissement qu'autant que la surexcitation porte aussi
sur les nerfs de l'estomac et de l'œsophage ; ce qui, du
reste, est le cas le plus ordinaire alors. Nous savons peu
de chose encore des névralgies du pharynx qui n'ont

guère été étudiées que dans la thèse de M. Verneuil, mais il nous paraît probable qu'elles ont du être assez souvent confondues avec les douleurs de même nature qui ont leur siége sur les nerfs qui se rendent aux organes voisins. Or ces douleurs sont communes chez les personnes faibles et délicates, d'un tempérament nerveux et qui presque toujours sont plus ou moins chloro-anémiques.

2° *Névroses de l'œsophage.* — La muqueuse de l'œsophage n'est douée que d'une sensibilité très obtuse ; aussi nous ne savons réellement rien des névralgies de l'œsophage. Pourtant cette muqueuse peut devenir douloureuse sous l'influence des irritants chimiques ou mécaniques. On sait que chez quelques personnes la déglutition d'une substance irritante provoque un sentiment de chaleur ou d'âcreté très pénible qui se fait non-seulement sentir dans l'arrière-bouche, mais encore tout le long du conduit œsophagien et jusque dans l'estomac. Ce même sentiment se retrouve dans quelques affections nerveuses, notamment dans le pyrosis, bien que le siége de cette maladie paraisse être plus spécialement dans l'estomac. Enfin le spasme de l'œsophage est quelquefois très douloureux, ce qui permet de dire qu'il peut s'accompagner de vraie névralgie. Malgré cela, la forme névralgique de la surexcitation nerveuse doit être bien rare dans l'œsophage et dans tous les cas elle est assez mal connue, mais il n'en est pas de même de la forme spasmodique.

Le spasme de l'œsophage est très commun chez les hystériques, chez toutes les personnes dont le système nerveux est devenu irritable par une cause quelconque.

La chlorose, par suite de la susceptibilité nerveuse qu'elle développe, se trouve ainsi naturellement indiquée comme l'une des causes de l'œsophagisme. Hoffmann, Franck, Boyer, etc., ont remarqué que cette maladie se montrait souvent chez les femmes qui éprouvaient des troubles dans leur menstruation. Nous n'avons jamais observé le spasme de l'œsophage isolé, mais nous l'avons rencontré souvent dans les attaques d'hystérie. Son diagnostic alors n'offre aucune difficulté et son traitement rien de particulier. Nous ne pensons pas que le spasme œsophagien qui dépend d'une affection chlorotique, soit assez persistant ou assez intense pour empêcher les malades de se nourrir et pour obliger de recourir à l'usage de la sonde.

Mentionnons aussi en passant une autre forme des névroses œsophagiennes qui se rapproche du spasme, le hoquet. Il nous semble que le pharynx, l'œsophage, le larynx et la bouche ont une part dans la production de ce phénomène, bien qu'il soit le résultat direct de la contraction spasmodique du diaphragme. Le hoquet est fréquent chez les personnes nerveuses, chez les chlorotiques par conséquent. Il survient le plus souvent sous l'influence de la digestion, mais il peut aussi se manifester sans cause appréciable autre que la susceptibilité nerveuse générale qui donne lieu aux mouvements réflexes convulsifs qui le constituent. Il n'est pas rare en effet de voir chez les personnes débiles survenir, sans que rien le puisse expliquer, un hoquet très fatigant et très tenace, qui disparaît d'une manière non moins insolite. Il est bien compris que nous n'entendons pas parler ici du hoquet que l'on voit quelquefois dans la période extrême

des maladies graves, et cependant dans celui-ci, comme
dans le hoquet idiopathique, la cause paraît être une
grande excitabilité nerveuse, produite par l'affaiblissement
du malade. Il y a donc une certaine relation entre le hoquet qui termine les maladies et celui dont la cause peut
être attribuée à une chloro-anémie.

3° *Névroses de l'estomac (gastralgies, dispepsies)*. —
Dans l'état physiologique la sensibilité de l'estomac est
assez obtuse, cependant le contact des aliments et des
boissons détermine sur les fibres sensibles qui tapissent
sa muqueuse des impressions qui font sur les centres
nerveux des sensations donnant lieu à des mouvements
réflexes dont l'estomac est le siége pendant le travail de la chymification. Ces contractions ont non-seulement pour effet de promener le bol alimentaire sur
toute la surface de la muqueuse gastrique, mais elles
déterminent aussi un suintement plus considérable du
suc gastrique et aident beaucoup à l'homogénéité du bol
alimentaire. Tout cela s'opère sans douleur, sans conscience; à peine, si le repas a été trop copieux, éprouve-
t-on un léger sentiment de plénitude et dans des cas
relativement fort rares une indigestion véritable. Lorsqu'il y a abstinence trop prolongée, la sensibilité spéciale
de la muqueuse stomacale se trouve également excitée
et donne lieu à deux sensations bien connues, la faim et
la soif. Cette dernière paraît aussi avoir son siége dans
le pharynx. Pour tous les physiologistes, les nerfs de la
huitième paire président à la sensibilité générale et spéciale de l'estomac, mais là s'arrête l'accord unanime.

Ainsi quelques expérimentateurs pensent que la digestion stomacale est tout entière sous la dépendance du pneumogastrique ; d'autres que, si l'influence de ces nerfs vient à manquer, la digestion se trouve seulement ralentie ; d'autres enfin qu'elle est alors à peine modifiée. La première opinion est représentée par Haller, de Blainville, etc. ; la seconde, qui est celle du plus grand nombre, par MM. Brachet, Milne Edwards, Tiedman et Gmelin, Müller, Longet, etc. La troisième a pour elle MM. Magendie, Legallois, Bernard, et quelques autres.

La digestion stomacale comprend plusieurs actes qu'il est bon de considérer isolément pour résoudre cette question. En première ligne se place la sécrétion du suc gastrique, viennent ensuite les contractions de l'estomac et l'absorption stomacale. M. Bernard admet que la sécrétion du suc gastrique est presque tout entière sous l'influence du pneumogastrique, que cependant cette sécrétion semble aussi pouvoir s'opérer sous l'influence d'une action réflexe non encore déterminée. M. Longet représente l'opinion diamétralement opposée ; pour lui la sécrétion du suc gastrique est surtout sous la dépendance des fibres organiques de la muqueuse gastrique et les fibres sensitives du pneumogastrique n'y ont qu'une part fort indirecte. Pour ce qui est des contractions de l'estomac, nous trouvons la même divergence ; Magendie et Müller nient que ces contractions dépendent du nerf pneumogastrique ; Valentin et M. Bernard les placent sous sa dépendance à peu près exclusive ; M. Longet émet une opinion qui nous paraît mériter une mention spéciale, parce qu'elle tend à concilier les deux autres.

Pour lui, les contractions de l'estomac, pendant la digestion, sont bien sous la dépendance du nerf vague, mais il
pense que ce sont les fibres motrices que ce nerf emprunte au grand sympathique et non celles qu'il reçoit du
spinal qui déterminent ces contractions. « Cette interpré-
tation, ajoute-t-il, fait d'ailleurs disparaître la singulière
anomalie physiologique, consistant en ce qu'un organe
dont les mouvements sont entièrement soustraits à l'empire
de la volonté, dépendrait d'un nerf volontaire ou cérébro-
spinal (1). » Enfin les opinions sont encore plus contro-
versées peut-être lorsqu'il s'agit de savoir quelle est la part
d'influence qui revient au pneumogastrique et au grand
sympathique dans le phénomène de l'absorption. Dupuis
et Brachet pensent qu'il est soumis à la huitième paire,
Müller est d'avis contraire, M. Longet reste dans le doute.

D'après ce rapide aperçu physiologique, nous sommes
porté à regarder les névroses convulsives de l'estomac
et les désordres qui s'observent dans la sensibilité spéciale de cet organe comme étant plus particulièrement
liés à la surexcitation de la huitième paire, tandis que les
troubles qui relèvent de la sensibilité générale du ventricule ou de la quantité et de la qualité de ses sécrétions
nous paraissent se rattacher surtout à la surexcitation du
grand sympathique. Mais nous ne pensons pas que cette
distinction puisse être nettement tranchée au moins dans
le plus grand nombre des cas, car il est rare que dans
une affection nerveuse de l'estomac tous les nerfs de cet
organe n'y participent pas. Les uns sont directement
affectés, les autres sympathiquement et les symptômes

(1) Longet, *Physiologie.*

particuliers à chaque ordre de nerfs se mêlent si bien, qu'il est presque toujours impossible dans la pratique de les isoler, de les différencier. Pourtant cette analyse doit toujours être tentée, car la précision du diagnostic conduit souvent à des indications thérapeutiques spéciales.

Les névroses de l'estomac ont reçu les noms génériques de gastralgies et de dyspepsies. La gastralgie proprement dite et la dyspepsie peuvent en effet les présenter toutes réunies, mais il n'en est pas ainsi d'ordinaire. Aussi l'on a fait dans les gastralgies d'assez nombreuses subdivisions dont chacune correspond à un groupe de symptômes assez constant qui, lorsqu'il se rencontre, domine toute la maladie, lui donne son caractère et lui impose son nom. C'est ainsi que la douleur de l'estomac a reçu ceux de cardialgie, de crampe d'estomac; la gastrodynie, la dyspepsie, l'anorexie, le pica, etc., sont autant de formes distinctes de la gastralgie. Toutes les gastralgies sont communes chez les chloro-anémiques, nous ne saurions dans ce travail donner de chacune d'elles une description spéciale, nous indiquerons seulement les plus importantes.

Notons d'abord *la névralgie* proprement dite de l'estomac, *crampe d'estomac*, *passion cardiaque*, *cardialgie*, principalement caractérisée par une douleur vive qui se fait sentir au creux de l'estomac vers son orifice supérieur. Cette névralgie nous paraît porter à la fois sur les fibres sensibles de la huitième paire et sur celles du grand sympathique.

La sensibilité spéciale de la muqueuse gastrique est très souvent modifiée chez les chlorotiques; son exagération donne lieu à l'affection connue sous les noms de *pyrosis, soda, fer chaud;* sa perversion à celle nommée *malacia, pica.* Ces diverses névroses semblent être sous la dépendance à peu près exclusive des filets du nerf vague qui, du consentement de presque tous les physiologistes, préside à la sensibilité spéciale de l'estomac.

La *dyspepsie*, prise dans son sens propre, est la difficulté de digérer, on a donc pu, sans trop forcer la signification du mot, lui faire désigner l'ensemble des névroses gastro-intestinales, car toutes ont pour résultat un trouble de la digestion. Dans la dyspepsie ou gastralgie générale il y a en même temps lésion de la sensibilité générale et spéciale de l'estomac, lésion de sa contractilité et lésion de sa vitalité propre, c'est-à-dire dans la quantité et dans la qualité de ses sécrétions comme dans le mode de son absorption ; tous les nerfs de l'estomac sont donc affectés à la fois, mais tous peuvent ne pas l'être au même degré ; de plus la névrose peut être primitive ou réflexe, soit pour les uns, soit pour les autres.

La douleur est extrêmement variable chez les gastralgiques, parfois presque nulle et ne consistant guère que dans une sorte d'anxiété indéfinissable à la région de l'estomac, elle est souvent au contraire d'une violence extrême ; c'est une piqûre vive, une dilacération de l'estomac, d'autres fois une brûlure, des élancements, ou bien encore une constriction des plus pénibles, etc. L'étendue de la douleur est aussi très variable, tantôt elle est assez bien limitée à la région de l'estomac ou même à une partie de cette région, tantôt elle s'irradie au loin. Sa persistance n'a rien de fixe ; le plus souvent la pression méthodique sur le creux de l'estomac la diminue, et assez souvent cette pression l'exaspère. Cette douleur vient par crises dont le retour et la durée sont indéterminés. Tantôt la cardialgie est franchement intermittente, d'autres fois elle est rémittente ; elle peut avoir une marche progressivement continue, ou s'exaspérer d'emblée, durer de longues heures, ou quelques minutes seulement, cesser peu à peu ou soudainement, etc. Enfin la douleur peut être le signe dominant de la dyspepsie, ou n'être qu'un signe de second ordre, une augmentation passagère des troubles gastriques qui la constituent.

Parmi ceux-ci nous devons signaler toutes les perversions de l'appétit qui peut être augmenté (*boulimie*), diminué (*anorexie*), ou dépravé (*pica, malacia*). Il se peut aussi que l'ingestion des aliments donne lieu à une sensation de brûlure (*pyrosis*), à des nausées, à des vomissements, qu'elle rappelle la crampe d'estomac ou qu'elle la calme. Il est des chloro-anémiques chez lesquels l'appétit est parfaitement conservé, d'autres chez lesquels il est entièrement perdu.

Parmi les chloro-anémiques qui manquent d'appétit, il en est qui éprouvent cependant le sentiment de la faim, mais la plus petite quantité d'aliments suffit pour les rassasier. Chez plusieurs la vue seule des aliments produit une sorte de dégoût qui fait taire la faim, puis celle-ci reparaît bientôt, en sorte que ces malades sont toujours fatigués. L'ingestion des aliments produit chez les dyspepsiques des phénomènes bien variés ; souvent après le repas il y a une distension gazeuse de l'estomac ; tantôt aucune substance ne peut être supportée, tantôt ce sont

les substances réputées indigestes qui sont le mieux tolé-
rées. Quelquefois il y a des vomissements, quelquefois il
n'y a que des nausées. Lorsque les aliments sont gardés,
les efforts des vomissements amènent parfois le rejet de
glaires, de mucosités ou de matières bilieuses. La distance des repas à laquelle les aliments sont rejetés est
aussi très variable. Ces vomissements peuvent être incoercibles, leur moindre inconvénient est alors de rendre
à peu près impossible l'alimention des malades et d'entretenir par conséquent l'une des causes principales de
leur affection. Les vomissements ne sont pas également
fréquents dans toutes les formes de la dyspepsie, ni même
de la dyspepsie chloro-anémique; ainsi personne qui
ne sache combien ils sont ordinaires dans celle qui
accompagne le commencement de la grossesse.

Le vomissement des chloro-anémiques peut être idiopathique ou symptomatique, c'est-à-dire qu'il peut tenir
à la surexcitation directe des nerfs de l'estomac ou à celle
des nerfs de quelques autres organes qui par sympathie
détermine la contraction de l'estomac. Mais dans l'un et
l'autre cas le mécanisme du vomissement est le même
et celui-ci dépend toujours de la surexcitation des filets
du pneumogastrique. Dans un cas, celle-ci est déterminée
d'une manière directe par le contact des aliments ; dans
l'autre elle a lieu d'une manière indirecte. Le plus souvent
alors d'autres branches du nerf vague sont aussi névro-
sées, et l'on observe les phénomènes spéciaux qui s'y
rapportent. C'est ainsi qu'il n'est pas rare que le vomissement se fasse avec une grande difficulté et détermine
le spasme de la glotte, puis consécutivement de la suffo-

cation. Souvent aussi il s'accompagne d'une douleur violente au sternum ou au creux de l'estomac, etc.

Ce que nous disons ici du vomissement s'applique d'ailleurs à toutes les formes de la gastralgie des chloro-anémiques. Chez ceux-ci les phénomènes sympathiques sont très communs, et il est assez rare qu'ils aient une gastralgie dépourvue de toute complication. On concevra facilement qu'il n'en puisse guère être autrement, si on se rappelle les origines diverses et très nombreuses des nerfs de l'estomac. Pour peu que l'un des nerfs qui lui fournissent soit lui-même névrosé, sa surexcitation transmise aux fibres gastriques donnera lieu à un trouble fonctionnel de cet organe, et réciproquement si la cause excitatrice part de l'estomac, les impressions portées aux centres nerveux donneront lieu à des phénomènes réflexes qui s'irradieront dans toute l'étendue du trajet des nerfs dont les filets terminaux auront été irrités, ou même sur le trajet de nerfs étrangers. Souvent même l'irradiation sera plus générale encore et des phénomènes sympathiques se produiront dans l'intelligence.

En même temps que se produisent les phénomènes de sensibilité et de contractilité dont nous venons d'examiner les principaux effets, il se produit aussi une perversion des actes vitaux dans toute l'étendue du tube digestif. La bouche est souvent sèche, d'autres fois il y a au contraire une sécrétion abondante de salive quelquefois visqueuse, mais le plus souvent mousseuse. Les digestions sont lentes, douloureuses; il y a des éructations nidoreuses ou acides, assez souvent aussi elles sont tout à fait inodores. L'estomac se gonfle après les repas, il y a là une sécrétion gazeuse morbide. Les liquides de l'estomac ont aussi changé de nature, tantôt ils sont très acides (dyspepsie acide de M. Chomel, forme qu'il regarde comme la plus grave) ou bien au contraire ils sont devenus très alcalins. Dans le premier cas les régurgitations et les vomissements sont très aigres, quelquefois même les matières rejetées font effervescence dans la cuvette, elles se recouvrent de bulles gazeuses. Dans le second cas, la bouche est pâteuse, fade, la langue large et souvent encroûtée d'un enduit blanc jaunâtre. Les vomissements sont plutôt alors bilieux et muqueux. Ce n'est pas tout encore : la fonction de l'assimilation est souvent très compromise. Les malades maigrissent, non-seulement parce qu'ils ne mangent pas ou ne mangent que peu, non-seulement parce que la digestion gastrique se fait mal, parce que le chyme formé est de mauvaise qualité et qu'il forme un chyle de mauvaise qualité, mais en dehors même de ces circonstances fâcheuses, nous avons connu des malades mangeant avec appétit, quelques-uns même mangeant beaucoup, souffrant peu de l'estomac, digérant assez bien en apparence et qui maigrissent toujours malgré cela. Chez eux la fonction assimilatrice seule paraissait en souffrance.

Nous n'insisterons pas sur ces considérations qui eussent été plus à leur place lorsque nous parlerons des névroses du grand sympathique, mais que nous n'avons pas voulu séparer du tableau général de la gastralgie dyspepsique, tant pour ne pas scinder notre description que parce que nous croyons pour des motifs déjà exposés, qu'une partie de ces actes vitaux est sous la dépendance directe du pneumogastrique. Quant aux symptômes que nous avons omis de mentionner, et ils sont nombreux, car nous n'écrivons pas un traité spécial des gastralgies, nous allons tout à l'heure retrouver les plus importants d'entre eux en parlant du diagnostic de ces maladies.

La gastrite chronique est l'affection qui peut être le plus aisément confondue avec une gastralgie. Nous n'accordons pas une bien grande valeur aux caractères spéciaux de la douleur que les auteurs disent plus sourde, plus continue dans la gastrite, augmentant alors par la pression, par l'ingestion des aliments, etc., tandis que le contraire aurait lieu dans la gastralgie. Notre observation n'est nullement en rapport avec ces assertions qui, si tant est qu'elles expriment ce qui a le plus ordinairement lieu, sont au moins passibles de nombreuses exceptions.

Dans la gastrite la soif est plus souvent augmentée que dans la gastralgie, les malades désirent plus souvent des boissons acidules et froides ; toutefois ce signe est pour nous de très peu de valeur. L'appétit est nul dans la gastrite, mais il n'est pas perverti comme dans la gastralgie ; l'aspect de la langue est souvent naturel dans cette dernière il est vrai, mais nous avons vu qu'il peut aussi dans bien des cas présenter à peu près les mêmes modifications que dans la gastrite et surtout que dans l'embarras gastrique. Les bâillements, les éructations acides ou gazeuses, le gonflement de l'épigastre, ses battements sont autant de signes fréquents dans la gastralgie et qui manquent d'ordinaire dans la gastrite. Les vomissements ne sont pas toujours de même nature dans les deux maladies, le plus souvent ils sont muqueux dans la première, et presque toujours alimentaires dans la seconde.

Enfin les phénomènes sympathiques développés sont assez différents La gastralgie est une affection apyrétique, la gastrite une affection fébrile ; dans l'une il y a très souvent des palpitations, des étouffements, de la dypsnée, quelque autre névralgie ; en un mot ce que M. Beau a appelé des phénomènes de voisinage, il y a aussi des désordres de l'intelligence. Dans l'autre rien de tout cela ou fort rarement, mais la face exprime la souffrance, elle est grippée, sa couleur est d'une pâleur terreuse qu'il est assez ordinairement facile de distinguer de la pâleur matte de la chlorose. On comprend rien qu'à voir le malade que dans un cas il est plus gravement atteint que dans l'autre.

Le diagnostic des deux maladies peut encore s'établir sur des considérations tirées de la différence des causes qui les produisent et des conditions générales qui les entretiennent. La gastrite affecte de préférence les tempéraments sanguins et disposés aux affections inflammatoires ; elle paraît plus commune chez les hommes ; bien qu'elle soit une maladie de tous les âges, sa plus grande fréquence est à l'âge moyen de la vie et dans sa seconde moitié. L'influence héréditaire est nulle sur son développement, presque toujours elle reconnaît pour cause immédiate, une alimentation trop abondante, trop excitante. La gastralgie au contraire affecte de préférence les tempéraments lymphatiques et nerveux, elle est plus commune chez les femmes, elle est surtout une maladie de la jeunesse. Ses causes les plus ordinaires sont une insuffisance d'alimentation, les émotions morales, les chagrins, etc. ; l'hérédité ne paraît pas être sans influence sur son développement. Ces causes, on le voit, sont toutes déprimantes et de nature tout opposée à celles qui peuvent donner lieu à une affection inflammatoire. De plus elles sont exactement celles qui donnent lieu aux affections chloro-anémiques et celles qui engendrent et entretiennent la susceptibilité nerveuse en général. Comment s'étonner d'après cela que les chloro-anémiques soient toujours plus ou moins gastralgiques?

Les personnes atteintes de gastrite maigrissent promptement parce que la nutrition chez eux est à peu près nulle; l'embonpoint se conserve plus longtemps chez les gastralgiques, parce que chez eux la faculté de se nourrir est moins abolie. Cependant l'émaciation survient chaque fois que la maladie revêt ses formes graves ou se prolonge; souvent même dans les cas où l'embonpoint paraît se conserver assez, le médecin qui y regarde, voit un peu de bouffissure indice d'un état hydrohémique du sang. La gastrite chronique détermine bientôt l'anémie, et lorsqu'il en est ainsi, la gastralgie peut assez facilement compliquer la gastrite. Réciproquement une gastralgie qui dure longtemps paraît pouvoir déterminer une sorte de phlogose de la muqueuse stomacale, fait qu'expliquent aisément les modifications survenues dans les liquides gastriques sous l'influence de la névrose. Quoi qu'il en soit, dès que ces deux maladies se trouvent coexister, leurs symptômes se confondent si bien qu'il devient à peu près impossible, si l'on n'y met la plus grande attention, de savoir quelle est la maladie primitive, quelle est la complication, en d'autres termes, quelle est l'affection subordonnée. Dans ces cas, relativement rares,

il est vrai, cette connaissance est pourtant bien important-
tante pour diriger convenablement le traitement qui est
presque toujours alors d'une extrême difficulté.

S'il est souvent aisé de confondre une gastralgie et une
gastrite chronique, nous ne croyons pas que la même
erreur puisse être commise pour la *gastrite aiguë*, alors
surtout qu'il y a préexistence d'une affection chloro-
anémique. Nous n'avons donc pas à nous occuper de ce
diagnostic différentiel. Il en est de même pour le diagnostic
des formes spéciales que peut affecter la gastralgie, formes
dont les caractères sont si tranchés, qu'on en a fait des
maladies distinctes. Avec quelle affection organique en
effet pourrait-on confondre le pyrosis et le pica, cette
dernière maladie surtout? Nous n'avons jamais eu connaissance d'aucun cas de boulimie chlorotique; si la
chose était ou pouvait être, il ne serait pas difficile de
reconnaître la névrose.

Quant à la dyspepsie proprement dite, elle peut être
surtout prise pour une gastrite ou pour un *embarras gastrique*. Nous renvoyons à nos précédentes considérations
pour la première de ces maladies, nous dirons seulement
quelques mots de la seconde. Dans l'*embarras gastrique*
il y a inappétence, dégoût pour les aliments, soif parfois
assez vive, langue pâteuse, blanche, amère, nausées et
même vomissements, douleur à l'épigastre ou tout au
moins sensation d'encombrement dans cette région. A ces
signes il se joint presque toujours une céphalalgie plus
ou moins vive et le plus souvent une céphalalgie sus-
orbitaire. Les malades éprouvent un malaise général, ils
ont froid, sont accablés ; cependant ils n'ont point ou n'ont

que peu de fièvre. Un grand nombre de ces signes, on le voit, se retrouvent dans la dyspepsie, mais la marche des deux affections n'est nullement la même et la confusion ne saurait être de longue durée. L'embarras gastrique est une maladie qui se termine le plus souvent en quelques jours qui, si elle est abandonnée à elle-même, se résout, soit par des sueurs, soit par des évacuations abondantes par haut ou par bas qui, quelquefois même se dissipe sans crise et qui, lorsqu'elle se prolonge, se transforme assez ordinairement en une fièvre continue dont l'embarras gastrique n'a été dans ce cas que la période d'incubation. Dans les affections dyspeptiques il n'y a rien de tout cela, observons toutefois qu'au cours d'une dyspepsie il peut fort bien survenir un embarras gastrique.

La cardialgie et le vomissement nerveux peuvent, de leur côté, être confondus avec plusieurs maladies, d'abord avec le cancer de l'estomac; cette affection est une de celles qui simulent le mieux toutes les formes de la gas-tralgie surtout au début, alors que les phénomènes dyspeptiques et douloureux prédominent, que les vomis-sements sont nerveux, qu'il n'y a point encore d'héma-témèse, et qu'aucune tumeur ne peut être sentie par le palper. Dans ce cas, le dépérissement assez rapide, la pâleur de la peau qui au début n'a pas cette teinte jaune paille caractéristique des affections cancéreuses, la perte des forces, etc., peuvent certainement laisser croire à une chlorose qui n'existe pas. Cependant, si l'on sait tenir compte de toutes les circonstances ambiantes, il sera rare que l'on ne parvienne pas bientôt à fixer son opinion. Ce sont ces circonstances qu'il faut considérer bien plus que les symptômes proprement dits, car au début les symptômes peuvent être presque identiques. Dans ces deux affections, il y a des douleurs assez souvent soulagées par la pression ou par l'ingestion des aliments, des crampes d'estomac, une véritable gastralgie ; il y a diminution ou perte de l'appétit, des troubles très variés de la digestion, la tolérance de l'estomac pour certains aliments, son intolérance pour d'autres, des vomissements nerveux. Les vomissements noirâtres peuvent eux-mêmes être de nature nerveuse et n'être point symptomatiques d'un cancer. On trouve encore dans les deux maladies, de la tympanite, des signes d'hypochondrie et en général des troubles très variés de l'innervation. Aucun de ces signes ne peut donc servir de base au diagnostic et il est jusqu'à un certain point, exact de dire que le cancer de l'estomac débute d'ordinaire par une véritable gastralgie. Mais si l'on a d'autre part constaté les signes de la chloro-anémie, si l'on tient compte de l'âge différent auquel s'observent le cancer et la chlorose, on trouvera là, deux éléments de diagnostic qui ont une certaine valeur et qui conduiront presque toujours à la vérité. Pourtant tous les doutes pourront n'être pas levés, si le sujet a atteint l'âge moyen de la vie, s'il a des habitudes d'ivrognerie, s'il a eu de profonds chagrins, si surtout l'on soupçonne chez lui une disposition héréditaire, etc. Quoi qu'il en soit, ces difficultés réunies ne peuvent se rencontrer que bien rarement dans la pratique, et si l'on tient compte de la fréquence de la gastralgie et de la rareté relative du cancer, on aura dans cette considération, jointe aux précédentes, des éléments suffisants pour le diagnostic.

Il est quelquefois plus difficile de savoir si, lorsque des troubles fonctionnels durent depuis longtemps, ceux-ci n'ont point consécutivement produit quelques lésions organiques. Chez une femme profondément anémique, ayant éprouvé de violents chagrins, usée par la misère, ayant présenté à peu près toutes les formes de la surexcitation nerveuse, mais dont l'estomac surtout était depuis longtemps le siége de troubles fonctionnels variés, nous avons plusieurs fois vu des vomissements de sang. Assurément il y avait lieu de se demander si ces hématémèses étaient ou non liées à une altération de la muqueuse gastrique, si, indépendamment des phénomènes gastralgiques bien évidents qui existaient chez elle, il n'y avait point, soit une gastrite, soit un cancér, soit un ramollissement de la muqueuse, soit un ulcère simple ou chronique de l'estomac, etc.; ou si, aucune de ces lésions n'existant, les vomissements de sang n'étaient que symptomatiques de l'altération profonde de ce liquide. En examinant avec soin tous les symptômes et en opérant par voie d'exclusion, nous sommes arrivés à cette dernière conclusion et l'issue de la maladie nous a donné raison. Nous rapporterons plus tard cette observation avec détail.

C'est à dessein que nous ne parlons pas dans cet article du rhumatisme de l'estomac, affection rare d'ailleurs, et que nous regardons comme une simple variété de la névralgie de ce viscère; son siége anatomique nous paraît donc être dans les fibrilles sensitives du pneumogastrique. Nous nous dispenserons aussi de présenter le diagnostic différentiel des névroses gastriques chloro-anémiques, et de celles qui relèvent de quelques affections organiques de l'estomac autre que la gastrite et le cancer, parce que ce diagnostic qui ne saurait offrir que bien rarement de sérieuses difficultés, peut au surplus se déduire des considérations dans lesquelles nous venons d'entrer. Observons seulement qu'il n'est presque pas de lésions organiques de l'estomac qui n'en troublent les fonctions nerveuses et qui n'amènent assez promptement un état anémique secondaire qu'il ne faut pas confondre avec la véritable chloro-anémie. Ajoutons encore que parmi ces lésions il en est une surtout qui paraît donner lieu à des symptômes réactionnels plus intenses. Nous en parlons ici d'après les auteurs, car nous ne croyons pas l'avoir jamais observée. C'est le ramollissement de l'estomac dont les diverses formes ont été si bien étudiées par MM. Andral, Louis, Cruveilhier, Carswel, etc. Mais ces ramollissements qui ressemblent, à s'y méprendre, à la gastrite aiguë ou chronique, ne sont en fin de compte qu'une variété de cette maladie, et donnent lieu aux mêmes désordres fonctionnels qu'elles. Seulement, comme il est assez ordinaire qu'ils coïncident avec d'autres affections chroniques graves et surtout avec la phthisie pulmonaire, on trouverait au besoin dans cette circonstance un nouvel élément de diagnostic.

Nous devrions peut-être maintenant suivre les réactions que les névroses de l'estomac exercent sur les organes voisins ou éloignés, mais alors il nous faudrait faire une étude complète des sympathies nerveuses, car l'estomac entretient des relations de ce genre avec presque tous les organes de l'économie, surtout avec les autres organes digestifs, le cœur, le cerveau et l'utérus chez la femme.

Les névroses de l'estomac se compliquent donc souvent de névroses de ces divers organes. Celles-ci, à leur tour, peuvent revêtir des formes qui les feront confondre avec une affection de toute autre nature ; or, il est évident que nous ne saurions, sans sortir de notre cadre, entrer dans de semblables détails.

Nous ne dirons rien ici du traitement des névroses gastriques, dans la crainte que l'esquisse que nous en pourrions tracer ne fît double emploi avec les développements dans lesquels nous devrons entrer au chapitre spécial du traitement.

4° *Névroses du foie* (*hépatalgie*). — Le pneumogastrique envoie aussi des filets au foie et ce nerf paraît exercer une grande influence sur les fonctions de cet organe, puisque M. Longet a remarqué que la section du nerf vague rendait la bile moins dense, plus fluide, plus décolorée ; que le tissu même du foie devenait plus friable, qu'il était plus injecté, etc. ; puisque M. Claude Bernard a vu, après cette même section au cou, que le foie ne produisait plus de sucre. Nous ne chercherons pas à interpréter ces résultats qui tiennent peut-être plus au trouble apporté dans la circulation qu'à une influence directe du pneumogastrique ; mais, quelle que soit leur véritable cause, ils n'en démontrent pas moins que ce nerf contribue à l'intégrité des fonctions du foie. Il paraît donc chargé de présider ici à une action vitale. Jusqu'ici nous ne voyons pas quelle relation il peut y avoir entre ces faits et les accidents de surexcitation auxquels donne lieu la chloro-anémie ; mais nous ne devons pas oublier dans ce travail, que la pathologie de la surexcitation nerveuse n'est pas encore faite et c'est pour cela que nous signalons ces expériences qui peut-être conduiront un jour à des inductions pratiques. L'influence du pneumogastrique nous semble moins difficile à admettre dans l'hépatalgie ou douleur nerveuse du foie. Cette véritable névralgie plus fréquente chez les femmes que chez les hommes est regardée comme liée le plus souvent à un état névrosthénique ; on la rencontre chez les hystériques, chez les personnes sujettes à d'autres névralgies. Il y a donc quelque lieu de croire que la chloro-anémie peut être aussi une de ses causes prédisposantes. Cependant nous manquons de faits cliniques à l'appui de cette hypothèse.

Nous venons d'examiner comment peuvent être modifiées par la chloro-anémie les nombreuses fonctions auxquelles préside le pneumogastrique ou que ce nerf influence. Nous avons ainsi reconnu que sa surexcitation pouvait amener des troubles dans la sensibilité générale des organes auxquels il se distribue, dans leur sensibilité spéciale, dans leur motricité et même dans leurs actes vitaux. Nous en avons conclu que le nerf vague résumait toutes les propriétés nerveuses, qu'il possédait la sensibilité directe et la sensibilité récurrente, la motricité directe et la motricité réflexe, qu'il pouvait selon les circonstances obéir ou ne pas obéir aux impulsions de la volonté. Nous avons également vu que si la chloro-anémie pouvait devenir pour lui comme pour les autres nerfs une cause de surexcitation, cette maladie n'imprimait pas un cachet spécial aux formes de cette surexcitation, et qu'à l'instar de tous les agents qui sollicitent le système nerveux, elle n'était là, comme ailleurs, qu'une cause produisant selon les circonstances l'exaltation ou l'abaissement des fonctions physiologiques.

De là une difficulté très grande pour reconnaître les effets dus à une surexcitation chloro-anémique et les effets dus à une autre cause de surexcitation, car ces effets sont les mêmes et tout à fait indépendants de la cause qui les produit. Encore si l'état chloro-anémique éloignait les autres causes de surexcitation, cet état étant bien constaté, il n'y aurait plus de difficultés ; mais il n'en est pas ainsi, et la chloro-anémie peut même exister sans donner lieu à aucun phénomène de surexcitation nerveuse, de sorte qu'en présence de ceux-ci, il y a toujours lieu de se demander si cette maladie a ou n'a pas quelque part à leur production. Cette question est restée assez souvent insoluble ou presque insoluble dans l'étude de détail à laquelle nous venons de nous livrer, constatons aussi qu'il est assez rare que la chloro-anémie donne lieu à des effets exclusivement locaux de surexcitation. Maladie générale, elle exerce son influence sur tous les organes et sur le système nerveux tout entier, ou du moins sur une portion assez étendue de ce système. Tantôt, si un nerf est entrepris, toutes ou presque toutes ses divisions le seront à la fois et non pas seulement une d'entre elles comme cela a lieu de préférence dans les simples névralgies ; tantôt, si c'est un organe qui est le siége de la surexcitation, celle-ci s'étendra non-seulement à tous les nerfs qui fournissent à cet organe, mais encore, le plus souvent, à tous ceux qui se distribuent aux organes qui sont sympathiquement en relation avec le premier. On peut certainement déduire de ces considérations un moyen excellent, sinon infaillible, de reconnaître ce qui dans la surexcitation nerveuse paraît être le fait de la chloro-anémie. Nous ne les étudierons pas en ce moment, parce qu'elles ont une portée plus générale que l'application qui peut en être faite au pneumogastrique, mais le peu que nous venons de dire était utile ici.

D'après cela, il nous resterait à présenter le tableau de la surexcitation générale du pneumogastrique qui, bien plus que la surexcitation partielle de ses divisions, est sous l'influence de la chloro-anémie. Ce sera l'objet de quelques mots seulement.

Ce tableau résulte des descriptions partielles qui ont été données, en les réunissant, on y trouvera les éléments qui serviront à esquisser une névrose générale de la huitième paire, ou plutôt les diverses formes de ces névroses, abstraction fait des organes où ce nerf se distribue. Nous croyons que ce sont ces névroses générales et mal localisées qu'on rencontre surtout dans les affections chloro-anémiques. En même temps que le malade se plaint d'une crampe d'estomac, qu'il a un vomissement, il est pris d'un spasme, de palpitations, etc. ; tout cela cède et fait place à une orthopnée plus ou moins grande, à une extinction de voix, à un accès d'angine de poitrine, etc. Ces accidents cèdent à leur tour, les premiers reparaissent et cela sans ordre aucun. D'autres fois un repos inespéré, un calme presque complet, feront place aux accidents les plus graves en apparence et ceux-ci reviendront aussi sous l'influence la plus minime, ou même sans cause occasionnelle appréciable. L'irrégularité, l'intermittence sont les deux caractères les plus constants des maux de nerfs qui tourmentent les chloro-anémiques. Si l'on veut se faire une idée assez exacte de la névrose générale du pneumogastrique, il faut lire la description d'une attaque complète d'hystérie, on en trouvera là presque tous les symptômes. Dans la chloro-anémie simple et sans complication d'hystérie, on ne verra pas, il est vrai, tous ces caractères à la fois, mais ils peuvent souvent se succéder et se remplacer. Ainsi que nous l'avons déjà fait observer, il en est quelques-uns qu'on rencontre plus souvent, ce sont les palpitations, les gastralgies, la dyspnée nerveuse, etc.

<h3 align="center">§ IX. — Nerf spinal.</h3>

(3e portion de la 8e paire ; nerf accessoire de Willis.)

Les anatomistes ne sont peut-être pas encore parfaitement d'accord sur la véritable origine du spinal et sur la distribution de ce nerf. Willis qui le regardait comme entièrement indépendant du pneumogastrique le faisait sortir tout entier de la moelle cervicale. Scarpa, dont la description est plus généralement suivie, lui reconnait une origine bulbaire et une origine rachidienne ou médullaire. D'après M. Sappey les filets d'origine de ce nerf proviennent bien manifestement du cordon antéro-latéral de la moelle et de son prolongement bulbaire. Scarpa et Bischoff n'ont pas tenu compte des deux origines du spinal et l'ont décrit comme un nerf dont toutes les fibres sans distinction d'origine se séparent en deux cordons, l'un interne qui s'unit au nerf vague, l'autre externe qui se jette dans le plexus cervical. Au contraire Bendz et M. C. Bernard pensent que la branche anastomotique est exclusivement formée des racines bulbaires et de la branche externe des racines cervicales. M. Longet qui avait d'abord adopté l'opinion de Scarpa, paraît aujourd'hui se rattacher à celle de Bendz. Mais M. Bernard et lui diffèrent sur plusieurs points : tandis que le premier ne manque pas d'excellentes raisons pour conclure que le pneumogastrique et le spinal sont deux nerfs distincts, qui ne sont pas entre eux dans les mêmes rapports que les deux racines d'une paire rachidienne, le second en donne de très majeures pour prouver que le spinal dans sa portion bulbaire au moins, n'est que la racine motrice du pneumogastrique.

Si les anatomistes ne s'entendent guère sur les origines du nerf spinal, la confusion est au moins égale chez les physiologistes qui ont cherché à déterminer les fonctions de ce nerf. Cependant tous semblent d'accord sur un point important, c'est qu'il est exclusivement moteur à sa naissance. Mais la dissidence recommence presque aussitôt. Tandis que M. Bernard admet qu'il possède la sensibilité récurrente qui lui vient des racines postérieures des trois premières paires cervicales, M. Longet professe qu'il devient sensible seulement lorsqu'il s'est adjoint des filets de sentiment. M. Bernard, qui sépare entièrement le spinal du pneumogastrique, trouve aussi à ces deux nerfs des fonctions distinctes. Pour lui, la branche anastomotique se distribue aux muscles du larynx ; elle est sans influence sur la respiration, sur les battements du cœur et sur la digestion ; c'est une branche toute

vocale et qui n'a d'action sur les phénomènes de la respiration qu'autant que ceux-ci se trouvent directement liés
à la phonation. M. Longet, au contraire, ne sépare point
les fonctions de la branche anastomotique des fonctions
générales du nerf vague, puisqu'il en fait la racine motrice de ce nerf. Nous avons adopté cette doctrine sans
pouvoir donner de notre préférence d'autre raison qu'une
plus grande facilité pour nous dans l'exposition des faits
qui se rattachent à la surexcitation de ces deux nerfs. A
ceux qui préféreraient la doctrine de M. Bernard, il sera
toujours facile de faire la part du spinal dans ce que nous
avons dit de la surexcitation nerveuse des organes vocaux,
et c'est pour leur rendre ce travail facile que nous avons
cru devoir entrer dans quelques considérations anatomo-
physiologiques sur le spinal.

Quant à la branche externe de ce nerf, nous n'aurons
que peu de mots à en dire. Elle s'anastomose avec le
plexus cervical et se perd surtout dans les muscles sterno-
mastoïdien et trapèze. Ch. Bell la croyait affectée « à l'accomplissement de certains actes annexés à la respiration
comme le cri, l'effort, la toux, l'éternument, etc., qui
exigent des efforts spéciaux de la part des muscles qui,
comme le sterno-mastoïdien et le trapèze, sont élévateurs
de la poitrine. Ces muscles sont forcément influencés
dans l'inspiration profonde, que l'action soit volontaire,
comme dans la parole, le chant, etc., ou involontaire
comme dans la toux, les derniers efforts de la vie, etc. »
Cette théorie de Ch. Bell pour la branche externe du spinal
est, comme on le voit, à peu près celle que M. Bernard a
adoptée pour le nerf tout entier. Nous lui préférons celle

de M. Longet : « Je ne crois pas, dit-il, que les nerfs spinaux transmettent une influence motrice spéciale autre que celle des nerfs rachidiens ordinaires qui agissent dans la respiration, je les crois destinés à seconder ces derniers et même à les suppléer dans une certaine limite... considérant la force nerveuse motrice comme partout identique, je crois qu'elle peut se répartir dans les muscles indistinctement, à l'aide de toutes les ramifications des nerfs moteurs qui s'y rendent (1). » Avec cette doctrine il n'y a pas lieu de chercher quels sont dans le nerf spinal les effets de la surexcitation. Bornons-nous à dire qu'ils consistent dans des phénomènes de motricité et qu'ils se confondent inévitablement avec les effets de la surexcitation des nerfs rachidiens, comme nous avons vu les effets de la surexcitation de la branche anastomotique du spinal se confondre avec ceux du pneumogastrique. Les affections chloro-anémiques ont sans doute une influence sur la surexcitabilité de ces nerfs, mais c'est une influence générale et il nous paraît impossible d'en préciser les manifestations, ainsi que nous avons pu le faire pour d'autres nerfs.

§ X. — Nerf grand-hypoglosse.

(9ᵉ paire.)

Ce nerf ne nous occupera pas longtemps. Tous les physiologistes aujourd'hui s'accordent à le considérer comme exclusivement moteur, sa surexcitation ne peut donc donner lieu qu'à des phénomènes de motricité; sa sensibilité

(1) *Physiologie*, p. 371-372.

provenant des filets sensitifs qu'il s'adjoint ne lui appartient pas en propre et il ne saurait y avoir une névralgie de l'hypoglosse. Ce nerf s'anastomose avec les deux premiers nerfs cervicaux, avec le pneumogastrique, avec le grand sympathique, le trijumeau, le spinal, le lingual, et, d'après Valentin, avec le nerf diaphragmatique. Dans cet échange de fibres, l'hypoglosse reçoit la sensibilité de sources nombreuses et distribue son pouvoir moteur dans de nombreux organes dans lesquels nous ne saurions le suivre, parce qu'ils reçoivent aussi la motricité d'autres nerfs. En quelques mots, l'hypoglosse fournit des rameaux vasculaires qui font partie des plexus, qui entourent la carotide interne, la veine jugulaire et l'artère linguale ; des filets qui se rendent aux glandes sous-maxillaire et sublinguale. Par sa branche descendante qui est la plus importante, il fournit aux muscles sterno-hyoïdien, sterno-thyroïdien, scapulo-hyoïdien et par ses autres branches à peu près à tous les muscles de la langue et au thyro-hyoïdien. C'est dans ces muscles seulement qu'on pourrait jusqu'à un certain point suivre les effets de la surexcitation de ce nerf. Tous ces muscles peuvent être assurément convulsés dans une attaque de nerfs, surtout dans une attaque d'hystérie. Mais, dans ces muscles profonds la convulsion se trouve masquée par des phénomènes bien plus sensibles. Notons cependant que quelquefois la langue peut se trouver portée sous les arcades dentaires pendant une convulsion et violemment déchirée ; ce fait est assez fréquent dans l'épilepsie. Quant au rôle que la chloro-anémie peut jouer dans les convulsions des muscles auxquels le nerf hypoglosse se distribue, nous l'ignorons complétement. Il nous est seulement permis de supposer que ce nerf n'échappe pas plus qu'un autre à l'excès de susceptibilité que l'état chloro-anémique détermine dans tout le système nerveux.

§ XI. — Nerf sous-occipital.

(10ᵉ paire.)

Ce nerf, bien qu'il soit décrit par Willis comme un nerf crânien, n'est évidemment que le premier nerf rachidien, et ce que nous avons dit de ces derniers lui est applicable.

ARTICLE III.

NERF GRAND-SYMPATHIQUE.

Nous avons déjà parlé du grand sympathique considéré comme centre d'innervation, nous avons alors fait connaître les plus importantes propriétés et les fonctions de ce mystérieux appareil. Nous n'aurons ici que peu de chose à ajouter. Le grand sympathique est constitué par deux séries de ganglions nerveux formant une double chaîne qui, placée de chaque côté de la colonne vertébrale, s'étend de la base du crâne au coccyx. Le nombre de ces ganglions n'est pas toujours rigoureusement le même ; le plus ordinairement on en compte trois à la région cervicale, douze à la région thoracique et huit à dix pour la région sous-lombaire. Ces ganglions envoient trois ordres de filets : filets de communication entre eux, filets de communication avec les nerfs rachidiens, filets de communication avec les plexus viscéraux et par conséquent entre les nerfs de chaque côté; de plus les deux nerfs communiquent encore à la tête et au bassin par des anastomoses directes. Nous avons déjà fait connaître les deux opinions dissidentes sur la nature du grand sympathique; les uns avec Bichat le considèrent comme un système indépendant du système cérébro-rachidien; les autres avec M. Longet le regardent comme tirant toutes ses origines des nerfs rachidiens. Nous n'y reviendrons pas, d'autant que ces deux opinions nous sont indifférentes, pour peu que l'on reconnaisse que le mode d'innervation n'est pas le même dans le grand sympathique et dans les nerfs rachidiens, ce que nous croyons avoir également démontré. Ainsi, quelle que soit l'opinion qu'on adopte sur l'origine du grand sympathique, toujours est-il que ce nerf est à la fois sensible et moteur et qu'il reçoit ces deux propriétés des centres nerveux. Mais les impressions sensitives que les fibres de ce nerf éprouvent sont en général trop obscures pour parvenir à la conscience, elles ne le font qu'autant que l'irritation ou mieux l'excitation est assez vive, mais alors elles déterminent quelquefois de violentes douleurs qui ne le cèdent en rien à celles de la névralgie des nerfs céphalo-rachidiens.

Quant aux mouvements auxquels préside le grand sympathique, on sait qu'ils sont toujours involontaires et que, bien qu'indépendants du cerveau jusqu'à un certain point, ils ne laissent pas que d'être vivement influencés par les impressions que ressent cet organe, notamment par les passions.

Nous avons aussi déjà fait connaître le pouvoir réflexe du grand sympathique, complétons ce sujet en ajoutant,

que les impressions sensitives qu'il reçoit, peuvent, lorsqu'elles sont transmises à la moelle épinière déterminer
des mouvements réflexes, soit sur le trajet des nerfs sympathiques, soit sur le trajet des nerfs rachidiens ; que
réciproquement une impression venue à la moelle par les
nerf de relation peut donner lieu à des mouvements
réflexes, sur le trajet des filets sympathiques. Seulement,
tandis que les impressions sensitives qui dans les nerfs
rachidiens déterminent des mouvements réflexes, donnent assez souvent lieu à des phénomènes de conscience,
il est rare que ces phénomènes se produisent lorsque le
mouvement réflexe a pour cause une sensation partie des
nerfs sympathiques.

Bien que tous les mouvements du nerf sympathique
soient involontaires, il arrive cependant que plusieurs de
ces mouvements peuvent avoir lieu par association lorsqu'une partie vient à se mouvoir sous l'influence de la
volonté, tout comme le mouvement involontaire d'un
organe animé par le grand sympathique peut rendre obli-
gatoire par association le mouvement dans un organe
exclusivement animé par des nerfs volontaires.

Enfin les excitations des fibres sensitives du grand
sympathique déterminent des sensations qui peuvent
rester limitées aux fibres excitées ou s'irradier sur d'autres fibres sensibles de ce nerf, ou bien encore donner
lieu à des sensations associées qui ont leur siége sur des
fibres sensitives rachidiennes. Réciproquement les excitations des nerfs cérébro-rachidiens sensibles, peuvent
aussi produire des sensations associées dans les nerfs
sympathiques. Dans ce cas, la conscience est toujours

informée, tandis qu'elle peut ne pas l'être dans le précédent, parce que la sensibilité du grand sympathique est d'ordinaire très obtuse.

Jusqu'ici nous n'avons constaté dans les nerfs sympathiques que deux propriétés : la sensibilité et la motricité. Non-seulement ces propriétés sont, à quelques nuances près, dans leur intensité, les mêmes que dans les nerfs cérébro-spinaux, mais nous venons également de voir qu'elles se propagent aussi à peu près selon les mêmes lois, et qu'elles exercent les mêmes réactions, soit qu'on les considère dans l'un ou l'autre des deux systèmes nerveux, soit qu'on examine les réactions réciproques que l'un des systèmes exerce sur l'autre. Ce ne sont donc point ces deux propriétés qui font du nerf grand sympathique un système à part et tout à fait distinct du système céphalo-rachidien; ce sont ses propriétés vitales, organiques. Par elles, il est seul chargé de présider aux actes si divers de la nutrition. Dans l'état physiologique la motricité et la sensibilité générale du grand sympathique paraissent être entièrement subordonnées à sa sensibilité spéciale ou nutritive, aussi leurs manifestations sont-elles inconscientes. Dans l'état morbide au contraire, alors que le trouble des actes nutritifs peut mettre la vie en danger, il devient souvent utile que la conscience soit avertie, alors les impressions deviennent douloureuses et donnent lieu à des phénomènes convulsifs appréciables, en même temps que des réactions et des sympathies nombreuses s'éveillent dans le système cérébro-spinal. Ces dernières sont même parfois les seuls symptômes par lesquels se manifestent les troubles vitaux; on chercherait en vain quelques indices dans l'organe interne affecté ou dans la fonction lésée, tout y est intact, et c'est sur des signes complétement extérieurs que le médecin est quelquefois obligé d'asseoir son diagnostic. Pour donner un exemple connu de tout le monde, rappelons que les démangeaisons au nez sont assez souvent un indice unique et presque certain de la présence de vers dans l'intestin. On dirait que dans ce cas les nerfs ganglionnaires se bornent à avertir par un phénomène sympathique du danger que court l'économie tout entière, et que, ce signal une fois donné, ils s'en remettent aux nerfs de relation pour solliciter les mesures qui doivent rétablir l'ordre, continuant de leur côté à appliquer toute leur puissance à l'entretien des actes vitaux, sans excepter ceux qui sont compromis (1).

En exposant les phénomènes de surexcitation propres aux nerfs sympathiques, nous aurons donc à tenir compte de trois choses : des troubles de la sensibilité, des troubles de la motilité, des troubles qui surviennent dans les actes vitaux. Les deux premiers s'expriment par la douleur et la convulsion, absolument comme s'il s'agissait de nerfs rachidiens ; les derniers s'expriment par des modifications survenues dans les fonctions spéciales de chaque organe ; ils ont donc des formes extrêmement variées et n'ont point d'analogues dans le système cérébro-spinal.

Les anatomistes qui nomment aussi le grand sym-

(1) Dans ce résumé physiologique nous avons surtout reproduit les idées de Muller, qui nous paraît avoir mieux que personne analysé les fonctions du grand sympathique.

pathique nerf trisplanchnique, l'ont divisé en trois portions : l'une cervicale, l'autre thoracique, la troisième abdominale. Cette division, assez commode pour la description, est loin d'offrir les mêmes avantages pour la pathologie ; cependant nous la suivrons d'aussi près que possible. Tous nos organes, quelles que soient les fonctions spéciales qui leur soient dévolues, ont une fonction commune, celle de se nourrir ou plus généralement celle de vivre ; tous reçoivent donc des nerfs ganglionnaires qui seuls sont chargés de présider à cette fonction générale, et nous n'aurions qu'une idée incomplète des névroses ganglionnaires si nous nous bornions à les examiner dans les organes splanchniques. Tous les nerfs sympathiques émergent d'un ganglion pour se distribuer aux organes, mais ce ganglion n'est qu'un centre partiel, et tous les ganglions sont à leur tour reliés entre eux par de nombreux filets. Toutefois ils ne convergent pas vers un point, et il n'y a pas de véritable centre sympathique. Nous ne pouvons par conséquent suivre ici la même marche que pour les nerfs cérébro-rachidiens, partir de l'origine de l'un des nerfs sympathiques, et suivre les effets de la surexcitation nerveuse dans toutes les ramifications de ce nerf. Souvent ces nerfs se rendent à plusieurs ganglions avant que de se distribuer aux organes, et il est impossible de savoir de quelle origine proviennent les filets émergents. Nous étudierons pour ces raisons les effets de la surexcitation ganglionnaire dans chaque appareil d'organes, ou même dans chaque organe en particulier, si son importance l'exige. Seulement nous devons tout de suite faire observer que les effets de cette surexcitation sont encore plus difficiles à isoler que ceux des nerfs de la vie de relation, car ils se compliquent et se confondent souvent avec ceux que produit la surexcitation de ces derniers, ainsi que nous l'avons déjà plusieurs fois remarqué, et plus particulièrement lorsque nous avons cherché à préciser les phénomènes qui appartiennent aux névroses du pneumogastrique.

Nous n'avons nul besoin d'établir ici la grande fréquence des névroses des nerfs ganglionnaires au cours des affections chloro-anémiques, elle est admise par tout le monde et ressortira d'ailleurs des détails dans lesquels nous allons entrer.

§ 1. — **Névroses des nerfs que le grand sympathique fournit à la tête.**

Bien qu'on fasse d'ordinaire commencer la description du grand sympathique au ganglion cervical supérieur, on doit cependant considérer comme appartenant à ce nerf, les ganglions céphaliques nombreux qui se trouvent sur le trajet des nerfs crâniens et avec lesquels ils échangent des filets, tels sont les ganglions ophthalmique, sphéno-palatin, sous-maxillaire, sublingual, otique. Les filets qui partent de ces ganglions, forment autour des artères surtout, des lacis déliés qui accompagnent toutes leur ramifications, et ces vaisseaux deviennent ainsi des supports nerveux. Par eux, tout le système sympathique céphalique se trouve relié avec les filets supérieurs partis du premier ganglion cervical qui, comme on le sait, entourent l'artère carotide interne de leur trame, et forment dans le sinus caverneux le plexus du même nom, plexus duquel rayonnent de nombreux filets qui s'anastomosent avec tous les nerfs crâniens, pénètrent dans le crâne, y forment plusieurs plexus et, d'après quelques anatomistes, se rendent à la glande pituitaire, considérée par eux comme un ganglion sympathique central. Il résulte de ces diverses dispositions fort bien étudiées par Bourgery (1), que l'appareil nerveux ganglionnaire céphalique ne fait qu'un avec l'appareil nerveux de relation, tant leurs connexions sont nombreuses.

D'après cela nous croyons bien inutile de chercher à isoler les effets névrosiques des deux systèmes nerveux dans les organes céphaliques, il est bien certain que nous n'y parviendrions point. Nous renvoyons donc à ce que nous avons dit des nerfs crâniens, et n'appelons l'attention que sur un seul phénomène qui nous paraît dépendre exclusivement des nerfs sympathiques. Nous voulons parler des battements artériels qui accompagnent si fréquemment les névralgies de la face, et qu'il n'est pas rare non plus de percevoir chez les personnes nerveuses et délicates, alors même qu'elles n'ont pas de nevralgies. Pour le moment nous nous bornons à signaler le fait, nous l'interpréterons plus tard. L'influence que les affections chloro-anémiques peuvent exercer sur l'excitation des nerfs ganglionnaires céphaliques, nous semble donc devoir être la même que celle que ces affections exercent sur l'excitation des nerfs cérébraux, puisqu'on ne saurait pas plus séparer les névroses de ces deux ordres de nerfs

____

(1) Mémoire lu à l'Académie des sciences, le 7 avril 1845.

qu'on ne peut dans un cordon nerveux distinguer les fibres spéciales qui appartiennent à chacun d'eux.

§ II. — De l'influence de la chloro-anémie sur la surexcitation et les névroses des nerfs sympathiques dans les organes auxquels fournit également le pneumogastrique.

Nous avons déjà fait remarquer combien étaient nombreuses les anastomoses du grand sympathique avec le pneumogastrique, nous avons montré que les filets de ces deux nerfs, tantôt réunis, tantôt séparés, se distribuaient dans les mêmes organes, se confondaient dans les mêmes plexus, et que de ceux-ci partaient de nouveaux nerfs qui se rendaient aussi aux organes. La plupart de ceux-ci reçoivent donc leur influence nerveuse par un triple courant, provenant des filets directs du pneumogastrique, des filets directs sympathiques, des filets émanés des plexus que forment ces deux nerfs.

Des sources aussi nombreuses d'innervation nous ont paru, comme à M. Longet, répondre à l'importance des organes qui les reçoivent ; il ne fallait pas que des fonctions de première nécessité pussent être totalement compromises par le défaut ou l'excès de la stimulation nerveuse, ce qui n'eût pu manquer d'arriver souvent si un seul nerf eût présidé à ces fonctions. En cherchant à déterminer de quelle nature étaient les troubles que devait y apporter la surexcitation du pneumogastrique, nous avons vu qu'il était toujours difficile et souvent impossible de reconnaître les effets spéciaux de la surexcitation de ce nerf, car si son influence est manifeste sur toutes les fonctions des organes de la respiration et de la circulation, il n'est aucune de celles-ci qui en dépende exclusivement. Toutes continuent de s'accomplir, avec quelques variations dans leur rhythme, il est vrai, lorsqu'on supprime cette influence d'une manière plus ou moins complète. D'un autre côté, comme il est impossible de faire les mêmes expériences sur le grand sympathique; on ne peut savoir exactement quelle part lui revient dans l'accomplissement de ces diverses fonctions. Nous devons de plus observer qu'en vertu de la propriété qu'ont les nerfs sympathiques et rachidiens d'être mis en activité par le pouvoir réflexe et de transmettre des impressions qui sollicitent ce pouvoir réflexe, la surexcitation des uns se transmet aussi aux autres, ce qui complique d'autant la difficulté de séparer les phénomènes qui se rapportent à chacun d'eux. Malgré cela, nous avons pu en assigner plus spécialement quelques-uns à la surexcitation du pneumogastrique; nous allons, sans revenir sur ce qui a déjà été dit, essayer de compléter ce qui nous reste à faire connaître de l'influence de la chloro-anémie sur les troubles nerveux des fonctions du larynx, des bronches et des poumons, du cœur et des organes digestifs.

I. LARYNX. — Douleurs, spasmes, altérations diverses de la voix, telles sont les trois formes que peuvent prendre les névroses du larynx.

1° *Névralgie.* — La *névralgie* véritable paraît être très rare. Les auteurs du *Compendium* n'en ont pu recueillir que trois cas, encore le diagnostic n'est-il peut-être pas très rigoureux. Cependant, si l'on remarque que ces trois cas ont été observés sur trois jeunes femmes, que l'un d'eux a paru s'améliorer d'abord par l'usage du carbonate de fer ; si, d'autre part, on tient compte des sympathies nombreuses qui unissent l'utérus et le larynx, et de la fréquence des affections utérines dans la chlorose, on sera peut-être conduit à présumer fortement que chez ces trois femmes la névralgie laryngienne n'a pas été étrangère à une affection chloro-anémique. Du reste, sans nier que les filets sympathiques puissent être douloureux dans cette névralgie, nous sommes cependant porté à la considérer comme étant plus étroitement liée à la surexcitation du pneumogastrique.

2° *Spasmes.* — Nous en dirons autant des *spasmes* du larynx qui sont bien plus communs que la névralgie. Ces spasmes surviennent dans des circonstances assez diverses, ils peuvent être symptomatiques d'un assez grand nombre de maladies. MM. Moneret et Fleury décrivent le spasme par hypertrophie du thymus, par inflammation du cerveau et de ses membranes, par inflammation de la moelle, par hypertrophie des ganglions, par ramollissement de l'occipital (1). Le diagnostic différentiel de ces diverses affections peut n'être pas toujours facile. Nous ne parlons pas du spasme thymique ni de celui qui est dû à l'hypertrophie des ganglions ou au ramollissement de l'occipital ; outre que le premier ne peut s'observer que chez les très jeunes enfants, que les deux autres sont aussi surtout une maladie de la première enfance, le volume des ganglions du cou peut

(1) *Compendium,* t. V, p. 554.

être facilement apprécié, et l'on comprend assez bien que dans tous les deux, la maladie est le résultat de la compression nerveuse. Mais il est plus difficile de distinguer les spasmes chlorotiques de ceux qui sont symptomatiques d'une inflammation des centres nerveux et surtout du bulbe, qui, d'après les expériences de Magendie, de Dupuytren, de Legallois, de bien d'autres et surtout de M. Flourens, tient sous son influence tous les nerfs respiratoires. Si l'inflammation n'est pas très développée, il nous paraît vraiment impossible de reconnaître la nature du spasme, car le diagnostic ne peut se tirer que des signes spéciaux de l'affection cérébro-rachidienne et de ceux de la chloro-anémie. Lorsque, ce qui est bien plus ordinaire, le spasme du larynx n'est qu'un des nombreux symptômes d'une attaque d'hystérie et que celle-ci est elle-même dépendante d'une affection chlorotique, le diagnostic devient plus facile. Nous n'entrerons pas dans plus de détails, les nerfs sympathiques ne nous paraissant pas jouer le principal rôle dans la production des spasmes laryngiens, nous voulions seulement compléter ce qui a été dit à propos du pneumogastrique.

3° *Modifications de la voix.* — Nous n'avons pas à en parler ici, la phonation étant bien certainement une fonction qui appartient tout entière à la vie de relation.

II. BRONCHES. POUMONS. — Nous nous sommes déjà occupé des névroses des bronches et des poumons, mais nous n'avons fait qu'esquisser la question croyant en devoir réserver le fond pour ce moment. Les nerfs sympathique et pneumogastrique semblent avoir dans le poumon des fonctions parfaitement analogues, et à moins qu'on ne réserve exclusivement pour les nerfs ganglionnaires le pouvoir d'influencer l'hématose et les sécrétions bronchiques, ce qui conduirait à considérer certaines toux et certains flux indépendants de toute inflammation comme le résultat de la surexcitation exclusive de ces nerfs, toutes les névroses du poumon et des bronches semblent bien relever au même degré du grand sympathique et du pneumogastrique.

Les névroses du poumon et des bronches sont assez fréquentes et le paraissent bien plus encore qu'elles ne le sont en réalité, non-seulement parce qu'un assez grand nombre d'autres névroses peuvent être confondues avec elles, les névralgies intercostales par exemple, mais parce que, suivant la remarque fort juste de Laennec, il est un grand nombre de douleurs sympathiques dont les organes pulmonaires sont le siége, bien que leur cause soit ailleurs ; enfin parce que certaines douleurs qui siégent dans des organes voisins, tels que le diaphragme, le foie, l'estomac, etc., peuvent, par erreur, être rapportées aux poumons. Cette erreur n'a, du reste, rien de bien important pour notre sujet, car tous ces organes sont animés par les mêmes nerfs que les poumons, et plus souvent encore peut-être que les véritables douleurs pulmonaires, elles dépendent d'un état chloro-anémique. Quant aux douleurs sympathiques, telles que celles qu'éprouvent dans le dos les femmes atteintes de leucorrhée, les femmes grosses, etc., elles sont bien évidemment liées à la chloro-anémie, et sont le résultat de la névralgie des nerfs pulmonaires, ou des nerfs intercostaux.

Quoi qu'il en soit, les névroses du poumon présentent des phénomènes de douleur, de spasme et certaines modifications de l'hématose et des sécrétions bronchiques.

1° *Névralgies.* — On sait assez peu de chose de la *névralgie pulmonaire.* La description donnée par Laennec que nous ne reproduirons pas, résume encore assez bien l'état de la science sur ce point. Nous ferons seulement remarquer que M. Bouillaud pense avec quelque raison qu'une grande partie de la description de Laennec s'applique à la névralgie intercostale (1). Quelque juste que paraisse cette réflexion et quelque obtuse que soit la sensibilité du poumon dans l'état physiologique, il ne répugne nullement d'admettre que dans certaines circonstances les nerfs de cet organe puissent être névralgiés. Nous croyons pour notre part devoir rapporter à la névralgie le plus grand nombre de ces douleurs erratiques sans siége bien déterminé dont se plaignent si souvent les personnes chlorotiques. Si ces douleurs appartenaient à la névralgie des nerfs rachidiens, il nous semble qu'elles affecteraient une direction plus précise, et c'est en effet ce qu'on observe d'ordinaire dans les véritables névralgies intercostales.

Ce que nous venons de dire est plus que suffisant pour démontrer combien le diagnostic est difficile dans ces cas : non-seulement la douleur peut n'être pas rapportée aux nerfs malades, mais, ce qui est plus grave, rien n'est plus facile que de croire alors à une affection organique

______
(1) *Nosographie médicale.*

qui n'existe pas, ou de méconnaître celle qui existe réellement. Dans les cas simples, l'absence ou la présence des phénomènes fournis par la percussion et l'auscultation éclaire le diagnostic, mais ces phénomènes manquent eux-mêmes au début d'une affection organique, et alors même qu'ils existent, ils peuvent encore être le résultat d'un trouble nerveux survenu dans les fonctions de l'hématose ou des sécrétions bronchiques. Combien de médecins instruits n'ont pu reconnaître une phthisie commençante, combien ont déclaré poitrinaires des personnes qui ne l'ont jamais été ! Nous ne saurions insister davantage sur ce diagnostic, car alors il nous faudrait entrer dans des détails que nous reservons pour un autre chapitre.

Le traitement des névralgies pulmonaires offre des difficultés d'autant plus sérieuses que l'affection est elle-même plus difficile à reconnaître, que les nerfs névralgiés sont plus profondément situés et échappent à nos moyens directs d'action. Malgré cela, une médication topique calmante est presque toujours encore celle qui soulagera le plus promptement. En cas de chlorose il va sans dire que ces effets doivent être soutenus par la médication générale de cette maladie.

2° *Asthme nerveux. Dyspnée nerveuse.* —Nous croyons pouvoir réunir ces deux affections sous le même titre. Dans toutes les deux il y a contraction du tissu des bronches, et toutes les deux ne nous semblent différer que par le degré, la dyspnée n'étant que le commencement de l'asthme. Il va sans dire que nous ne parlons pas des cas où la dyspnée est symptomatique d'une lésion organique, dans ceux-ci elle n'a rien de commun avec l'asthme nerveux. La surexcitation des nerfs sympathiques est peut-être moins mise en jeu dans l'asthme que celle des nerfs pneumogastriques, cependant il paraît difficile de refuser ici une part au grand sympathique, du moment que l'on a admis que ce nerf contenait des fibres motrices.

Laennec a décrit deux sortes d'asthme nerveux, l'*asthme spasmodique* proprement dit, *asthme essentiel*, et l'*asthme avec respiration puérile*. Bien que cette dernière forme soit la plus commune dans les affections chloro-anémiques, nous ne saurions dire jusqu'à quel point cette distinction paraît fondée. Ce qu'il y a de certain, c'est que les dyspnées nerveuses sont extrêmement fréquentes chez les sujets nerveux, irritables; il est si ordinaire de les observer dans la chlorose qu'on en a fait un des symptômes les plus constants de cette maladie. Leur diagnostic est assez souvent difficile à établir, parce qu'elles peuvent se confondre avec les dyspnées auxquelles donnent lieu presque toutes les maladies organiques du poumon d'une part, mais encore avec un grand nombre d'autres affections et plus particulièrement avec celles de l'appareil circulatoire et celles des centres nerveux. Il n'est pas jusqu'aux maladies des organes abdominaux qui ne puissent déterminer de la gêne dans la respiration. Nous ne saurions entreprendre ici de décrire les diverses sortes de dyspnées, car il faudrait entrer dans d'interminables détails. Il nous suffira de dire que, quelle que soit la cause de cet accident, son expression symptomatique varie peu, c'est toujours la gêne de la respiration portée à un degré plus ou moins élevé et pouvant aller jusqu'au

spasme et à la suffocation. C'est surtout dans les circonstances ambiantes qu'on pourra trouver la cause véritable
de la dyspnée. Celle des chloro-anémiques paraît principalement dépendre de deux conditions : d'une part de
l'altération du sang, cette altération étant de nature à
modifier directement l'hématose (nous l'avons surabondamment démontré ailleurs) et toute modification de l'hématose ne pouvant manquer d'exercer une influence
notable sur la manière dont s'accomplit la respiration.
En second lieu, la susceptibilité nerveuse des chloro-anémiques est aussi une cause de dyspnée, car tout changement survenu dans l'innervation du poumon exerce une
influence manifeste sur la modalité de la respiration ; or,
l'innervation générale étant troublée chez les chloro-anémiques, il ne se peut que l'innervation pulmonaire ne le
soit pas aussi. D'ailleurs, toutes les névroses quelles
qu'elles soient, produisent souvent de la dyspnée, telles
sont : l'hystérie, la gastralgie, l'hypochondrie, etc. A
plus forte raison et de la même manière, la dyspnée est
un symptôme habituel des inflammations ou des sur-irri-
tations céphalo-rachidiennes ; elle coexiste toujours plus
ou moins avec les maladies du cœur parce que celles-ci
troublent la circulation. On devra donc toujours rechercher avec soin si chez les chlorotiques la dyspnée est liée
ou non à une affection organique, car non-seulement
l'état chloro-anémique n'exclut point une lésion organique, mais lui-même peut à la longue la produire ou
n'en être que la conséquence.

Le traitement de la dyspnée nerveuse consiste à calmer
les accès par l'emploi des antispasmodiques, des opiacés,

des révulsifs, etc., et à en prévenir le retour par des moyens dirigés contre la cause quand on peut la connaître.

3° *Modifications de l'hématose.* — La respiration, considérée dans son ensemble, se compose d'une série de phénomènes dont les uns sont essentiels, les autres accessoires, mais qui ont tous pour résultat l'*hématose*. L'hématose est donc la fonction vitale du poumon, celle par conséquent qui doit être sous l'influence toute spéciale des nerfs sympathiques, et nous avons vu en effet que les autres phénomènes de la respiration sont sous la dépendance du pneumogastrique au moins autant que sous celle du grand sympathique. Nous avons même vu que le pneumogastrique paraissait exercer une certaine action sur l'hématose elle-même, soit que cette puissance lui fût venue des filets ganglionnaires qu'il reçoit, soit qu'il n'ait pas entré dans les plans de la nature de laisser une fonction aussi importante que celle de la revivification du sang sous l'influence d'un seul nerf. Malgré cette restriction, le grand sympathique doit surtout présider à cette fonction, parce qu'elle est la fonction vitale du poumon. Les excitations anormales de ce nerf doivent donc modifier l'hématose d'une manière directe. Mais comme elle est aussi indirectement modifiée par toutes les excitations anormales des nerfs pneumogastriques, il devient bien difficile de dire si dans les cas où cette fonction paraît troublée, en dehors de toute lésion organique, le trouble doit être rapporté au grand sympathique ou au pneumogastrique, en d'autres termes, si l'hématose est alors directement ou indirectement troublée. Les considérations auxquelles nous pourrions nous livrer sur ce point seraient toutes hypothétiques, et nous préférons nous abstenir.

Bornons-nous à constater que plusieurs causes autres que celles qui ont été précédemment signalées, peuvent contribuer à modifier l'hématose dans les affections chloro-anémiques, et que parmi ces causes les modifications de l'innervation pulmonaire doivent être des plus efficaces.

4° *Modifications de la sécrétion bronchique.* — Nous ne faisons que les mentionner, encore ne parlons-nous, bien entendu, que de celles qui peuvent survenir en dehors de toute inflammation, car, bien que cette sécrétion soit aussi sous la dépendance directe des nerfs ganglionnaires, nous aurions ici, comme pour l'hématose, à tenir compte d'influences trop complexes. Rappelons seulement qu'à propos de la surexcitation du pneumogastrique nous avons cherché à indiquer comment dans la toux nerveuse si fréquente chez les chlorotiques, la sécrétion bronchique pouvait se trouver quelquefois augmentée et faire croire à un commencement d'affection tuberculeuse.

III. Cœur. — Nous avons apprécié déjà la part qui revenait au nerf vague dans les palpitations nerveuses du cœur et dans les névralgies de cet organe, cherchons maintenant ce qui revient aux nerfs ganglionnaires.

1° *Palpitations. Syncope.* — Il est, dit M. Bouillaud, certaines maladies générales ou *constitutionnelles* dont les palpitations nerveuses sont des symptômes les plus ordinaires et les plus constants, pour peu que les malades se livrent à quelque excès pénible, ou éprouvent des émotions morales même légères : je veux parler de la chlorose, de l'anémie et de l'hydroémie. On concevra facilement l'influence de ces états sur le développement des palpitations, en réfléchissant que le défaut et l'appauvrissement du sang impriment au système nerveux une susceptibilité extraordinaire, conformément à cette admirable remarque d'Hippocrate déjà citée par nous : *Sanguis frenat nervos*. Ces états donnent en quelque sorte naissance à un tempérament nerveux artificiel ou morbide ; et ce tempérament est une prédisposition flagrante aux palpitations nerveuses ainsi qu'à d'autres accidents du même genre (1). » Ainsi c'est le tempérament nerveux développé par l'affection chloro-anémique qui est pour M. Bouillaud la véritable cause des palpitations qu'on y observe. Rappelons-nous d'autre part qu'après la section du pneumogastrique les mouvements du cœur sont d'abord accélérés, et on ne saura douter que les nerfs sympathiques président à ces battements et doivent être, par cela même qu'ils sont directement en contact avec un sang appauvri, très facilement surexcités. Mais il est bien clair que l'on ne saurait distinguer ici, plus qu'ailleurs, les effets de la surexcitation ganglionnaire des effets de la surexcitation du pneumogastrique. Nous avons dit quelques mots du diagnostic des palpitations chlorotiques, nous n'y reviendrons pas en ce lieu (2).

Nous avons également parlé des syncopes nerveuses

____

(1) Bouillaud, *Nosog.*, t. III, p. 483.
(2) Voy. p. 124.

et fait voir comment la chlorose peut les produire, la cause de la syncope est dans le défaut d'innervation ganglionaire tout autant que dans le défaut d'innervation pneumogastrique, nous ne croyons pas utile d'ajouter rien de plus (1).

2° *Névralgies*. — Il ne nous paraît guère douteux que les filets sympathiques du cœur puissent être névralgiés, mais il nous paraît bien difficile de distinguer la douleur qui leur est propre de la douleur des filets cardiaques du pneumogastrique. Aussi M. Bouillaud a-t-il cru devoir nier la névrose douloureuse du cœur. « Je ne prétends pas, dit-il, que les nerfs du cœur eux-mêmes ne puissent participer à la lésion des nerfs respirateurs ; je pense seulement que cette lésion se révèle alors par des troubles dans les mouvements du cœur, accompagnés de ce malaise indéfinissable qui précède souvent les défaillances ou les lypothymies (2). » Avant lui Laennec décrivant les névralgies du cœur avait bien évidemment rapproché sous ce titre des névralgies diverses dont l'ensemble constitue plutôt ce qu'on a appelé angine de poitrine. Sans pouvoir nous prononcer sur le fond de la question, nous pouvons au moins affirmer que très souvent les personnes chloro-anémiques éprouvent à la région du cœur des douleurs de nature névralgique et qui ne paraissent pas s'étendre au delà de cette région. Dans ces cas, il y a donc lieu de croire à une névralgie des nerfs du cœur, d'autant que les battements de cet organe conservent as-

(1) Voy. p. 125.
(2) *Maladies du cœur*, t. II, p. 492.

sez souvent alors leur régularité. Mais ces douleurs sont-elles dues aux filets sympathiques ou aux filets du nerf vague? Voilà ce que nous ne croyons pas qu'on puisse déterminer. Du reste, les douleurs limitées à la région du cœur sont moins communes chez les chloro-anémiques que les douleurs s'irradiant de cet organe aux organes voisins, à l'estomac, à la poitrine, aux membres, provoquant des spasmes, des palpitations, etc. Or, ces douleurs à siége indéterminé, à limites indécises, quittant un organe pour se porter sur un autre ou se faisant sentir sur plusieurs organes à la fois, suivant quelquefois le trajet de nerfs de la vie de relation, comme lorsqu'elles s'irradient aux muscles du cou et dans les bras, donnant lieu à des accès d'orthopnée quelquefois fort graves, sont, à n'en pas douter, dues à un état névrosthénique qui est à la fois le résultat de la surexcitation de la plupart des divisions du pneumogastrique et des filets directement fournis à tous ces organes par les ganglions sympathiques.

3° *Angine de poitrine.* — Nous ne devons parler de l'angine de poitrine que pour rechercher par quels points elle se rattache aux affections chloro-anémiques. Pour nous cette maladie est une névrose multiple en ce qu'elle affecte plusieurs nerfs, et mixte en ce qu'elle affecte à la fois les fibres motrices, sensitives et végétatives des nerfs. Le plus souvent elle nous paraît dans les cas simples, se confondre avec les névralgies du cœur et c'est pour cela que nous plaçons ici les quelques mots que nous devons en dire. Cette place est d'ailleurs celle que lui a donnée Laennec, et quant à la nature nerveuse de

cette maladie, soupçonnée par Heberden et Macride, démontrée par M. Desportes qui fixa son siége dans le
pneumogastrique admise aussi par Laennec dont nous
avons plus particulièrement adopté l'opinion ; par M. Jolly
qui a reproduit la manière de voir de M. Desportes, elle
ne paraît pas aujourd'hui être contestée, et la plupart des
médecins ont rejeté les opinions de Rougnon, de Fother-
gill, de MM. Raige-Delorme, Corrigan, Gintrac, etc.,
qui ont voulu trouver les causes de l'angine de poitrine
dans un état graisseux du péricarde, dans une ossification
des valvules, des artères coronaires, dans une aortite, etc.
Sans doute toutes ces lésions et bien d'autres ont été
rencontrées à l'autopsie, mais, comme elles sont loin
d'être constantes, elles ne peuvent rien pour ou contre la
nature nerveuse de la maladie, elles peuvent tout au plus
démontrer que les causes d'une névrose sont multiples et
qu'elles peuvent avoir leur point de départ dans une lésion organique.

L'angine de poitrine paraît être plus commune chez les
hommes que chez les femmes, elle affecte plus particulièrement les personnes qui ont atteint l'âge moyen de la
vie, à tempérament nervoso-sanguin, etc. — Or ces conditions ne sont nullement celles dans lesquelles se trouvent le plus grand nombre des chloro-anémiques ; aussi la
chloro-anémie n'a-t-elle point, que nous sachions, été signalée comme une des causes prédisposantes à l'angine
de poitrine et c'est une omission que nous croyons devoir réparer. Assurément l'angine de poitrine complète,
telle que l'ont décrite Macribe, Jurine, M. Desportes, etc.,
est assez rare chez les chloro-anémiques ; cependant nous

croyons en avoir observé un cas non douteux que nous rapporterons plus tard. Mais si, à l'exemple de Laennec, on regarde l'angine de poitrine comme une névrose des filets réunis que le pneumogastrique et le grand sympathique envoient au cœur, aux poumons, et pouvant encore se propager par sympathie, par réflexion ou par anastomoses directes à d'autres viscères et même aux organes de la vie de relation, si on admet que cette maladie est susceptible de présenter divers degrés, que ce sont seulement ses formes les plus graves que les auteurs paraissent avoir en vue dans les descriptions qu'ils ont tracées, on sera certainement conduit à considérer comme très fréquents dans la chloro-anémie plusieurs phénomènes qui appartiennent à l'angine de poitrine. On retrouvera ces mêmes phénomènes portés à un degré plus élevé dans l'attaque d'hystérie. Non pas que nous veuillons faire de celle-ci un accès d'angine de poitrine, nous disons seulement qu'elle offre plusieurs des phénomènes qui caractérisent aussi cette maladie, et que dans l'un et l'autre cas, la nature nerveuse de ces phénomènes est la même. Il serait fastidieux et trop long d'entrer ici dans des détails de symptomatologie, mais si l'on veut bien se rappeler ce que nous avons déjà dit des diverses formes de la surexcitation nerveuse en général et surtout des effets variés de cette surexcitation dans les organes auxquels se distribue le nerf vague, si on tient compte également des quelques notions que nous avons essayé de donner sur les effets encore mal déterminés de la surexcitation des nerfs sympathiques, on ne tardera pas, nous l'espérons, à se convaincre qu'entre les phénomènes déjà notés comme se rapportant le plus directement aux affections chloro-anémiques et l'ensemble des symptômes dont les auteurs ont fait l'angine de poitrine, il n'y a le plus souvent qu'une différence de degré.

Mais alors pourquoi cette différence? Pourquoi les symptômes nerveux lorsqu'ils ne présentent que peu d'intensité sont-ils fréquents chez les personnes délicates, pâles, chloro-anémiques en un mot, tandis que les mêmes symptômes lorsqu'ils acquièrent cette intensité qui leur a valu, selon nous, le nom d'angine de poitrine, ne se rencontrent-ils plus que chez des personnes à constitution robuste? Pourquoi dans le premier cas, ces symptômes sont-ils offerts par des jeunes filles surtout, et dans le second par des hommes qui ont dépassé la première moitié de la vie?

La réponse à ces questions et à beaucoup d'autres de même genre est complexe et sa discussion serait longue, nous ne faisons que l'indiquer. Qu'on veuille remarquer que le tempérament nerveux est une prédisposition à l'angine de poitrine comme à toutes les névroses, et que ce tempérament n'est point spécial aux personnes chétives et délicates, qu'il peut s'allier aux constitutions les plus robustes. Qu'on veuille bien aussi tenir compte que très souvent chez les chloro-anémiques le tempérament nerveux est acquis et point du tout primitif; que dans les cas du reste où ce tempérament est primitif, il ne tarde pas à être sensiblement modifié par une affection qui a pour premiers résultats d'appauvrir le sang et de diminuer l'énergie des forces vitales. Si alors l'élément nerveux prédomine en raison directe de la faiblesse générale, c'est par sa mobilité bien plus que par la violence de ses actes. Le système nerveux est devenu plus excitable, une cause plus insignifiante l'exaspère, les phénomènes nerveux sont par conséquent plus nombreux et plus variés ; mais ce système n'a pas une énergie plus grande, au contraire, et il ne donne pas lieu à des effets plus considérables. Ainsi de deux hystériques dont une seule est chlorotique, celle qui aura les attaques les plus graves sera presque toujours la plus robuste ; l'hystérie est à coup sûr une complication fréquente de la chloro-anémie et que personne ne contestera, mais les attaques les plus violentes s'observent chez des personnes qui ne sont point chloro-anémiques. Chez ces dernières non-seulement les attaques sont plus faibles, mais elles sont encore moins complètes, c'est plutôt ce qu'on a désigné sous le nom d'hystéricisme. Ce que nous disons de l'hystérie, parce que le fait est très facile à vérifier et que d'ailleurs il n'a pas tout à fait échappé à l'attention des observateurs, bien qu'ils ne l'aient pas signalé peut-être en termes aussi précis que nous venons de le faire, nous pourrions le dire de toutes les affections nerveuses, et nous croyons surtout pouvoir en faire l'application à l'angine pectorale.

Le diagnostic et le traitement de cette maladie ne sauraient nous occuper. Nous avons, trop de fois déjà au cours de ce chapitre, insisté sur les signes propres à distinguer des lésions organiques les symptômes auxquels donne lieu la surexcitation nerveuse dans les viscères pectoraux, pour qu'il soit utile d'y revenir. Nous avons aussi, à propos de chacun de ces symptômes, dit quelques mots du traitement spécial qui pouvait leur convenir, chaque fois qu'il y a eu lieu de le faire. Quand au traitement général des névroses, il sera étudié à part.

IV. Estomac et annexes. — Nous croyons avoir parlé assez longuement des névroses de l'estomac et de ses annexes pour n'avoir pas besoin de reprendre ici cette question, d'autant que nous avons alors reconnu qu'il était véritablement impossible de séparer dans ces organes les névroses du pneumogastrique des névroses du grand sympathique. Nous avons passé en revue les diverses formes de la gastralgie, celles au moins qui se rencontrent le plus souvent dans les affections chloro-anémiques; nous avons également posé les éléments du diagnostic des affections nerveuses et organiques de l'estomac; enfin nous avons dit quelques mots de la névralgie du diaphragme, du hoquet, de l'œsophagisme, du vomissement nerveux, etc. Nous aurions, sans doute, beaucoup à ajouter maintenant à ces diverses questions, mais nous craindrions d'entrer alors dans des détails que ne comporte pas notre sujet; aussi, quelque effleurées qu'elles aient été, nous n'y reviendrons pas, parce qu'il nous suffit en ce moment d'avoir constaté la fréquence et la nature des relations que ces névroses entretiennent avec la chloro-anémie.

V. Des intestins. — L'estomac est le dernier organe qui reçoive des ramifications directes du pneumogastrique. Les autres viscères abdominaux ne reçoivent leurs nerfs que des plexus solaire et mésentériques ou des plexus secondaires qui naissent des précédents ou contribuent à les former. L'estomac lui-même reçoit du plexus solaire un bien plus grand nombre de filets nerveux que ne lui en fournit le pneumogastrique. Mais comme à droite ce nerf se rend lui-même dans le ganglion semi-lunaire correspondant, il devient impossible de dire jus-qu'où vont ses filets de terminaison et il y a tout lieu dé croire que leurs anses confondues avec les nerfs sympa-thiques les accompagnent dans leur distribution à tout l'intestin, ou tout au moins à sa plus grande partie. Le tube alimentaire tout entier recevrait donc alors la même influence nerveuse, influence provenant d'une triple source ; d'un nerf crânien, des nerfs rachidiens et du grand sympathique.

La pathologie semble jusqu'à un certain point confir-mer cette hypothèse, car les maladies de l'intestin ont plus d'une analogie avec celles de l'estomac, elles exer-cent sur l'encéphale et sur l'intelligence des réactions vi-ves et à peu près semblables, et pour ne parler ici que des névroses, elles donnent à peu près lieu aux mêmes symp-tômes dans quelque portion du tube alimentaire qu'on les étudie. Nous retrouvons en effet partout les trois élé-ments dont nous avons constaté la présence dans les né-vroses de l'estomac ; douleur, convulsions, et lésions de la sensibilité propre ou vitale. Les causes des névroses de l'intestin sont assez souvent aussi celles des névroses de l'estomac ; il y a plus, c'est qu'il est rare que la névrose ne soit pas à la fois gastro-intestinale. Cependant, comme on les observe aussi isolément, nous croyons devoir consacrer quelques lignes aux névroses intestinales.

Entéralgies. — La névrose douloureuse de l'intestin grêle est niée par M. Bouillaud qui se fonde sur ce que cet organe ne recevant pas de nerfs cérébro-spinaux, il ne saurait être passible de véritables névralgies. Nous ne saurions nous rallier à cette opinion, d'abord parce qu'il n'est nullement prouvé que l'intestin grêle ne reçoit pas de nerfs cérébro-spinaux, puisque d'une part tous les ganglions des cordons sympathiques communiquent avec les nerfs rachidiens, d'autre part, que le nerf vague se termine lui-même dans le plexus solaire. En second lieu, nous avons reconnu des fibres sensibles dans le grand sympathique lui-même et parce que ces fibres n'ont dans l'état physiologique qu'une sensibilité assez obtuse, on ne saurait en conclure que celles-ci ne sont pas susceptibles d'une sensibilité très vive dans certaines circonstances pathologiques, d'autant que les faits sont ici en notre faveur. En troisième lieu, M. Bouillaud reconnaît lui-même la grande fréquence de la névralgie du gros intestin ou colique nerveuse et le côlon ne paraît pas recevoir plus directement des nerfs rachidiens que l'iléon. Quant au rectum, qui reçoit bien certainement des filets rachidiens, puisque les troisième, quatrième et cinquième paires sacrées concourent à former le plexus hypogastrique, sa névralgie est au moins fort mal connue, alors même qu'on y rattache la névralgie de l'anus qui toutefois est bien incontestable.

Quoi qu'il en soit, il n'est pas très rare que les personnes affectées de gastralgie se plaignent de douleurs plus ou moins vives qui siégent profondément dans le ventre, douleurs qui s'accompagnent quelquefois d'un sentiment de tournoiement ou de boule qui remonterait dans les intestins; d'autres fois, ces douleurs se localisent dans un point, y donnent lieu à un sentiment de pression, d'anxiété et y restent stationnaires pendant plus ou moins de temps, pour disparaître complétement ou pour se porter ailleurs. Tantôt soulagées par la pression, tantôt exaspérées par le plus léger mouvement, elles semblent bien plutôt avoir leur siége dans l'intestin grêle que dans le gros intestin, et cependant nous convenons que le diagnostic peut quelquefois rester indécis. Les douleurs atroces qui caractérisent la colique sont trop connues de tout le monde pour que nous ayons besoin d'en parler.

Les intestins sont doués d'un mouvement vermiculaire lent, insensible, mais dans certaines circonstances, qu'il y ait ou non une névralgie intestinale, ce mouvement devient très appréciable pour le malade et même pour l'observateur; ces phénomènes ont surtout été remarqués chez les hystériques.

Enfin, les névroses intestinales peuvent déterminer certains troubles vitaux. Nous avons vu la gastralgie s'accompagner assez souvent de vomissements et de distention gazeuse de l'estomac; l'entéralgie donne lieu à des alternatives de constipation et de diarrhée. Assez souvent la constipation est opiniâtre et le fait s'observe même dans la simple gastralgie, car rarement les garderobes ont alors lieu d'une manière normale.

Quant aux pneumatoses intestinales, on sait combien elles sont fréquentes chez les sujets nerveux; mais particulièrement chez les personnes hystériques et chloro-anémiques. C'est d'ordinaire après le repas que tout le tube intestinal se gonfle presque subitement. Combien de femmes sont obligées alors de desserrer leurs vêtements ? Si le développement de gaz est très considérable, il peut déterminer des douleurs violentes, mais dans le plus grand nombre des cas, c'est seulement un sentiment de plénitude et d'oppression. Quelquefois ces gaz sont rendus en grande abondance par la bouche ou par l'anus, ils sont le plus souvent inodores; d'autres fois la tympanite cède avec le travail de la digestion sans qu'il y ait eu d'éructations ni de vents rendus. Bien souvent enfin, une énorme sécrétion gazeuse s'opère sous l'empire d'une simple émotion morale, et tout à fait en dehors du travail de la digestion. Nous avons vu aussi quelquefois chez des personnes habituellement constipées une diarrhée abondante, une débâcle suivre de très près une émotion morale.

Ces faits et plusieurs autres de même ordre peuvent sans doute s'expliquer par une action réflexe et sympathique, mais, lorsqu'on tient compte de la lenteur bien connue avec laquelle les nerfs ganglionnaires transmettent l'influence nerveuse, n'est-on pas conduit à chercher ici une transmission plus directe et plus prompte et n'est-il pas permis de rapporter surtout au pneumogastrique ces relations réciproques et intimes qui, dans quelques circonstances, ont lieu presque instantanément entre le cerveau et les organes digestifs? Nous ne voulons pas accorder à cette hypothèse plus de valeur qu'elle n'en mérite, mais encore est-il incontestable qu'une surexcitation cérébrale détermine promptement des phénomènes gastro-intestinaux et que la surexcitation gastro-intestinale réagit avec la même promptitude sur le cerveau.

Il nous resterait maintenant à établir le diagnostic différentiel des diverses formes de l'entéralgie avec les affections organiques qu'elles peuvent simuler. Mais ici encore
nous croyons pouvoir renvoyer à ce que nous avons dit
de la gastralgie, les affections que nous aurions à comparer étant à peu près les mêmes au siége près. L'enté-
rite ressemble presque autant à la gastrite que l'entéralgie
à la gastralgie, et les deux phlegmasies peuvent se compliquer et le font tout aussi souvent que les deux névroses. Le cancer de l'intestin, outre qu'il est fort rare, surtout si l'on fait abstraction de celui du rectum qui échappe
moins à nos moyens d'investigation, présentera en dehors
des signes qui lui sont propres, ceux de la cachexie cancéreuse. Les tumeurs diverses du ventre seront appréciables par le palper et par la percussion, pour peu
qu'elles aient un certain volume. Il en sera de même de
l'hypertrophie des organes glanduleux. La dégénérescence
tuberculeuse des ganglions du mésentère ne saurait en
imposer longtemps. Une invagination ou tout autre obstacle au cours des matières fécales ne peut non plus être
longtemps méconnu par suite de la gravité des symptômes qui ne tardent pas à se montrer. L'iléus nerveux
pourrait tenir peut-être à un état chloro-anémique, nous
croyons en avoir observé un cas et le diagnostic fut facile.
D'ailleurs les moyens à employer alors sont ceux qui sont
de nature à faire cesser à la fois la douleur et le spasme,
une erreur de diagnostic ne saurait donc être préjudiciable au malade.

Le traitement de l'entéralgie ressemble trop à celui de
la gastralgie pour que nous ayons besoin d'en tracer le

tableau général; quant aux cas particuliers, ils peuvent réclamer l'emploi de moyens spéciaux, mais on ne saurait les prévoir, et le médecin saura tirer ses inspirations des circonstances et de ses connaissances générales.

Nous ne croyons pas devoir rien ajouter ici aux quelques mots que nous avons dit de l'hépatalgie et comme nous ne savons rien de précis des névroses de la rate, du pancréas et même du rein, nous nous abstiendrons d'en parler. Il est infiniment probable que les nerfs de ces organes peuvent être névralgiés, car leurs maladies sont souvent très douloureuses. Quelques-unes d'entre elles, les coliques néphrétiques par exemple, déterminent parfois des phénomènes nerveux dont on conçoit que le diagnostic puisse devenir embarrassant dans quelques cas; mais pour nous faire une idée de ces difficultés, il faudrait que nous eussions observé des cas semblables. Ne l'ayant point fait, nous aimons mieux nous taire que de donner une description toute théorique, ne reposant sur aucun fait clinique. Remarquons seulement à propos des coliques néphrétiques qu'on ne sait pas encore si ces douleurs si vives qu'elles vont quelquefois jusqu'à la défaillance, sont ou non de nature névralgique; la solution de cette question aiderait beaucoup celle que nous cherchons, mais force est bien de s'en passer. Convenons pourtant qu'il est assez probable que les névralgies des chloro-anémiques, si nombreuses, si variables dans leur intensité, dans leur siége, dans leur durée, si remarquables par leurs déplacements peuvent exister, quelquefois dans les divers organes que nous venons de nommer. Mais prenons garde aussi de confondre ces névralgies hypothétiques avec celles bien autrement certaines des nerfs rachidiens qui se distribuent aux lombes et aux parois abdominales. Terminons en rappelant que M. Piorry qui admet la névralgie du plexus rénal par analogie, propose d'expliquer ainsi certains cas de ces violentes douleurs lombaires qui se rencontrent chez les femmes hystériques.

§. III. — De l'influence de la chloro-anémie sur la surexcitation des nerfs fournis par le plexus hypogastrique.

Les plexus hypogastriques sont mixtes, c'est-à-dire qu'ils sont formés à la fois par des nerfs rachidiens et par des nerfs sympathiques. Les effets de leur surexcitation doivent donc participer des caractères propres à chacun de ces deux ordres de nerfs. Ces plexus se divisent en plexus secondaires qui fournissent à la vessie, au rectum, au vagin et à l'utérus chez la femme, au cordon et au testicule chez l'homme. De plus presque tous ces organes reçoivent en outre des nerfs rachidiens venus directement du grand plexus sacré. Il est donc encore impossible dans l'étude des névroses de ces organes de séparer ce qui appartient aux nerfs de nutrition et aux nerfs de relation.

Si nous voulions opérer quand même cette séparation, nous pourrions avec une certaine apparence de raison rapporter aux nerfs rachidiens l'exaltation de la sensibilité générale qui constitue les névralgies proprement dites, et les aberrations de la sensibilité spéciale des organes génitaux, aberrations qui constituent certaines né—

vroses telles que la nymphomanie, le satyriasis, etc., et
même l'hystérie suivant plusieurs auteurs. Mais ces névroses sont plutôt aujourd'hui rapportées à une excitation
des centres nerveux qu'à celle des nerfs qui se rendent
aux organes génitaux ; bien que cette dernière puisse
jusqu'à un certain point se communiquer jusqu'aux centres nerveux et y donner lieu aux modifications dynamiques qui ont pour résultat la surexcitation du sens génésique. Quant à l'hystérie, nous la laissons tout à fait en
dehors, car il nous paraît surabondamment démontré que
cette maladie dont le point de départ est dans les centres
nerveux, est une névrose générale qui n'a rien de plus à
démêler avec les fonctions génératrices qu'avec les autres fonctions locales. Les névroses des nerfs sympathiques se trouveraient ainsi considérablement réduites dans
ces organes, peut-être faudrait-il leur attribuer quelques
modifications dans les sécrétions qui dans certaines circonstances deviennent plus abondantes sans que cette hy-
persécrétion puisse s'expliquer par la plus légère inflammation; telles sont les modifications du flux mensuel, celles
de la sécrétion vaginale qui augmente lorsque la pensée
se porte vers l'acte générateur alors même qu'il n'y a pas
copulation ; peut-être aussi certains flux utérins ont-ils
une semblable origine, etc. Mais cette division repose sur
des bases trop incertaines et nous ne croyons pas qu'il y
ait lieu de chercher à établir une limite reposant sur des
faits cliniques entre la suréxcitation des filets ganglionnaires et celle des filets rachidiens que fournit le plexus hypogastrique.

On sait quels étroits rapports unissent les affections de

l'utérus et de ses annexes avec la chlorose et pour les préciser il nous faudrait faire ici toute la pathologie de ces organes. Mais, comme nous devons négliger tout ce qui est étranger à la surexcitation nerveuse, notre tâche sera bientôt remplie.

Dans les névroses douloureuses de l'utérus, nous avon à signaler deux degrés : la simple exaltation de la sensibilité ou hyperesthésie et la névralgie véritable. Le premier degré est le plus fréquent de beaucoup. Presque toujours il coïncide avec quelque affection inflammatoire, métrite aiguë ou chronique, ulcérations du col, vaginite, leucorrhée, etc. Les cas, dit Lisfranc, où les organes génitaux sont essentiellement sains sont très rares. Or, comme toutes ces affections sont fréquentes chez les chlorotiques, il devient bien difficile de dire si l'excès de la sensibilité utérine dépend plus spécialement de la chlorose que de l'une d'elles. Dans l'hyperesthésie utérine le ventre est sensible à la pression, la femme éprouve dans le petit bassin un sentiment de gêne, souvent de pesanteur, que n'explique point un déplacement de la matrice ; il y a des douleurs lombaires, le toucher est douloureux, le coït devient quelquefois impossible. Il peut arriver que l'hyperesthésie ne soit pas limitée à l'utérus, mais qu'elle s'étende aussi aux organes voisins. Le prurit insupportable qu'éprouvent aux parties, mais surtout à la vulve certaines femmes n'a souvent pas d'autre cause. Toutefois ce prurit que nous avons observé chez quelques jeunes femmes et même chez quelques jeunes filles, en dehors de toute lésion matérielle, nous paraît être plus commun à l'âge de retour. Nous ne le croyons pas non plus, plus fréquent chez les personnes chlorotiques que chez les autres.

Dans les véritables névralgies de l'utérus (hystéralgies de quelques auteurs), la douleur est beaucoup plus vive et les paroxysmes ont lieu sans causes déterminantes appréciables. Alors la douleur est telle, que les femmes sont dans une angoisse inexprimable et que, d'après MM. Duparque et Jobert elle provoque des vomissements, du délire, des convulsions, des attaques d'hystérie (1). Du reste, ce sont à peu près les mêmes symptômes que ceux de l'hyperesthésie simple, à l'intensité près : douleur dans les régions utérine et lombaire, avec irradiation aux parties voisines. Il y a, il est vrai, une rémission plus complète entre les accès, mais ces nuances ne nous paraissent guère mériter de caractériser deux espèces morbides; voilà pourquoi nous avons reconnu seulement deux degrés dans les névralgies utérines.

Le diagnostic de ces névralgies nous paraît plus difficile à établir d'une manière rigoureuse, qu'aux auteurs du *Compendium* : « La violence des douleurs, disent-ils, leurs caractères, leur marche, ne permettent point de méconnaître la nature névralgique de la maladie. » Nous croyons au contraire que ces douleurs utérines étant symptomatiques d'un grand nombre des affections de cet organe, il est assez facile de s'y méprendre et que ce n'est pas trop d'une exploration minutieuse pour fixer le diagnostic. Ainsi, dans la chlorose où les douleurs utérines sont très fréquentes, il n'est vraiment guère possible de

____

(1) *Compendium de médecine*, t. VIII, p. 382.

dire si elles doivent être rapportées à la simple névralgie, ou si elles dépendent des diverses affections utérines qui compliquent souvent cette maladie. Pourtant on penchera vers la première opinion si on tient compte que les chlorotiques sont essentiellement sujettes aux névralgies de toute sorte.

« Le traitement des névralgies utérines, disent encore les auteurs du *Compendium*, ne diffère point de celui des autres névralgies. Il faut d'abord rechercher si la maladie est symptomatique et dans ce cas faire disparaître la cause première...; pendant les attaques on doit, pour calmer les douleurs, prescrire le repos absolu, la position horizontale, les narcotiques (1). » Nous n'ajouterons qu'un mot, c'est que nous avons vu quelquefois les injections émollientes et narcotiques exaspérer les douleurs.

Nous ne savons trop si nous devons considérer comme des névroses de l'utérus, certains troubles menstruels qui s'observent assez souvent chez les chlorotiques, certaines leucorrhées fréquentes aussi chez elles, un écoulement séreux ou muqueux du vagin que M. Mondière a vu se produire dans des accès de névralgies utérines, certaines pneumatoses des organes génitaux, etc. Tous ces phénomènes sont en effet communs chez les malades ; mais, comme il est assez rare de les trouver isolés et sans qu'il existe en même temps quelque lésion appréciable des organes génitaux, nous ne proposerons qu'avec une extrême réserve de les considérer comme les résultats d'une modification de l'innervation sympathique entraînant avec elle

______

(1) *Loc. cit.*

des troubles fonctionnels. Nous venons de voir d'autre part que tous ces troubles s'accompagnent d'ordinaire de douleurs qui peuvent être rapportées à la névralgie, il n'est donc pas improbable qu'ils soient parfois de nature exclusivement nerveuse.

Nous ne parlerons pas plus longuement de quelques névroses générales que nous avons déjà nommées et qui semblent avoir leur point de départ dans la surexcitation nerveuse des organes génitaux, ou, ce qui paraît plus exact, qui ont pour effet et même pour symptôme de produire cette surexcitation. Les névroses érotiques ne nous ont jamais paru bien fréquentes chez les chloro-anémiques, quel que fût leur sexe. Nous ne nions pas que quelques-uns d'entre eux ne soient fortement enclins aux plaisirs de l'amour, mais nous n'avons jamais rencontré chez eux la véritable érotomanie. La plupart des jeunes filles chlorotiques que nous avons observées nous ont même plutôt paru à ce sujet d'un tempérament phlegmatique et froid. D'ailleurs, lorsque nous pouvons rapporter à des causes toutes physiologiques l'éréthisme si prompt et si facile des organes génitaux chez les jeunes gens des deux sexes, pourquoi en faire un symptôme morbide? Il nous semble plus rationnel de dire que ceux trop nombreux du reste qui se fatiguent par des excès vénériens ou des jouissances solitaires deviennent assez souvent chloro-anémiques, surtout lorsqu'à cette cause énervante au premier chef, s'ajoutent les causes ordinaires de cette maladie. Celle-ci ne fait pas sans doute disparaître de funestes habitudes, mais nous ne croyons pas qu'elle les développe. Tout ce que nous accorderons, c'est

que les chloro-anémiques étant presque tous par prédis-
positon ou par tempérament acquis des sujets nerveux,
ils sont plus que d'autres susceptibles de tous les modes
de surexcitation nerveuse. Mais, comme la chloro-anémie
est une affection déprimante, elle jette tous les organes
dans un état de faiblesse, en sorte que l'épuisement succède à toutes les crises nerveuses des chloro-anémiques ;
aussi leur état le plus habituel est-il le calme. Les troubles
de la sensibilité, les névralgies, sont chez eux bien plus
fréquents et bien plus tenaces que l'exaltation de la motilité
et que celle des sentiments génésiaques. Nous ne déve-
lopperons pas davantage ce sujet sur lequel nous devrons
revenir. Quant à l'hystérie dont on a voulu faire aussi une
névrose des organes de la génération, cette opinion est
aujourd'hui à peu près abandonnée et les phénomènes
multiples qui s'y rattachent, nous semblent indiquer assez
que l'hystérie est une névrose générale. Nous avons en
effet trouvé quelques-uns de ses symptômes dans chacune des divisions que nous venons de parcourir, et nous
la retrouverons encore en parlant de la surexcitation des
centres nerveux. Il n'y a donc pas lieu de présenter ici
le tableau même raccourci de cette maladie.

**§ IV. — De l'influence de la chloro-anémie sur la surexcitation
des nerfs ganglionnaires qui accompagnent les artères.**

C'est auprès et souvent autour des troncs artériels que
le grand sympathique forme ses plexus. Dans tous les cas
des divisions fines de ce nerf entourent toutes les artères,
non-seulement les troncs, mais aussi leurs ramifications

les plus déliées, d'un réseau complet. L'arbre artériel se trouve ainsi servir de support aux nerfs sympathiques et c'est en suivant tous ses méandres que ce nerf se distribue lui-même au parenchyme des organes pour y porter son influence vitale, c'est-à-dire pour présider aux actes de leur nutrition. Mais le grand sympathique ne forme pas seulement un réseau plexiforme autour des artères, il envoie encore des divisions qui ont pu être suivies dans l'épaisseur même de leurs tuniques celluleuse et propre, et ce sont ces filets qui constituent à proprement parler les nerfs des artères, les plexus extérieurs étant surtout destinés aux organes et ne demandant aux vaisseaux qu'un point d'appui. On ne saurait douter que ces plexus et les nerfs qu'ils fournissent soit aux artères elles-mêmes, soit au parenchyme de nos organes, ne soient susceptibles de surexcitation, mais on n'a pas encore bien étudié les divers phénomènes auxquels celle-ci peut donner lieu. Nous emprunterons presque entièrement à M. Bouillaud le peu que nous en allons dire (1).

M. Bouillaud qui n'admet pas de fibres sensibles dans le grand sympathique nie les névralgies des artères, comme il a nié celles du cœur et celles du poumon. Il combat par conséquent l'opinion de Laennec qui a décrit des douleurs plus ou moins vives continues ou intermittentes qui lui ont paru suivre le trajet des artères et avoir leur siége dans le lacis nerveux fourni à ces vaisseaux par le système ganglionnaire. Ces douleurs sont attribuées par M. Bouillaud aux nerfs rachidiens et aux

____

(1) *Nosographie*, .III, p. 489.

parties dans lesquelles ces nerfs vont se ramifier pour y
porter le principe de la sensibilité. Quoi qu'il en soit, il
reconnaît avec Laennec qu'elles ont particulièrement lieu
chez les hypochondriaques et les femmes hystériques ; il
ajoute même « chez les sujets chlorotiques, anémiques, ce
qui ne surprendra pas ceux qui savent combien il est fréquent de voir coexister chez les mêmes individus l'état
hypochondriaque et l'état chloro-anémique, l'hystérie et
la chlorose. »

Si l'on peut mettre en doute l'existence des névralgies
artérielles, il est une autre névrose de ces vaisseaux qu'on
ne saurait contester, c'est celle qui consiste dans leurs
battements, que Laennec appela l'impulsion artérielle
augmentée, et M. Bouillaud battements hyper-normaux
des artères. Ces battements s'observent dans des circonstances assez diverses, et dès qu'ils sont un peu forts, ils
deviennent sensibles pour le malade et pour ceux qui l'observent. Ils peuvent occuper toutes les artères, mais ils
sont bien plus fréquents dans l'aorte, dans les carotides,
dans les temporales, que dans les autres artères. Ces
battements sont le plus souvent partiels, n'occupent qu'une
artère ou même qu'une portion d'artère, mais ils peuvent
aussi occuper tout le système artériel. « Le malade, dit
Laennec, en sent les battements dans toutes les parties de
son corps, et quelquefois même ceux de très petites artères deviennent visibles à l'œil. » Ces battements s'observent surtout dans les artères qui traversent les parties
névralgiées ; on sait combien ils sont fréquents aux tempes, à la tête, dans l'artère sus-orbitaire, etc., lorsqu'il y a
des névralgies de la face. Dans les gastralgies, dans l'hy-

pochondrie, les battements de l'aorte ventrale et ceux du tronc cœliaque sont quelquefois si intenses qu'ils en ont imposé aux médecins les plus habiles et ont été pris pour des anévrysmes. Nous ne pensons pas toutefois qu'avec les moyens précis dont le diagnostic dispose aujourd'hui une pareille erreur puisse être commise ; aussi nous n'insisterons pas. Ce qu'il nous importait de faire observer c'est que ces battements exagérés ne se rencontrent guère que chez les sujets nerveux, débilités, anémiés ; que le plus souvent ils ont lieu sans qu'il y ait de palpitations au cœur, qu'on ne peut par conséquent les rapporter à une impulsion plus forte du sang lancé par ce viscère ; qu'ils tiennent essentiellement à une augmentation de la contractilité des artères, augmentation qui ne peut s'expliquer que par la surexcitation des fibres motrices que le grand sympathique leur envoie ; autrement que ces battements sont le résultat d'une modification survenue dans la vitalité même des artères.

Dans les cas dont il s'agit, on a assez souvent, en auscultant les artères, constaté des bruits de souffle continu ou interrompu qui offrent une certaine variété dans leur timbre et dans leur intensité. Les pathologistes les ont décrits sous les noms de bruits de diable, de soufflet, de bruits musicaux, de piaulement des artères, etc. ; ils sont tous compris sous l'expression générique de bruits chlorotiques, parce que la chlorose est la maladie dans laquelle on les rencontre le plus souvent, bien qu'ils n'y soient peut-être pas aussi constants que le croient quelques médecins, et que ces bruits puissent aussi s'entendre dans d'autres affections. Ces bruits ont donné lieu à des recherches nombreuses dont les plus importantes sont dues à MM. Andral, Gavarret, Bouillaud, Chauveau, etc. Malgré cela, leur nature est encore assez peu connue. Leur coïncidence fréquente avec les palpitations artérielles les a fait attribuer par Laennec à une cause analogue au spasme des artères; Thommasini les fait dépendre d'une artérite lente; MM. Andral, Gavarret, Bouillaud, ayant remarqué que ces bruits augmentent lorsque la densité du sang diminue et surtout lorsque les globules diminuent, ont cherché à les expliquer par des considérations qui reposent sur cette modification du sang. M. Bouillaud, sans nier d'une manière formelle que l'état spasmodique des artères n'ait aucune part à la production de ces bruits, fait observer que cette part doit en tout cas être bien minime, puisque c'est pendant la diastole ou dilatation artérielle que ces bruits acquièrent leur maximum d'intensité.

M. Chauveau, dans de récents mémoires, a expliqué les bruits artériels ou veineux, car des bruits peuvent s'entendre dans les deux ordres de vaisseaux, par des considérations toutes physiques. S'appuyant sur les travaux de Savart, qui a démontré que les vibrations de la veine fluide produisent des sons par l'ébranlement qu'elles déterminent sur l'orifice d'écoulement, il admet que chaque fois que le calibre des vaisseaux est réellement ou relativement dilaté ou diminué dans certains points de son trajet, la veine fluide intra-vasculaire en entrant dans la portion dilatée, y produit un bruit de soufle et de frémissement vibratoire qui se propage au delà de la partie rétrécie, donne le son dit de râpe au niveau du rétrécissement et celui de lime en deçà. « Ces bruits, dit-il, ont toujours lieu quand le sang pénètre avec une force suffisante dans une partie réellement ou comparativement dilatée de l'appareil circulatoire (1). » Dans cette théorie, les affections chlorotiques et anémiques, en raison de l'atonie qu'elles jettent dans l'organisme, sont considérées comme produisant le relâchement des tuniques vasculaires et dès lors, comme donnant lieu à une dilatation relative du calibre des vaisseaux. En sorte que l'aglobulie paraît être souvent la cause première des murmures vasculaires. C'est du reste cette opinion, si bien développée par MM. Andral et Bouillaud, qui a rallié le plus grand nombre des médecins. Que la théorie de M. Chauveau soit exacte ou non, toujours est-il que les bruits en question nous semblent l'un des modes d'expression du trouble de l'innervation vasculaire; car, si l'influence nerveuse pèche dans les vaisseaux par excès ou par défaut, ces organes pourront, de ce fait, éprouver les phénomènes de contraction ou de dilatation qui paraissent éminemment propres à favoriser la production des bruits chloro-anémiques.

Nous venons d'étudier en eux-mêmes et isolément les phénomènes nerveux qui constituent les névroses en portant plus spécialement notre attention sur ceux qui s'observent dans la chloro-anémie. Nous avons suivi ces phénomènes dans chaque nerf en particulier, de manière

(1) Académie des sciences, séance des 3 et 17 mai; Académie de médecine, séance du 27 septembre 1858.

à faire ressortir leurs analogies ou leurs dissemblances dans les divers organes auxquels se distribue un même rameau nerveux ; mais ce n'est point d'ordinaire à l'état d'isolement où nous les avons montrés qu'ils se présentent dans la pratique, surtout lorsqu'ils entretiennent quelques relations avec la chloro-anémie. L'étude analytique que nous venons de faire nous a permis de saisir l'enchaînement des faits sans nombre qui composent la pathologie nerveuse ; elle nous a montré comment s'établissent les sympathies entre des organes souvent fort éloignés et chargés de fonctions différentes ; elle nous a mis en mesure de pouvoir esquisser à grands traits l'histoire générale des névroses chloro-anémiques, d'en tracer le tableau réel. C'est ce que nous allons essayer de faire dans les chapitres suivants.

CHÁPITRE V.

DES NÉVROSES CHLORO‑ANÉMIQUES CONSIDÉRÉES DANS LES DIVERS APPAREILS OÙ ELLES ONT LEUR SIÉGE. — DESCRIPTION GÉNÉRALE.

Nous ne devons pas revenir dans ce chapitre sur les idées d'ensemble que nous avons émises lorsque nous avons traité des névroses en général, nous allons immédiatement en faire l'application à la chloro-anémie.

Personne n'a étudié ce sujet avec plus de soin que M. Bouillaud ; cet éminent clinicien l'a traité sous toutes ses faces dans sa clinique médicale, dans sa nosographie, dans ses leçons orales, dans ses discours académiques. En fixant depuis de longues années son attention sur les bruits du cœur et des gros vaisseaux qu'il est commun d'entendre chez les individus pâles et débilités dont le sang est séreux et ne contient que peu de globules, il a été frappé de la coïncidence de cet état avec des phénomènes nerveux variés et en a cherché la loi ; la science lui doit assurément beaucoup à cet égard. « La chloro-anémie, nous a-t-il dit dans un de ses derniers discours académiques, a d'autant plus fixé mon attention que je la voyais toujours s'accompagner de troubles nerveux très variés, très extraordinaires et ayant une grande tendance à se généraliser : c'étaient des palpitations, de l'oppression, de l'anxiété, des phénomènes gastralgiques, des douleurs dans différentes régions du cœur, des étourdissements, des défaillances, quelquefois des simulacres d'apoplexie, enfin une foule d'accidents du côté du système nerveux qui étaient bien de nature à donner le change et à inspirer les alarmes les plus vives. J'ai suivi l'étroite relation qui unissait ces troubles de l'innervation avec la chloro-anémie, je l'ai signalée ; j'ai insisté là-dessus... Si j'ai tant insisté sur l'influence de la chloro-anémie sur l'état nerveux, si j'ai cherché à démontrer toute l'importance de cette donnée pathologique, c'est qu'il y avait là une immense erreur à éviter, une erreur affreusement préjudiciable aux malades. En effet, j'ai vu un très grand nombre de sujets chloro-anémiques présentant les symptômes que j'ai énumérés plus haut, et que des praticiens illustres épuisaient de saignées, couvraient de sangsues, de ventouses, de vésicatoires, etc., dans le but de combattre une maladie organique du cœur qui n'existait point. Cette méprise était d'autant plus facile que, assez souvent, la chloro-anémie se présente chez des femmes chargées d'embonpoint, colorées, et offrant toutes les apparences, tous les dehors d'une bonne constitution, tous les attributs d'un tempérament sanguin (1). »

Nous avons cru devoir reproduire cette citation, tant pour rendre hommage aux travaux du savant professeur, que parce qu'elle nous paraît résumer toute la question qui va nous occuper.

La surexcitation nerveuse, nous l'avons vu, peut être considérée comme la cause première de toutes les névroses. Elle est, prise en elle-même et en tant qu'état

____

(1) Séance du 15 février 1859.

morbide distinct, ce qu'on nomme communément état nerveux, névropathie, cachexie nerveuse, diathèse nerveuse, vapeurs ou affection vaporeuse, marasme nerveux, fièvre nerveuse, nervosisme, etc. (1). Presque tous les anciens l'ont confondue avec l'hystérie et l'hypochondrie, ce qui est une erreur, car elle fait bien partie de l'appareil symptomatique de ces maladies, mais elle ne s'identifie pas avec elles. Cependant plusieurs médecins partagent encore cette opinion, tels sont Louyer-Villermay, Georget, M. Dubois (d'Amiens), M. Beau, qui en fait une hystérie sans attaque convulsive, une hypochondrie sans nosomanie. Pour M. Baillarger elle n'est qu'une variété de la nosomanie ; M. Piorry la confond avec divers états organopathiques, et nous venons de voir que M. Bouillaud la regarde comme se liant bien souvent, sinon toujours, à la chloro-anémie.

Avoir fait connaître les diverses manières dont les auteurs ont envisagé la surexcitation nerveuse, c'est avoir en même temps fait comprendre combien il serait difficile de la définir. Les troubles les plus variés peuvent en effet lui être attribués dans la sensibilité, dans le mouvement, dans l'intelligence, dans les principales fonctions de l'organisme; les troubles peuvent être généraux ou partiels, et, lorsqu'ils coïncident avec un état chloro-anémique, ils peuvent être le résultat de cet état et liés aux modifications du sang qu'il détermine, ou bien s'ils préexistent, devenir eux-mêmes une cause de la chloro-anémie et de l'appauvrissement du sang.

(1) Page 49.

Nous ne faisons pas ici la symptomatologie de la chloro-anémie, ce serait peut-être une digression à notre sujet, et d'ailleurs, cette maladie a été décrite tant de fois, qu'il n'y aurait point intérêt à le faire de nouveau. Observons cependant qu'aucune des nombreuses descriptions que nous avons lues ne nous a paru entière; toujours quelques points de la maladie sont restés dans l'ombre et l'on ne peut s'en faire une idée complète qu'en en comparant plusieurs. Nous ne faisions sans doute pas mieux que ceux qui nous ont précédé et pour ces diverses raisons nous allons nous borner à indiquer très sommairement les diverses variétés de la chloro-anémie dans lesquelles on observe le plus souvent des phénomènes nerveux.

Il s'en faut en effet beaucoup que tous les chloro-anémiques y soient également prédisposés. Les personnes maigres, chétives, délicates, ayant dans leur constitution quelques-uns des attributs du tempérament dit nerveux, sont celles qui, si elles deviennent chloro-anémiques, présenteront surtout des accidents de surexcitation nerveuse générale ou partielle, ce sont celles aussi qui auront le plus de prédisposition à la chloro-anémie, cette maladie se développant chez elles à la faveur d'une surexcitabilité nerveuse primitive, qui ne tardera pas à s'aggraver à mesure que l'autre affection fera des progrès. Les enfants offrent rarement des phénomènes nerveux, parce que chez eux ce système est peu excitable. Il en est de même des vieillards; c'est encore par la même raison que la surexcitation nerveuse est infiniment plus commune chez les femmes que chez les hommes. Ces derniers, lorsqu'ils sont chloro-anémiques, n'en offrent guère que des traces légères et c'est à la même cause qu'il faut en bonne partie rapporter la rareté de la chloro-anémie chez l'homme, alors que celui-ci paraît être tout autant que la femme sujet à l'anémie simple.

Il est une forme de chlorose qui affecte les personnes pâles, lymphatiques et bouffies ; ces personnes sont surtout hydroémiques ; leur pouls est mou, lent, petit ; leur force musculaire très faible, leur caractère insouciant, leur intelligence paraît peu apte aux travaux de l'esprit et ce sont à peu près là les seuls phénomènes nerveux qu'elles présentent ; chez elles il y a atonie générale et atonie continue qu'il faut bien distinguer de celle qui est le résultat, l'effet secondaire de la surexcitation. Or si ces chloro-anémiques sont des femmes et cela est presque toujours, on observera chez elles des troubles dans la menstruation qui sera souvent supprimée et une leucorrhée abondante et à peu près permanente, symptômes qui suffiront à beaucoup de médecins pour déterminer la nature de la maladie. Nous avons vu, dans un cas de cette espèce, survenir une hémiplégie gauche qui a duré plus de six mois chez une pauvre fille très anémique qui venait d'accoucher fort heureusement d'ailleurs. Relevée depuis huit à dix jours, elle fut soudainement prise d'une hémiplégie, qui n'a cédé qu'au fer et à des frictions excitantes. Cette femme, mariée depuis, a eu un second enfant, elle était dans de meilleurs conditions hygiéniques et morales, sa couche n'a été suivie d'aucun accident. Nous ne tirerons pas de conclusions de ce fait qui est très incomplet, car, bien que dans notre pensée l'hémiplégie doive être attribuée à la chloro-anémie, elle le sera assurément à l'accouchement seul par beaucoup de médecins. Mais n'est-ce pas tout un, puisque la grossesse et l'accouchement sont des causes actives de la chloro-anémie?

Il est une autre forme de cette affection très différente de la précédente et qui s'observe chez les personnes délicates nerveuses irritables, elle ne relève pas des causes débilitantes proprement dites, telles que insuffisance de l'alimentation, misère, mauvaise hygiène, maladies, etc.; elle dépend plutôt de causes morales, de chagrins comprimés, de passions vives, de veilles excessives, d'habitudes efféminées ou lascives, de toutes les causes en un mot qui agissent plus spécialement sur le système nerveux, qui sont capables d'en augmenter la susceptibilité, d'exalter la sensibilité. La maigreur, l'effilement des traits, une pâleur plutôt terne que verdâtre, sont les caractères extérieurs de cette sorte de chloro-anémie qui est d'ailleurs difficile à reconnaître surtout au début, parce que l'altération du sang peut n'être pas portée à un très haut degré, et que les signes stéthoscopiques peuvent manquer. Elle est pourtant assez fréquente et c'est elle qui par excellence donne lieu aux symptômes de la surexcitation nerveuse. Elle ne se termine pas comme la précédente par des hydropisies, mais par la consomption et la fièvre hectique. Plus commune assurément chez les filles que chez les garçons, chez les jeunes gens que chez les adultes, elle appartient cependant aux deux sexes et aux deux âges. Chez les femmes elle n'amène pas toujours la suppression des règles, mais celles-ci viennent plus difficilement, tantôt elles durent moins, tantôt elles durent le temps ordinaire et coulent même abondamment; alors quelques jours avant l'époque, d'autres fois pendant, quelquefois après, il y a des douleurs lombaires très vives, un sentiment de pesanteur à l'utérus, une diarrhée abondante qui succède à une constipation habituelle, une véritable débàcle, des spasmes, des coliques vives, etc. Les flueurs blanches ne sont pas habituelles, elles précèdent et suivent d'ordinaire les règles pour disparaître dans l'intervalle ; quelques femmes n'en ont pas du tout. Chez les jeunes gens de l'autre sexe, les symptômes manquent du côté des organes génitaux, mais à cela près les caractères de la maladie sont les mêmes.

Les symptômes nerveux si fréquents dans cette forme de la chloro-anémie sont généraux ou partiels, ils doivent être aussi examinés dans les divers organes dans lesquels ils se manifestent.

Parmi les phénomènes généraux, les plus fréquents de tous, notons ceux qui constituent l'état nerveux proprement dit. Ils s'observent toujours, bien qu'à différents degrés. C'est d'abord une irritabilité extrême du caractère, de la tristesse, de la mélancolie, des goûts de solitude, de l'ennui, qui peut aller jusqu'à produire du penchant au suicide ; cette circonstance a même particulièrement fixé l'attention des aliénistes. « Quelquefois, dit M. Brierre de Boismont, la chlorose à cause de son action sur le système nerveux et en particulier sur l'encéphale, fait de la vie un fardeau dont les malades cherchent à se débarrasser. Pendant leur sommeil, ces individus sont poursuivis par des spectres effrayants ; d'autres sont tourmentés par des étouffements, comme le cauchemar ou l'incube, qui les suffoque et les empêche de parler (1). »

Sans que les choses aillent nécessairement aussi loin, toujours est-il que ces malades sont généralement fort tristes ; nous en avons vu d'autres chez lesquels des accès d'une gaieté excentrique succédaient à des pleurs ou à une morosité qui n'avait pas eu la moindre raison d'être. Leur intelligence est ordinairement vive, mais incapable d'un travail soutenu ; leurs actes sont souvent peu mesurés ; ils ont de l'esprit et peu de jugement ; leurs passions ne sont pas toujours aussi impétueuses qu'on s'est plu à l'écrire ; nous avons connu plusieurs de ces chloro-anémiques qui étaient d'un calme extrême et chez lesquels l'égoïsme prédominait ; cependant il est juste de dire que presque toujours ils sont susceptibles d'une grande affection et poussent le dévouement jusqu'à l'abnégation. C'est assurément pour ces personnes que M. Sandras a écrit les lignes suivantes que nous nous donnons le plaisir de reproduire et qui achèveront notre tableau : « On est étonné de la puissance que la volonté leur donne, des efforts qu'elles peuvent faire, des épreuves de toute sorte qu'elles sont capables de supporter. Rien n'est plus admirable que cet état nerveux quand il est au service d'une bonne tête et d'un bon cœur. J'en ai connu des exemples prodigieux. Il faut que j'ajoute aussi que là où manquent la tête et le cœur, cet état nerveux est une des misères les plus tristes qui affligent l'espèce humaine. Alors la raison ne réprime rien, ne corrige rien, ne gouverne rien ; les affections sont nulles, et toute la machine n'est plus con-

(1) Brierre de Boismont, *Du suicide*, p. 246.

duite que par un sensualisme dégoûtant dans l'état de
santé, ou par un égoïsme déraisonnable dans l'état de
maladie (1). Cette peinture nous paraît exacte et nous n'y
ajouterons qu'un mot, c'est que les chloro-anémiques
étant des gens malades, ce sont plus particulièrement les
derniers traits qui leur sont applicables, surtout si on les
adoucit un peu.

Tant que la surexcitation intellectuelle ne dépasse pas
ces limites, elle ne constitue qu'un simple état nerveux
qui rend presque toujours malheureuses les personnes
qui en souffrent, qui rend leur commerce difficile, mais
pour lequel le médecin serait rarement consulté, si à
l'état moral dont les malades n'ont guère conscience, il
ne se joignait aussi des souffrances physiques qui les
préoccupent plus vivement. Ils ont des maux de tête fréquents, céphalalgies ou migraines, parfois aussi des sortes
de vertiges ; ils éprouvent toutes les hallucinations des
sens, visions étranges, bourdonnements, perceptions d'o-
deurs imaginaires, perversion du goût, excitabilité extrême du toucher, surtout lorsqu'il s'applique à certains
objets, etc. La sensibilité générale est modifiée ainsi que
la sensibilité spéciale, il y a des névralgies diverses sur lesquelles nous reviendrons ou une sorte d'anesthésie, mais
cela est beaucoup plus rare. La motilité n'est pas moins
troublée ; sans parler ici des paralysies et des convulsions,
bornons-nous à rappeler la langueur musculaire de beaucoup de ces malades, langueur à laquelle succède parfois
un développement de forces extraordinaire. M. Bouchut

(1) *Maladies nerveuses*, t. **I**, p. **23**.

a vu des femmes chlorotiques pouvant à peine se tenir le jour et danser sans fatigue toute une nuit (1) : le fait n'est point rare et nous en pourrions citer plusieurs exemples. Enfin toutes les fonctions intérieures sont aussi dans un état de souffrance plus ou moins accusé; il y a des défaillances, des palpitations, des étouffements, du ptyalisme, quelquefois des troubles digestifs, presque toujours de la constipation opiniâtre, des douleurs d'entrailles, des coliques, etc. A toutes ces misères ajoutons encore des courbatures dans les lombes et dans les membres, des névralgies diverses et erratiques, de l'insommie assez souvent, et nous aurons à peu près tracé l'esquisse de la surexcitation nerveuse à son début, alors qu'elle ne constitue pas encore une vraie maladie, qu'elle est plutôt un état de malaise auquel le patient s'habitue trop souvent, qu'il regarde comme étant sans remède et pour lequel il ne consulte pas assez son médecin.

Si une jeune femme est tourmentée de l'état nerveux tel que nous venons de le décrire; ou qu'elle éprouve seulement un certain nombre des symptômes mentionnés, et qu'elle ne soit pas déjà chloro-anémique, il est bien rare qu'elle ne le devienne pas. Si cet état nerveux se montre chez un jeune homme, il pourra résister plus longtemps, mais il y a encore lieu de croire qu'il est déjà sous l'influence de la chloro-anémie. Quoi qu'il en soit, deux cas peuvent se présenter : ou cette maladie existe et l'état nerveux est récent, alors tout porte à supposer qu'il est sous la dépendance de la chloro-anémie ; ou celle-ci

____

(1) *Mémoire sur le nervosisme.*

n'existe pas et tout porte à craindre que la surexcitation nerveuse ne produise à la longue une altération du sang, une diminution des globules et, comme conséquence, une chloro-anémie. Dans l'un et l'autre cas, que la surexcitation nerveuse soit cause ou effet, on doit être certain que les accidents nerveux prendront une nouvelle intensité dès que la chloro-anémie sera confirmée.

Au milieu de ces souffrances générales qui accompagnent ou précèdent la chloro-anémie, qui, comme nous venons de le dire, portent sur tous les organes, affectent l'individu dans tout son être, mais qui n'ont rien de bien précis, rien de bien tranché, il n'est pas rare qu'il se développe des phénomènes plus intenses et plus localisés, qui préoccupent plus vivement le malade, et c'est d'ordinaire pour obvier à ceux-ci qu'il consulte son médecin : nous allons essayer de les rappeler et de les rapporter à leur véritable cause.

§ I. — Troubles de l'appareil gastro-intestinal.

Nous savons déjà que ces troubles sont fréquents pour ne pas dire constants. Toutes les formes de la gastro-entéralgie s'observent chez les chloro-anémiques. Nous en avons parlé avec assez de détail (1) pour n'avoir maintenant que peu de chose à ajouter. Rappelons donc seulement ces perversions si extraordinaires de l'appétit, connues sous les noms de pica, de malacia, de boulimie, d'anorexie, de dégoût, les nausées, les vomissements,

____

(1) Page 132 et suivantes.

les crampes d'estomac, la névrose qui a reçu le nom de pyrosis, etc. Il est des chloro-anémiques chez lesquels l'appétit est parfaitement conservé, d'autres chez lesquels il est entièrement perdu.

OBSERVATION I. — *Anorexie considérable.*

Mademoiselle L... est chloro-anémique au suprême degré et son existence est assurément un problème. Depuis plus de dix ans elle n'a pour ainsi dire pas mangé de pain ni de viande ; le bouillon, les œufs et la plupart des aliments lui répugnent invinciblement ; elle ne passe que quelques pommes de terre braisées, un peu de lait pur, un fruit, de la salade, et le tout en quantité très minime. Si l'on parvient à obtenir qu'elle prenne quelque chose de plus, ce qui est fort difficile, car son caractère est on ne peut plus irritable, elle le rejette aussitôt et est presque toujours prise de spasmes. Nous ne sommes pas le médecin de cette malade et nous ne saurions donner son observation complète ; nous constatons seulement ce que nous avons vu, nous étant trouvé plusieurs fois avec elle. Elle est d'une maigreur et d'une pâleur extrêmes, elle a des lipothymies fréquentes, des crampes d'estomac violentes qui l'obligent à faire un usage immodéré de morphine ; chaque jour elle mange moins, et malgré cela ses forces lui permettent encore de faire de temps à autre des courses assez longues. Aimable autrefois, elle est devenue d'un caractère acariâtre qui fait le désespoir de ceux qui l'entourent. Il est rare, nous le croyons, que l'horreur des aliments puisse être portée à un tel degré qu'il ne paraisse plus compatible avec l'entretien de la vie.

Les douleurs d'intestins, les coliques, les borborygmes, les tranchées, sont encore des accidents nerveux auxquels sont très sujets les chloro-anémiques ; ils ont aussi des éructations, des vapeurs, des ballonnements du ventre, des émissions abondantes de gaz intestinaux, et nous avons expliqué déjà comment tous ces accidents pouvaient être le résultat d'un simple trouble dans l'innervation et indépendants de toute lésion organique. Nous en dirons autant de la constipation si commune qu'Hamilton en a fait la cause même de la chlorose. Elle est en effet opiniâtre chez un grand nombre de femmes chlorotiques, et résiste aux moyens qui semblent le mieux dirigés. Plusieurs fois nous l'avons vue alterner avec des diarrhées, celles-ci surviennent surtout aux époques menstruelles. Une malade nous a plusieurs fois présenté un singulier phénomène, et nous ne croyons pas être le seul à l'avoir observé. Un purgatif étant donné, il détermine une évacuation abondante de matières assez récentes, puis la constipation se produit aussitôt; à quelques jours de là, de nouvelles et abondantes évacuations ont lieu, et cette fois ce sont des matières très dures, très noires, très anciennes qui sont rendues et souvent pendant plusieurs jours de suite. Nous avons deux fois entre autres vu des évacuations de matières qui devaient remonter à plus d'un mois de date, car la malade avait chaque jour depuis ce temps des garderobes très régulières.

Quelquefois les phénomènes ne dépassent pas ces limites, c'est-à-dire qu'ils sont assez exactement localisés dans l'estomac et dans l'intestin; mais il s'en faut qu'il en soit toujours ainsi, et la surexcitation gastro-intestinale donne elle-même lieu à des symptômes qui s'irradient dans d'autres organes. Ce sont ces symptômes que M. Beau a appelés *indirects* ou *de voisinage*. A coup sûr ils peuvent s'observer chez d'autres que chez les chloro-anémiques, mais

ils n'en sont pas moins très fréquents chez ceux-ci. Tels
sont la toux gastrique qui apparaît avec le sentiment de
la faim et se calme par l'ingestion des aliments, qui est
quinteuse, sèche et s'accompagne de picotement au larynx : M. Beau l'explique en admettant que l'estomac agit
sur le pneumogastrique et celui-ci sur le larynx par le
nerf récurrent ; la dyspnée gastrique ou aura gastro-glot-
tique ou boule hystérique qui est, dit le même auteur,
« le dernier symptôme de la dyspepsie et le premier de
l'hystérie : on peut expliquer ce phénomène en admettant
que c'est une névralgie du pneumogastrique s'étendant
au plexus pulmonaire ; » telles sont encore les névralgies
intercostales ; « elles occupent le plus souvent le sixième et
le septième espace intercostal et du côté gauche. Les points
douloureux s'observent sous le sein, c'est le point antérieur, ou dans le dos c'est le point postérieur ; elle peut
être considérée comme la *douleur réflexe* de l'estomac
dérangé de ses fonctions (1). » Nous avons tenu à consigner ici les idées de M. Beau qui nous paraissent extrêmement judicieuses, mais ce médecin n'est-il pas allé trop
loin en voulant rapporter à la dyspepsie tous les phénomènes de surexcitation nerveuse, en voulant faire de
cette maladie la cause unique ou à peu près de la chloro-
anémie? Nous admetterons sans conteste avec lui que
l'estomac est le fondement de l'animalité et que, selon
qu'il fonctionne bien ou mal, les produits qu'il livre à
l'organisme réparent convenablement ou non ses pertes,
ce qui fait que dans ce dernier cas toutes les fonctions

(1) *Clinique de la Charité* (*Gazette des hôpitaux*, 1859, p. 289).

languissent et souffrent. Nous admettrons également que la chloro-anémie est souvent l'expression de cette langueur et de cette souffrance, que la surexcitation nerveuse en est aussi l'expression ; mais nous ne croyons pas que toutes les chloro-anémies débutent par une dyspepsie, ni que celle-ci précède toujours la surexcitation nerveuse. Nous sommes au contraire convaincu que dans le plus grand nombre des cas une personne ne devient dyspepsique que parce qu'elle est préalablement chloro-anémique ; que la dyspepsie n'est le plus souvent qu'une des mille formes de la surexcitation nerveuse, qu'un des symptômes les plus généraux de la chloro-anémie. Mais nous croyons aussi que la névrose de l'estomac, aussitôt qu'elle existe, ajoute son action à celle de la chloro-anémie, et que la sur-excitabilité nerveuse en reçoit une nouvelle impulsion, de telle sorte que des accidents névropathiques, qui jusque-là avaient été légers et peu gênants, pourront devenir graves ou pour le moins fort incommodes. Ceux qui ont spé-cialement attiré l'attention de M. Beau ne sont pas, du reste, les seuls qu'on observe alors ; l'irradiation s'étend plus loin, il survient presque toujours des névralgies de la cinquième paire, frontale, orbitaire ou temporale, des sifflements, des bourdonnements d'oreille, des ver-tiges, etc. Nous nous bornons à signaler en ce moment ces divers phénomènes que nous allons bientôt retrouver.

Notons encore ici une opinion de Hoffmann : cet auteur qui nous a laissé la première bonne dissertation sur la chlorose, faisait jouer au foie un grand rôle dans la pro-duction de cette maladie ; il prétendait que son obstruction s'étendait à l'utérus, au rein, à la rate, au ventricule. Nous ne saurions dire s'il y a véritablement obstruction du foie dans la chloro-anémie ; mais ce que nous pouvons affirmer, c'est que cet organe est souvent alors dans un état de souffrance, qu'il peut devenir le siége de douleurs vives et de nature névralgique, que sa sécrétion peut être modifiée, et que les affections gastro-intestinales sont celles qui paraissent avoir le plus d'influence sur la pathologie de cet organe. Nous avons vu ailleurs comment l'hépatalgie se rattachait aux causes générales de la surexcitation nerveuse, et quels pouvaient être les effets du trouble de l'innervation dans le foie, nous ne reviendrons pas sur ces questions (1).

Jusqu'ici nous avons supposé que tous les troubles que nous venons de signaler étaient de nature nerveuse, et c'est en effet ce qui a lieu le plus souvent, mais ce n'est pas à dire qu'une affection organique de l'appareil gastro-intestinal ne puisse s'observer chez les chloro-anémiques, et que cette affection ne puisse elle-même devenir une cause de chloro-anémie. Ce n'est pas non plus que des phénomènes purement nerveux d'abord, ne puissent déterminer à la longue des altérations d'un autre ordre. Nous avons déjà fait remarquer maintes fois qu'ils avaient pour résultat le plus habituel de modifier la composition du sang et de produire l'anémie globulaire, l'hydroémie, etc., nous n'insisterons pas. Mais en dehors de cette lésion du principe nourricier qui retentira bientôt sur tout l'organisme, il peut s'opérer des lésions plus locales : l'estomac ou l'intestin dont la vitalité est modifiée peu-

(1) Voyez p. 149.

vent s'hypérémier, s'enflammer; leurs sécrétions plus alcalines ou plus acides, plutôt plus alcalines, peuvent déterminer un ramollissement non inflammatoire de leurs muqueuses; des ulcères d'abord, des perforations ensuite peuvent avoir lieu. Ces ulcères qui sont le produit d'une inflammation lente et obscure ne déterminent pas de grandes réactions et peuvent être facilement méconnus, ils n'en constituent pas moins une complication grave et qui gêne beaucoup le traitement, car ils en changent les indications. Nous ne savons jusqu'à quel point des dégénérescences de nature spécifique, tubercules ou cancers, peuvent reconnaître pour cause les troubles prolongés que subit la vitalité du tube digestif sous l'influence de l'innervation, mais il doit être permis de préjuger de l'efficacité de cette cause, alors surtout qu'on voit les personnes atteintes de ces affections avoir souvent souffert longtemps de l'estomac avant que la maladie ne se soit révélée par ses caractères propres. Si l'influence de la surexcitation nerveuse comme cause des affections organiques du tube digestif est contestable jusqu'à un certain point, celle de ces affections sur le développement de la surexcitation nerveuse locale ou générale ne saurait l'être. Comme, d'autre part, ces affections ne tardent guère à déterminer une cachexie qui n'est qu'une variété de l'anémie et souvent même de la chloro-anémie, il est souvent difficile, en présence des phénomènes nerveux qui peuvent alors se produire, de séparer ce qui appartient en propre à chacune des deux maladies. Cette question importante a déjà été esquissée, nous tâcherons de la compléter au chapitre spécial du diagnostic.

§ II. — Troubles du côté des fonctions du cœur et de la circulation générale.

L'aspect même des chloro-anémiques indique qu'il se passe chez eux quelque chose d'anormal du côté de la circulation. La décoloration de la peau, l'effacement des veines sous-cutanées, la langueur peinte dans tous leurs traits, dans leurs mouvements, dans leur parole même, font supposer déjà que cette fonction a moins d'activité. Si l'on passe à un examen moins superficiel, qu'on prenne le pouls du malade, on le trouve d'ordinaire plus petit, plus dépressible et plus fréquent. M. Becquerel prétend, il est vrai, que ces caractères appartiennent seulement au pouls des anémiques, et que chez les véritables chlorotiques le pouls n'est qu'exceptionnellement accéléré, qu'il est rarement faible et qu'il est commun de le trouver fort, développé, assez large (1). Loin de nous la pensée de contester l'exactitude des observations de M. Becquerel, nous avons aussi quelquefois trouvé ces caractères au pouls des chloro-anémiques, mais s'ils ne nous ont pas paru aussi fréquents qu'à ce médecin, c'est sans doute parce que nous ne croyons pas qu'il soit aussi facile qu'il le pense de séparer la chlorose, de l'anémie et que nous regardons l'état chloro-anémique comme étant bien plus commun que l'une ou l'autre des deux maladies qui le constituent.

Quoi qu'il en soit, nous espérons être parfaitement

____

(1) *Loc. cit.*

d'accord avec M. Becquerel en disant qu'il n'est peut-être pas de chloro-anémique chez lequel on n'observe des palpitations nerveuses. Beaucoup se croient atteints d'une affection du cœur, et l'on n'ignore point que c'est en grande partie cette circonstance qui a mis M. le professeur Bouillaud sur la voie de ses belles recherches sur les bruits chloro-anémiques du cœur et des gros vaisseaux. Ces palpitations ont lieu dans diverses circonstances ; le plus ordinairement elles se rattachent à une cause occasionnelle légère, telle que l'action de marcher un peu vite, de monter, à une émotion surtout si elle est de nature expansive, à une contention d'esprit un peu continue, à la suite d'une fatigue, d'une veille, d'un travail, etc. ; d'autres fois, elles surviennent sans qu'il y ait rien de tout cela et sous l'influence seule de la chloro-anémie. C'est autant à l'action topique d'un sang altéré sur le tissu du cœur et en modifiant l'innervation qu'il faut les rapporter, qu'à celle du trouble plus général survenu dans l'innervation cérébro-spinale. Nous avons essayé déjà d'apprécier la valeur de cette double influence, et nous ne reviendrons pas sur les détails que nous avons alors donnés (1).

Après les palpitations signalons les névralgies du cœur qui sont, il est vrai, bien moins fréquentes ; nous avons cru devoir rapporter à la névralgie des nerfs du cœur ces douleurs lancinantes et fugitives que quelques malades accusent à la région du cœur, qui s'observent aussi dans quelques cas d'angine de poitrine, sans oublier pour cela

____

(1) Chapitre 1.

que quelques auteurs ont mis en doute l'existence de la névralgie du cœur (1).

Les lipothymies, les défaillances, les syncopes sont encore des accidents communs chez les chloro-anémiques, et qui sont presque toujours de nature nerveuse, nous ne reviendrons pas non plus sur le mécanisme de leur production.

Le rhythme des battements du cœur est assez souvent modifié chez les chloro-anémiques en dehors même des instants où il y a soit des palpitations, soit des défaillances. Les battements s'entendent dans une plus large étendue, l'impulsion est plus forte, parfois on croirait à un anévrysme ; lorsqu'on applique la main, elle est repoussée ; si l'on ausculte, les bruits sont nets et clairs, le second surtout, car assez souvent il y a un bruit de souffle au premier temps ; on a voulu faire de ce bruit de souffle un symptôme constant, il s'en faut cependant que nous l'ayons toujours rencontré. Les changements survenus dans le rhythme des battements du cœur nous paraissent être des phénomènes nerveux, mais nous ne savons trop jusqu'à quel point nous devons rattacher à la même cause les bruits de souffle ; ceux-ci peuvent d'ailleurs s'expliquer assez aisément par d'autres considérations.

Quant aux bruits qui s'entendent dans les veines et dans les artères, nous en reparlerons également ici, mais au seul point de vue sémiotique et sans revenir sur leur mode de production, ni nous prononcer sur leur na-

(1) Voyez p. 124 et suiv.; p. 176 et suiv.

ture (1). Ces bruits monotones et plaintifs décrits sous tant de noms divers sont continus ou intermittents : les bruits continus paraissent avoir une valeur sémiotique plus grande que les bruits intermittents qui peuvent être produits presque à volonté par la pression du stéthoscope. C'est encore une question de savoir si les premiers ont lieu dans les artères ou dans les veines, quant aux seconds ils ont leur siége dans les artères. Ceux-ci ne nous ont pas paru très constants, car nous ne les avons que rarement observés lorsque l'affection chloro-anémique n'était pas très développée.

Nous ne faisons aussi que rappeler ici, parce que nous les avons déjà étudiés longuement, ces battements artériels, véritables palpitations des vaisseaux qu'on observe si fréquemment chez les chloro-anémiques. Cependant nous ne croyons pas que ce symptôme soit souvent isolé; il est d'ordinaire le compagnon de la névralgie des nerfs qui suivent l'artère où on l'observe. Le malade a parfaitement la sensation de ces battements, le médecin peut aussi les percevoir soit avec la main, soit avec l'œil et jusque dans les plus petites artères. Lorsque ces battements se font sentir dans les capillaires de la peau, il n'est pas rare que celle-ci semble comme tuméfiée, plus rouge et plus chaude ; nous ne saurions attribuer ces divers phénomènes qui n'ont rien de constant, cessent et reparaissent sans cause connue, qu'à une activité momentanée plus grande de la circulation, activité qui est elle-même le résultat de la surexcitation nerveuse.

(1) Voyez p. 200.

Maintenant il nous reste à dire que la chloro-anémie n'excluant point une maladie organique du cœur ou des vaisseaux il est clair que les divers accidents que nous venons de passer en revue et d'attribuer à la surexcitation nerveuse, peuvent tous être symptomatiques d'une affection organique. Ce diagnostic sera discuté plus tard, nous n'avions ici qu'à constater que tous ces phénom ènespeuvent être des effets de la surexcitation nerveuse qui se lie à la chloro-anémie.

§ III. — Troubles des fonctions respiratoires.

Les phénomènes nerveux les plus communs qui, chez les chloro-anémiques, s'observent du côté des voies respiratoires, sont de la dyspnée, de l'anxiété, des bâillements, des inspirations profondes, de la toux, de l'aphonie, l'aura épiglottique, des douleurs profondes dans la poitrine qui ne sont pas des névralgies intercostales, etc. Tous ces symptômes ayant été déjà l'objet d'un examen détaillé (1), nous aurons peu de chose à ajouter ici.

La dyspnée nous paraît être l'un des accidents les plus fréquents, il est rare qu'elle n'existe pas, et elle s'observe à toutes les périodes de la maladie ; mais son intensité varie depuis l'oppression légère jusqu'à la suffocation. Quelquefois la dyspnée survient spontanément, si la maladie est grave, cela n'est même pas rare, mais il est encore plus ordinaire qu'elle se manifeste après une marche ou un exercice fatigant quelconque. La plupart des

(1) Voyez chap. 4.

chloro-anémiques ne peuvent faire de mouvements un peu brusques, étendus ou prolongés, sans être essoufflés. Cette dyspnée s'accompagne naturellement de palpitations, ce sont les mêmes nerfs dont l'action est alors surexcitée; cependant les palpitations peuvent exister sans elle lorsqu'elles sont spontanées. Nous nous rappelons parfaitement avoir éprouvé ce phénomène sur nous-même lorsque nous étions jeune. Assis à notre table de travail, nous sentions quelquefois notre cœur battre violemment et comme à vide, sans qu'il y eût aucun sentiment d'oppression, cela durait quelques secondes et tout rentrait dans le calme; nous étions naturellement fort effrayé. D'autre part, nous avons assez souvent constaté une oppression vive chez des malades dont le cœur était fort calme. Une impression morale même légère peut aussi très facilement déterminer la dyspnée chez les chloro-anémiques. Chez eux, deux circonstances inhérentes à leur maladie semblent en favoriser la production : c'est l'appauvrissement du sang et la surexcitabilité nerveuse; le mécanisme d'après lequel ces deux circonstances agissent nous est déjà connu.

La dyspnée n'est pas toujours le résultat d'une névrose pulmonaire, elle peut être consécutive à un spasme de la glotte ou du larynx. Ces spasmes sont loin d'être rares chez les chloro-anémiques surtout chez les femmes qui présentent en même temps quelques symptômes d'hystérie; rappelons aussi qu'en étudiant les troubles des organes de la digestion nous avons eu occasion de constater que l'aura épiglottique qui est le premier degré du spasme, pouvait être quelquefois un phénomène lié à la dyspepsie.

Nous en dirons autant des bâillements, des inspirations profondes, de l'anxiété.

L'aphonie mérite une mention à part, en ce qu'elle dépend moins de la surexcitation nerveuse que de l'asthénie nerveuse; elle s'observe chez les chlorotiques dont les forces semblent profondément anéanties, ils n'ont pour ainsi dire plus celle de parler. Mais cette aphonie chlorotique cesse quelquefois soudainement dès qu'une cause excitante vient réveiller le système nerveux du malade et le faire sortir de son atonie.

La toux nerveuse des chloro-anémiques est très commune surtout chez les jeunes gens des deux sexes. Comme la dyspnée, elle peut tenir à l'impression que fait un sang trop peu stimulant sur le parenchyme pulmonaire et peut-être à l'action irritante de l'excès d'oxygène de l'air qui ne saurait être totalement absorbé par un sang déferruginé (1); mais elle tient surtout à la mobilité plus grande d'un système nerveux affaibli et qu'une irritation légère surexcite. La toux des chloro-anémiques a souvent été prise pour une toux tuberculeuse et réciproquement, c'est une question que nous réservons pour le chapitre du diagnostic.

§ IV. — Troubles des fonctions génitales.

Les troubles des fonctions génitales ne s'observent guère que chez la femme, ils consistent principalement dans ceux des fonctions de la menstruation. Si la jeune

(1) Voyez p. 9.

fille n'est pas encore réglée, elle ne se réglera pas ou se réglera plus difficilement; si elle l'est déjà, les règles deviendront pénibles, irrégulières, douloureuses et se supprimeront assez souvent. Nous ne saurions admettre avec quelques auteurs que cette suppression a lieu toujours, nous connaissons un grand nombre de chloro-anémiques chez lesquelles les choses ne se passent point ainsi, mais d'ordinaire il se fait à chaque époque une réaction nerveuse fort vive. Des douleurs lombaires violentes précèdent les règles et souvent durent autant qu'elles ; ces douleurs se font également sentir dans le bas-ventre et dans l'utérus; il y a des coliques vives et un sentiment permanent de tension et d'encombrement. Assez souvent alors la constipation habituelle cède et est remplacée par une diarrhée plus ou moins abondante. Nous croyons devoir considérer ces troubles utérins comme purement nerveux, nous les regardons comme le résultat de la chlorose et non comme sa cause. Dans cette maladie, l'utérus partage l'atonie de tous les organes, et c'est précisément pour cela que, sous l'influence de l'excitation menstruelle, excitation toute physiologique en d'autres circonstances, mais trop forte pour un organe qui est dans un état d'asthénie, il y a une perturbation douloureuse dans ses fonctions, une exacerbation qui ne tarde pas à réagir sur la plupart des autres organes. Ces réactions attestent combien est grande l'influence de l'utérus sur l'axe nerveux central, car à celles que nous avons déjà signalées il convient d'ajouter les spasmes, les palpitations, les défaillances, la toux, les maux de tête, les bourdonnements, les vertiges, les modifications en plus ou en moins de la sensibilité.générale ou spéciale ; chez les femmes sujettes aux attaques de nerfs, hystériques ou cataleptiques, il n'est pas rare que les accès les plus violents de ces maladies coïncident avec l'époque menstruelle. Le caractère et l'intelligence sont eux-mêmes affectés et le sont peut-être toujours, bien qu'à des degrés très divers. Une dame de beaucoup d'esprit et habituée à observer nous disait à propos d'une de ses amies malades : « Il n'est pas étonnant que son caractère ne soit plus le même, car j'ai bien des fois remarqué sur moi et sur les autres que, lorsque nous arrivons à certaines époques, nous nous contrarions de niaiseries, qu'alors nous avons tendance à prendre au sérieux des choses qui nous seraient tout à fait indifférentes en d'autre temps, et que nous sommes obligées de faire effort sur nous-mêmes pour que ceux qui nous entourent ne s'aperçoivent point de ces changements. » Si une telle remarque a pu être faite par une femme du monde observant sur elle et sur des personnes bien portantes, à combien plus forte raison cette observation ne sera-t-elle pas exacte, si nous en faisons l'application à des femmes chlorotiques chez lesquelles la susceptibilité nerveuse est si fort augmentée par le fait seul de cette maladie ?

L'utérus agit sympathiquement sur le cerveau, mais à son tour le cerveau surexcité réagit vivement sur l'utérus. Ici nous aurions à signaler la plupart des faits qui se rapportent à l'hystérie, à la nymphomanie, à l'érotomanie. D'une part, la chloro-anémie est une prédisposition à ces maladies ; d'autre part, elles peuvent, lorsqu'elles existent, la déterminer et d'autant plus facilement que les réactions utérines y sont très vives et que ces mêmes réactions peuvent devenir elles-mêmes des causes de chlorose. Les phénomènes qui se produisent alors sont assez complexes, ils partent à la fois du cerveau et des organes génitaux; essayons de les analyser.

A l'âge de la puberté, des penchants nouveaux et qu'on peut appeler innés se développent, le sens génital, muet jusque-là, entre en activité. Sans doute l'éducation donnée aux jeunes filles peut en modérer les écarts et même en retarder les manifestations; mais que de fois aussi cette éducation ne produit-elle pas le résultat contraire? Quoi qu'il en soit, sciemment ou non, la jeune fille éprouve en elle quelque chose qui l'inquiète, qui l'agite; jusqu'ici tout se passe dans le cerveau; mais la réaction vers l'utérus ne tarde guère à s'opérer. Alors le vague de ses idées se précise, et instinctivement elle se trouve initiée au secret de sa nouvelle existence. L'excitation utérine réagit à son tour sur le cerveau, et pour peu qu'elle soit exagérée, ainsi que cela a souvent lieu dans les affections chloro-anémiques, la jeune fille a bientôt des idées érotiques qu'elle est contrainte de dissimuler, ce qui la rend triste; elle est parfois portée à l'acte vénérien, et dans le combat qui se livre entre ses désirs et sa pudeur, la dernière ne reste pas toujours victorieuse. C'est ainsi que la surexcitation nerveuse va du cerveau à l'utérus, de celui-ci au cerveau, et éclate souvent alors dans tout l'organisme par des perturbations dans la sensibilité et dans la motilité.

L'excitabilité utérine est souvent accrue par les circonstances hygiéniques au milieu desquelles vivent les

femmes, et dans ces cas c'est encore l'influence cérébrale
qui réagit. La vie oisive et sédentaire, une trop grande
retenue, les veilles prolongées, les réunions trop eni-
vrantes, la lecture des romans, l'ascétisme religieux, etc.,
sont autant de causes qui, en livrant la femme aux écarts
de son imagination, la portent à des rêveries douces et
parfois voluptueuses qui ne tardent pas à agir sympathiquement sur ses organes génitaux. La surexcitabilité du
système s'en accroît d'autant, et sous cette dernière influence la jeune femme s'étiole, pâlit, les digestions se
dérangent, le sang s'appauvrit, la chloro-anémie se manifeste. C'est en grande partie pour cela que cette maladie est plus commune dans les villes, dans les pensions,
dans les couvents, qu'elle ne l'est chez les filles de la campagne habituées à une vie sobre, active, laborieuse, bien
réglée, et auxquelles les épais rideaux d'un boudoir ne
mesurent ni le jour ni le soleil.

Chez les jeunes gens de l'autre sexe les phénomènes
sont moins saillants bien qu'analogues, parce que chez
eux les sympathies de l'appareil génital sont moins actives. Cependant elles ne laissent pas que de s'exercer dans
une mesure qui est encore assez étendue. A l'âge où leur
imagination prend son essor, où leurs pensées se portent vers l'autre sexe, toutes les cordes nerveuses sont
fortement tendues. La vue d'une femme produit une
émotion dont le jeune homme ne se rend pas toujours
bien compte d'abord, mais qu'il aime, qu'il cherche à se
procurer de nouveaux plaisirs; bientôt ses sens parlent,
et si l'on n'y prend garde, ou il séchera de désirs non
satisfaits, ou il se livrera à des rapports sexuels, qui, trop

répétés, ne tarderont pas à épuiser sa constitution. La chose sera bien autrement à redouter si, comme cela arrive trop souvent, le jeune homme abuse avant l'âge et s'il a surtout des habitudes de masturbation. Dans ces divers cas, l'excitation cérébrale produit celle des organes génitaux, ceux-ci sont dans un état d'éréthisme à peu près permanent, cet éréthisme et les pertes incessantes qu'il occasionne ne tardent pas à altérer sa constitution, la chloro-anémie se déclare et l'état nerveux s'aggrave. Alors les digestions languissent, les palpitations sont fréquentes, il y a des maux de tête, le caractère s'assombrit, la toux survient, l'émaciation aussi, et l'on peut croire aisément à une affection organique qui n'existe pas, ou du moins qui n'existe pas encore.

Ces formes de la surexcitation nerveuse sont celles qui nous paraissent être liées le plus souvent à l'hyperesthésie des organes génitaux ; elles sont singulièrement aggravées par la concomitance d'une affection chloro-anémique, mais elles peuvent aussi produire celle-ci de toutes pièces. Dans les cas les plus ordinaires, les deux affections se développent simultanément et l'une aide l'autre. C'est toujours le même cercle vicieux ; l'impression d'un sang altéré excite anormalement le système nerveux, l'influence nerveuse irrégulière concourt à accroître l'altération du sang.

§ V. — Troubles de la sensibilité.

Nous ne ferons guère que les énumérer, car nous avons eu souvent déjà l'occasion d'en parler, d'en rappeler les causes, d'en rechercher la nature. La forme la plus fréquente c'est l'exaltation, névralgies diverses et hyperesthésie de la peau pour la sensibilité générale ; vertiges, illusion de la vue, de l'odorat, de l'ouïe et du goût pour la sensibilité spéciale.

Parmi les névralgies, citons comme les plus communes, la migraine et toutes les variétés de la céphalalgie. La migraine chloro-anémique est extrêmement variable, elle est le plus souvent frontale ou occipitale, et ne nous paraît guère différer des névralgies proprement dites, que par la diffusion de son siége. La variété de migraine que Pelletan appelle irienne, est également assez fréquente. Nous croyons encore que la migraine est plus commune chez les chloro-anémiques qui ont des accidents gastriques, et cependant nous ne saurions précisément en attribuer la cause à la gastralgie, car nous n'avons pas remarqué que les vomissements fussent alors très fréquents.

La migraine est très commune aussi chez des personnes qui ne sont rien moins qu'anémiques, et peut même dépendre, chez elles, d'un état pléthorique, mais alors les symptômes ne sont peut-être pas exactement semblables. Ceux qui nous ont paru les plus fréquents chez les chloro-anémiques, sont un malaise indéfinissable avec agacement et penchant à la tristesse, l'affaissement de la vue, une grande fatigue, l'impossibilité de soutenir la lumière, la sensation d'un cercle qui comprime fortement du front à l'occiput, enfin les troubles sympathiques des fonctions de nutrition à des degrés variés. Nous avons observé moins souvent les hallucinations de la vue, celles surtout qui font voir des objets lumineux, les battements artériels nous ont paru moins forts et moins fréquents; les accès sont dans leur ensemble plus longs et moins aigus. Nous connaissons beaucoup de femmes délicates que la migraine ne quitte presque pas, mais elle n'est pas assez intense pour les obliger à un repos complet. Seulement, à des intervalles plus ou moins éloignés, plus ou moins réguliers, il survient chez elles un violent accès. A cela près, la migraine chloro-anémique nous paraît ressembler de tout point à la migraine la plus ordinaire. Nous ne parlerons pas ici des accidents sympathiques qui l'accompagnent, parce que nous aurons occasion d'y revenir. Mais, avant que de laisser ce sujet, nous croyons devoir reproduire la description que les auteurs du *Compendium* ont donnée de la céphalalgie par défaut de sang, qui n'est évidemment autre chose que notre migraine chloro-anémique. « Les malades se plaignent d'un sentiment de douleur et de constriction qui s'éveille sous l'influence du moindre changement dans la position du corps, qui s'exaspère par la situation assise et debout, le moindre bruit, l'action de la lumière, la moindre fatigue des sens et de l'intelligence suffisent pour y donner naissance; cette céphalalgie se complique de vertiges, d'éblouissements, de tintements d'oreille, de difficultés dans l'exercice de la pensée, quelquefois d'insomnie, d'autres fois d'un état habituel de somnolence; les malades sont dans un grand état de faiblesse, et subissent, d'ailleurs, des troubles des fonctions de circulation, de digestion; il y a tendance à la sueur, etc. A quelle cause autre qu'à un défaut de sang rattacherons-nous la production de cette douleur ? L'état général de l'organisme, la diminution des accidents par une position horizontale, voici plus de preuves qu'il n'en faut pour appuyer une assertion qui ne saurait trouver de nombreux contradicteurs (1). »

Après la migraine, nous signalerons comme presque aussi communes qu'elle, les névralgies de la cinquième paire, et parmi celles-ci les névralgies sus-occipitales, sous-occipitales, intercostales, etc. C'est à ces dernières qu'il faut rapporter le plus souvent les douleurs de dos dont se plaignent un grand nombre de chloro-anémiques (2).

Les chloro-anémiques éprouvent quelquefois des troubles assez marqués dans la sensibilité de la peau, qu'il faut aussi rapporter à la surexcitation nerveuse : tantôt il y a exagération, tantôt affaiblissement de cette sensibilité, tantôt perversion. L'anesthésie et l'hyperesthésie sont souvent deux phénomènes qui se succèdent sans ordre bien déterminé. On sait combien l'un et l'autre sont communs dans l'hystérie, dans l'hypochondrie, dans l'épilepsie, mais en dehors même de ces états spéciaux, on peut les observer dans les chloro-anémies intenses comme simple effet de la surexcitation nerveuse générale. L'hyperesthésie nous paraît être une névralgie des ramuscules qui se perdent dans les téguments, elle est plus souvent partielle que générale. L'exaltation de la sensibilité de la peau est aussi susceptible de tous les degrés ; s'il est assez rare de rencontrer des cas où elle est extrêmement développée, il l'est beaucoup moins de rencontrer

(1) *Compendium*, t. II, p. 1237.
(2) Voyez p. 16.

des personnes chez lesquelles la peau a véritablement une sensibilité exagérée, et ces personnes sont toujours très nerveuses et souvent chloro-anémiques. Il est bien entendu que nous faisons abstraction ici des circonstances où l'excès de la sensibilité est dû à une inflammation du derme ou à toute autre cause analogue.

L'anesthésie complète est assez rare, mais un certain degré d'anesthésie ne l'est pas; nous l'avons constaté plusieurs fois. Le meilleur moyen de la découvrir est le compas de Weber; ce physiologiste pique légèrement la peau avec les deux pointes d'un compas, et l'écart qu'il faut donner à ses pointes, pour obtenir deux sensations, indique le degré de sensibilité de la peau. Nous avons vu des chloro-anémiques chez lesquels les deux pointes n'é-taient perçues qu'autant qu'on leur donnait un écart de près de 3 centimètres; nous croyons que la sensibilité doit être quelquefois plus obtuse encore. A côté de ces modifications de la sensibilité, il faut placer certaines im-pressions fantastiques que les personnes nerveuses éprou-vent quelquefois et qui leur font croire à la présence d'objets qui n'existent point.

Nous avons parlé ailleurs (1) des illusions et des troubles divers dont les sens peuvent être l'objet sous l'influence de la surexcitation nerveuse, nous n'y revien-drons pas ici, ce que nous aurions à ajouter devant trouver très naturellement sa place lorsque nous parle-rons des troubles cérébraux, car nous aurons alors à rappeler ces phénomènes.

____

(1) Voyez chap. 4.

§ VI. — Troubles de la motilité.

La paralysie chlorotique a été parfaitement bien étudiée par M. Sandras, nous ne croyons pas qu'on ait rien ajouté de bien important à ses travaux sur ce sujet, et nous nous bornerons à rappeler quelques-unes de ses conclusions. « La paralysie nerveuse, dit-il, peut prendre beaucoup de formes différentes les unes des autres. Il n'est pas rare de rencontrer des paralysies nerveuses *générales*, les hystériques, les cataleptiques, les extatiques, les chlorotiques en fournissent de nombreux exemples. Tantôt la paralysie générale dure seulement quelques instants, quelques heures ; c'est le plus commun : elle se conserve tantôt pendant des semaines, et même, à des degrés variables, pendant des mois.... Les léthargies dont parlent les auteurs ne sont pas autre chose... Une autre forme de paralysie générale nerveuse ressemble d'une manière frappante aux premiers temps de la *paralysie générale progressive*, elle est beaucoup plus grave que les autres... Les paralysies nerveuses partielles sont beaucoup plus communes et par conséquent méritent plus encore, s'il est possible, l'attention du médecin. Elles débutent en général d'une manière assez brusque ; commencent quelquefois par un simple engourdissement qui s'élève assez rapidement jusqu'à la paralysie presque complète du sentiment et du mouvement ; d'autres fois se montrent dans le principe sous cette dernière forme. Dans d'autres occasions, la paralysie du mouvement est complète de prime abord, et en même temps, au début,

il y a exaltation vive de la sensibilité superficielle de la
partie paralysée ; puis cette sensibilité peut se transformer
rapidement en une abolition complète de la même fonction... La marche des paralysies partielles n'a rien de
déterminé à l'avance : parfois elles ont une période d'aug-
ment, de station, de décroissement ; d'autres rapidement
établies disparaissent avec la même rapidité... On en rencontre de toutes ces sortes dans les chlorotiques et dans
les hystériques, en qui les paralysies partielles s'observent le plus fréquemment... Quant à ce que l'on pourrait
appeler les complications de ces paralysies, ce sont presque toujours des désordres symptomatiques résultant de
la cause première qui a amené la maladie : des troubles,
des convulsions, des étouffements, des palpitations hystériques, ou bien l'ensemble des désordres chlorotiques...
La chlorose et l'hystérie sont en effet les deux causes les
plus fécondes en paralysies nerveuses... Dans la *chlorose
avancée*, les phénomènes nerveux plus ou moins graves
ne manquent guère ; les paralysies plus ou moins étendues sont un des phénomènes qui se dessinent alors le
mieux. On les rencontre fort souvent sous toutes les formes, et l'on peut s'attendre à les voir se modifier de la manière la plus singulière. Les paralysies chlorotiques sont
d'ailleurs les moins graves de toutes. Elles ne le deviennent que quand cette affection est portée à un degré tel
qu'on en puisse sérieusement craindre un résultat funeste (1). »

Nous ne croyons pas utile de rappeler ici les cinq ou six

(1) *Traité des maladies nerveuses*, t. II, p. 6 et suiv.

observations dont M. Sandras a appuyé son travail, parce qu'elles sont très connues. Nous croyons inutile aussi de rien ajouter à l'analyse que nous venons de donner, car nous avons lu avec attention la plupart des observations de paralysies nerveuses qui, depuis quelques années, ont été publiées par les journaux de médecine, et nous n'y avons rien trouvé qui ne soit implicitement contenu dans les propositions que nous venons de résumer. Les paralysies diphthériques qui depuis quelque temps occupent beaucoup l'attention des médecins, ne sont autres, au fond, que des paralysies chloro-anémiques, elles tiennent à l'appauvrissement du sang, à une *chloro-anémie septique*, car nous croyons pouvoir donner ce nom à cet état d'épuisement dans lequel tombent souvent les malades qui ont échappé à une angine couenneuse, véritable cachexie qui tient à une sorte d'empoisonnement. Ces paralysies qui, quelles que soient leur étendue et leur forme, cèdent d'ailleurs presque toujours à un traitement reconstituant, tonique et ferrugineux, lorsqu'il est suffisamment prolongé, ne sauraient avoir une autre nature que celle que nous leur assignons. Nous croyons encore devoir rapporter à la paralysie qui nous occupe, et en considérer comme le premier degré, cette faiblesse musculaire qui fait presque constamment partie de l'appareil symptomatique des affections chloro-anémiques.

Les convulsions surviennent dans un très grand nombre de cas, elles constituent l'un des symptômes principaux de plusieurs maladies de l'hystérie, de la chorée, de la catalepsie, affections qui sont assez souvent influencées par la chloro-anémie ; de l'hydrophobie, de l'épilepsie, du tétanos, de l'éclampsie, etc.; elles sont partielles ou générales, cloniques ou toniques, offrent des variétés très grandes qui leur impriment un caractère tout spécial, ainsi le hoquet, les crampes, les spasmes de la glotte, le tremblement, les contractures, etc., sont des convulsions. Les convulsions sont, comme les paralysies, très souvent symptomatiques d'une altération matérielle du cerveau ou de la moelle, mais elles peuvent aussi être essentiellement nerveuses et dépendre exclusivement de la surexcitation de ce système. Si l'on fait abstraction des convulsions qui font partie des symptômes des affections dites convulsives, elles ne paraîtront peut-être pas très fréquentes dans la chloro-anémie, cependant il en est quelques-unes qui sont évidemment influencées par cet état.

Les crampes, par exemple, nous ont paru très fréquentes, nous avons connu plusieurs chlorotiques qui, la nuit, en souffrent cruellement. Le hoquet qui dépend aussi des troubles de la digestion, s'observe assez fréquemment chez les chlorotiques. Leur impressionnabilité générale les rend encore très susceptibles d'être pris de tremblement sous l'influence de la plus légère émotion; quant aux contractures, elles s'observent assez souvent d'une manière passagère dans les exacerbations nerveuses, elles ont, du reste, beaucoup de rapport avec les crampes et souvent ne sont guère moins douloureuses. Le diagnostic de ces deux formes convulsives nous paraît même être assez souvent difficile; nous avons observé quelques cas de ce genre, une fois entre autres la maladie avait son siége dans les muscles scalènes : la crise dura quinze jours avec des exacerbations de quelques minutes, tantôt d'un côté, tantôt de l'autre; il serait difficile de rendre l'état de souffrance extrême dans lequel était cette malade qui offrait en même temps des phénomènes névralgiques et du délire aigu.

Nous n'avons jamais observé de convulsions générales liées à la chloro-anémie, si ce n'est dans les cas où cette maladie était compliquée d'hystérie ou de quelque autre affection nerveuse générale. Parmi les convulsions spéciales qui s'observent parfois chez les chlorotiques, il faut peut-être encore noter le strabisme et certains vomissements opiniâtres qu'on ne sait trop à quelle cause rapporter, car ils sont le seul symptôme gastrique qu'on observe. Il est probable, cependant, qu'ils relèvent de quelque sympathie de l'utérus, car ils ont lieu surtout à l'époque des règles.

OBSERVATION II. — *Convulsions générales, chloro-hystériques.* — *Vomissements nerveux.* — *Guérison.*

Nous en avons recueilli un cas chez une fille de quatorze ans, d'une assez bonne constitution primitive, mais devenue chlorotique par la misère et par suite de la difficulté avec laquelle s'établissait chez elle la menstruation. Pendant plus de vingt jours elle eut des vomissements incessants que rien ne put arrêter. Elle était en même temps prise de convulsions violentes dans tout le corps. Ces accès duraient plusieurs heures et se répétaient jusqu'à trois et quatre fois chaque jour, en sorte que cette malheureuse est quelquefois restée plus de vingt-quatre heures sans repos. Il y avait chez elle un léger aura épiglottique, mais la sensation la plus pénible qu'elle éprouvait était une hallucination qui lui faisait croire qu'elle avait constamment sur les jambes un gros mouton et c'était pour se débarrasser de cet animal qu'elle se livrait aux mouvements les plus dés-

ordonnés. Plusieurs personnes pouvaient à peine la contenir.
L'époque vint enfin, et la santé de cette jeune fille se raffermit
pour deux mois sous l'influence d'un traitement tonique et
ferrugineux. Il y eut alors une rechute en tout semblable à la
première, qui eut à peu près la même durée, qui se termina de
même. Trois années se sont écoulées depuis et cette jeune fille
bien réglée et qui n'est plus chlorotique n'a plus eu d'accidents
nerveux.

Nous ne doutons pas que l'hystérie et la chorée n'aient
joué un certain rôle dans cette maladie complexe ; c'est à
ces deux affections que nous croyons même devoir rapporter les convulsions, mais il ne nous paraît pas moins
certain que la chlorose n'y a point été étrangère et que
les accidents ont relevé surtout des sympathies que l'u-
térus a exercées sur le centre cérébro-spinal. Cette observation étant la seule de ce genre que nous ayons, nous
n'osons pas trop généraliser les symptômes qu'elle nous
a présentés, mais il nous ont paru devoir être notés au
moins à cause de leur extrême violence.

Les troubles nerveux de la locomotion dans la chloro-
anémie viennent d'être étudiés d'une manière toute spéciale, par M. le docteur Arzouman (1), nous ne saurions
mieux faire que de présenter ici un aperçu très succinct
de ce travail. L'auteur admet trois formes ou plutôt trois
degrés dans la chloro-anémie ; le premier caractérisé par
des troubles nerveux légers du côté de la sensibilité ; le
second par des désordres variés, dans les fonctions auxquelles préside le grand sympathique, l'exaltation ou l'a-
bolition de la sensibilité animale et quelques troubles du

(1) Thèse inaugurale, 1858.

côté de l'appareil locomoteur, mais qui n'apparaissent qu'après la fatigue, la marche ou l'effort; le troisième par des désordres plus graves dans la sensibilité et dans la locomotion. C'est alors qu'on observe des paralysies, des contractures, des contractions involontaires, etc. Cette forme de la chloro-anémie paraît démontrée par les observations de Hallé, de MM. Trousseau, Pidoux, Sandras, etc. Si elle n'a pas fixé plus tôt l'attention des praticiens, c'est que celle-ci s'est portée presque exclusivement du côté de la sensibilité; ces troubles peuvent se résumer sous les six chefs suivants :

1° Troubles dans la contractilité musculaire, consistant surtout en un désordre qui fait que la volonté ne peut plus commander;

2° Contractilité convulsive d'un ou plusieurs groupes de muscles;

3° Défaut ou faiblesse de contractilité musculaire;

4° Paralysie complète du mouvement volontaire ou involontaire, partielle ou générale, paraplégie, hémiplégie, aphonie, etc.;

5° Contraction convulsive (manifestation rare);

6° La contraction et la rétraction musculaire.

Ces phénomènes nerveux sont plus communs chez la femme que chez l'homme et l'auteur en trouve la cause dans son système musculaire moins développé que celui de l'homme, et dans sa plus grande impressionnabilité nerveuse. Ce qui prouve d'après lui, que ces divers phénomènes sont sous la dépendance presque exclusive de l'état du sang, c'est que chez la femme ils s'aggravent après chaque époque menstruelle ; d'une manière proportionnée à l'abondance de l'écoulement sanguin ; et dans les deux sexes, chaque fois qu'il y a une perte de liquides excrémentitiels ou récrémentitiels, sang, bile, salive, lait, etc. La marche de ces accidents est à cela près très irrégulière, ils peuvent paraître, disparaître, se transformer les uns dans les autres, etc., sans que le fond même de la maladie, la chloro-anémie se modifie. Le pronostic et le traitement en sont subordonnés au pronostic et au traitement de celle-ci. Il est aisé de reconnaître dans ce travail, les idées déjà développées par M. Sandras, mais l'auteur les a généralisées et leur a donné une nouvelle sanction.

On voit par tout ce qui précède que les troubles nerveux de la sensibilité et ceux de la motilité se confondent assez souvent et si nous les avons divisés pour en faciliter l'étude, nous ne devons pas oublier que presque toujours ils se trouvent réunis chez le même sujet et dans les mêmes parties. C'est qu'en effet les nerfs étant mixtes, la surexcitation, lorsqu'elle résulte d'une impression faite à l'un d'eux, doit presque toujours affecter à la fois les filets sensitifs et les filets moteurs qui entrent dans sa masse. Nous nous sommes trop étendu déjà sur le mécanisme de l'action nerveuse dans ces cas pour y revenir.

§ **VII.** — **Troubles cérébraux.**

Si nous voulions être complet, nous aurions à reprendre dans ce paragraphe, tout ce qui a été dit dans les précédents, car il est bien évident que c'est en dernier lieu du cerveau, du *sensorium commune* que partent à peu près toutes les réactions nerveuses. C'est à lui qu'aboutissent les impressions, et c'est à leur mode d'action sur lui qu'il faut rapporter la plupart, sinon tous les phénomènes de l'innervation. Mais nous ne nous proposons ici que d'appeler l'attention sur quelques faits de surexcitation nerveuse générale qui n'ont point trouvé leur place dans les divisions précédentes, ou sur quelques faits de surexcitation sensorielle qui paraissent relever plus directement du cerveau.

Si, sans nous attacher à l'ordre physiologique qui serait assez difficile et sans avantage, nous suivons l'ordre de fréquence, nous aurons à signaler d'abord, et à peu près sur la même ligne les vertiges, les tournoiements, les bourdonnements d'oreilles, les tintements, les troubles de la vue, ceux de la sensibilité tactile, etc. Un seul mot sur chacun d'eux.

Parmi les causes très nombreuses qui donnent lieu aux vertiges, l'une des plus efficaces est l'insuffisance de l'excitation cérébrale, soit que le sang vienne à manquer au cerveau, soit que ce liquide ait perdu ses propriétés excitatrices. Ces deux circonstances peuvent se trouver réunies chez les chloro-anémiques et elles expliquent aisément la fréquence des vertiges chez eux ; mais les vertiges peuvent être aussi souvent le résultat d'un trouble de la digestion : ils peuvent accompagner un accès de migraine, de céphalalgie, ou tenir à quelque affection organique du cerveau. Dans les deux premiers cas, ils peuvent encore être considérés comme se rattachant à la chloro-anémie, alors que cette affection se complique en même temps de troubles nerveux de l'estomac ou de diverses névralgies; dans le troisième, il peut être assez difficile de reconnaître la cause véritable du vertige. Les tournoiements ne sont qu'une variété du vertige; les bourdonnements et les tintements d'oreilles, la plupart des troubles nerveux de la vue, tels que son affaiblissement, la berlue, etc., tiennént à peu près aux mêmes causes que les vertiges. Tous ces accidents sont fréquents dans la chloro-anémie et sont dus alors à l'action sur le cerveau d'un sang qui, ayant perdu son principe le plus stimulant, y détermine un abaissement de la vitalité. Ces accidents sont en effet à l'intensité près, les mêmes que ceux qu'on observe chez les personnes asphyxiées par le charbon; avant que de s'évanouir, elles ont aussi des vertiges, des bourdonnements, des faiblesses de la vue, etc., et ces faits ne peuvent tenir chez elles qu'à un défaut d'oxygénation du sang et à l'effet du gaz oxyde de carbone sur ce liquide. Or, les globules étant la partie oxygénable du sang, il ne saurait être convenablement oxygéné lorsque les globules y ont diminué dans une certaine proportion. Ainsi de l'identité des effets nous pouvons ici remonter à l'identité de la cause.

Ce n'est que pour mémoire que nous rappelons ces perversions très fréquentes du goût chez les chloro-anémiques, celles de l'odorat et une exaltation qui devient parfois extrême. Il ne faut voir dans tout cela que le résultat de la susceptibilité nerveuse devenue plus grande (1).

A tort ou à raison nous avons réservé pour en parler à cette place, les perversions de la sensibilité tactile ; on sait combien elles peuvent être bizarres chez les personnes d'une grande susceptibilité nerveuse ; il en est qui ne peuvent toucher certains corps sans être pris d'un frisson, d'autres que le frôlement de la soie ou du papier agace, etc. Tous ces phénomènes dont nous pourrions multiplier les exemples à l'infini, sont complexes. La sensibilité tactile n'est pas la seule qui soit ainsi mise en jeu, celle des autres sens est aussi affectée et l'impression produite sur le cerveau est complexe. Des effets intellectuels suivent aussi ces impressions toutes matérielles, le toucher ou la vue de certains corps provoque des répugnances que quelques personnes ne peuvent maîtriser. A coup sûr il n'est pas nécessaire d'être chloro-anémique pour éprouver ces phénomènes de surexcitation nerveuse, il suffit d'avoir un tempérament nerveux ou d'être dans un état nerveux. Mais, comme cet état est celui dans lequel se trouvent le plus habituellement les chloro-anémiques, tous ces phénomènes sont très fréquents chez eux et voilà pourquoi, malgré leur peu d'importance relative, nous ne devions pas les passer sous silence.

Nous avons parlé déjà de l'inégalité du caractère des

____

(1) Voyez le chapitre précédent.

chloro-anémiques, de leur susceptibilité intellectuelle et morale, nous n'y reviendrons pas ici.

Leur sommeil est souvent agité, ils ont des frayeurs nocturnes, des cauchemars, etc. Dans tout cela il faut encore voir un effet de la stimulation anormale du cerveau, et nous ne pourrions que répéter à ce sujet des explications déjà plusieurs fois données.

Les hallucinations dépendent aussi de l'état nerveux; ce sont des phénomènes qui peuvent être d'ailleurs liés à des états morbides très divers, mais qu'on observe assez souvent chez les chloro-anémiques et indépendants de toute autre affection. Ils sont alors le résultat de la simple surexcitation nerveuse. Les hallucinations sont comme un intermédiaire entre l'état normal des fonctions de l'intelligence et le dérangement complet de ces fonctions. Les hallucinés peuvent éprouver les troubles les plus variés de l'intelligence, ils entendent, touchent et voient des choses qui n'existent point, mais le plus souvent du moins, ils ont conscience de leur erreur, et font des efforts inutiles pour se débarrasser de leurs fausses sensations. Les hallucinations sont fréquentes pendant le sommeil des chloro-anémiques, ce sont alors des songes, mais elles s'observent aussi dans cet état qui est intermédiaire entre la veille et le sommeil. Nous en avons connu plusieurs qui, dès qu'ils fermaient les yeux, étaient poursuivis par des visions bizarres, des sons imaginaires, etc. Ils ne venaient à bout de chasser ces images, qu'avec beaucoup de peine et en se tenant les yeux ouverts.

Le plus souvent les phénomènes qui précèdent s'observent simultanément chez le même sujet, mais avec prédominance de l'un d'eux ou de quelques-uns. La plupart de ces phénomènes se trouvent également groupés dans l'hystérie et dans l'hypochondrie, deux affections assez communes chez les chloro-anémiques. Nous nous garderons bien de faire ici l'histoire de ces deux maladies, mais nous ne pouvons nous dispenser d'en dire quelques mots.

Nous considérons *l'hystérie* comme une maladie ayant son siége dans tout le système nerveux sensitif et moteur et comme étant le résultat de la surexcitation nerveuse générale. Elle ne nous paraît différer de l'état nerveux proprement dit, que nous avons décrit au commencement de ce chapitre, que par une intensité plus grande dans les phénomènes qui la caractérisent. Bien qu'elle soit une névrose générale, l'hystérie nous semble pouvoir affecter plus spécialement le système sensitif et alors elle prend le nom d'hystéricisme, de vapeurs, etc., ou le système moteur et alors c'est l'hystérie proprement dite, le spasme ou la suffocation hystérique, l'attaque de nerfs, etc. L'hystérie est infiniment plus commune chez la femme que chez l'homme et les sympathies exercées par l'utérus sur le système nerveux et sur le cerveau, nous semblent pour beaucoup dans cette fréquence, mais nous ne croyons pas que la maladie ne relève que de cette cause unique et qu'elle ne puisse s'observer chez l'homme ; nous ne saurions admettre davantage avec M. Cerise que la convulsion est le signe pathognomonique de l'hystérie et que, lorsque l'attaque manque, il faut chercher un autre nom à la maladie. Nous ne discuterons pas nos opinions, cela nous ferait faire une trop longue digression, nous

nous bornons à les énoncer. Maintenant nous avons à peine besoin d'ajouter que l'hystérie nous paraît être une des complications les plus fréquentes de la chloro-anémie, et que nous regardons ces deux affections comme exerçant l'une sur l'autre une étroite et réciproque influence. Ce n'est pas à dire cependant que tous les chloro-anémiques soient hystériques ni que toutes les personnes hystériques soient chloro-anémiques. Nous croyons seulement que l'aglobulie, qui est le caractère anatomique le plus saillant de la chloro-anémie, qui en est le fait capital, qui rend le sang impropre à exciter normalement le système nerveux et lui laisse prendre une prépondérance sur tous les autres systèmes, est par cela même une des causes les plus fréquentes de l'hystérie. Nous croyons également que la surexcitation nerveuse n'étant en quelque sorte que le prélude, les prodromes de l'hystérie, cette surexcitation est non-seulement la cause la plus directe de cette névrose ; mais qu'elle en devient encore une cause indirecte en produisant ou en augmentant la chloro-anémie qui la favorise également. Nous pourrions ici rapporter plusieurs observations d'hystéries chloro-anémiques, nous aimons mieux les réserver pour le chapitre du diagnostic, il serait inutile de parler des cas où ce diagnostic n'a offert aucune difficulté.

L'hypochondrie est une maladie imaginaire. Comme l'hystérie, elle peut avoir son point de départ dans le cerveau, ou bien cet organe peut n'être que secondairement affecté et la cause première se trouve dans l'état de souffrance de quelque viscère, surtout dans l'estomac. On a cherché à rapprocher, voire même à identifier l'hypochondrie et l'hystérie, la différence du sexe, a-t-on dit, faisant seule la différence du nom donné à un même état morbide. Il est certain que ces deux affections ont plusieurs points de contact ; qu'elles relèvent à peu près des mêmes causes, que leurs symptômes, ceux du début au moins, ont une certaine analogie, car ce sont toujours les phénomènes qui caractérisent l'état nerveux en général, mais cependant la nature de la névrose ne paraît pas être la même ; ainsi tel chloro-anémique deviendra hystérique, tel autre hypochondriaque. Lorsque la névrose est sous la dépendance d'un état viscéral, si l'organe malade est l'estomac, il y a de grandes chances pour que l'hypochondrie se déclare ; si c'est l'utérus, pour que ce soit l'hystérie. Cette circonstance implique nécessairement une plus grande fréquence de cette dernière chez la femme ; elle permet aussi de se rendre compte pourquoi l'hystérie est plus commune chez les jeunes gens, l'hypochondrie chez les personnes d'un certain âge déjà, alors que chez la femme la vitalité spéciale de l'utérus a diminué ou s'est éteinte. Par la même raison l'hypochondrie déclarée est moins souvent le résultat de la chloro-anémie que l'hystérie, car la chloro-anémie affecte plus particulièrement les femmes et les jeunes sujets. Mais les premiers symptômes de l'hypochondrie sont très communs chez les chloro-anémiques des deux sexes, soit qu'ils dépendent de l'état gastralgique, soit qu'ils relèvent plus directement de la surexcitation cérébrale. On doit, selon nous, rapporter à cette maladie, la plupart des phénomènes intellectuels et moraux qui se présentent alors. Ennuis, chagrins, pleurs non motivés, irrégularité du caractère, des affections, inquiétudes sur sa santé; beaucoup de chloro-anémiques se croient atteints d'une maladie du cœur ou de la poitrine. Tous ces phénomènes presque constants chez les chloro-anémiques, et bien d'autres sur lesquels nous n'insistons pas, appartiennent à l'hypochondrie, ils en sont comme le premier degré. Le plus souvent la maladie ne va pas plus loin et jusque-là tout est commun dans les deux sexes. Seulement, tandis que chez les garçons, il est fort rare que la névrose change de nature ou s'aggrave, il est loin d'en être ainsi chez les jeunes femmes. Celles-ci, en raison de leur plus grande susceptibilité nerveuse, et en raison des sympathies utérines qui ne tardent guère à se développer, se trouvent très exposées aux phénomènes hystériques. Malgré ces circonstances qui favorisent son développement, l'hystérie n'est pas relativement une maladie commune chez les chlorotiques; il est bien plus ordinaire que la surexcitation nerveuse n'arrive pas jusqu'à ce degré.

Nous ne dirons qu'un mot de *l'aliénation mentale;* elle dépend d'une cause organique ou d'une cause dynamique et les médecins, les aliénistes mêmes, sont bien souvent dans l'impossibilité de reconnaître *à priori* l'existence de l'une ou l'autre de ces causes. L'autopsie d'un idiot, d'un maniaque, d'un épileptique, etc., peut faire reconnaître une altération du cerveau, de la moelle ou de leurs membranes, elle peut donner des résultats entièrement négatifs, et cependant dans l'un et l'autre cas les symptômes de la maladie auront pu être les mêmes. Lorsque la folie tient à une lésion dynamique, lorsqu'elle est le résultat de la surexcitation nerveuse, elle peut assurément relever plus ou moins directement de toutes les causes qui développent cette surexcitation. Nous avons fait observer déjà que M. Brierre de Boismont a mis la chloro-anémie au nombre des causes de la folie suicide. « Les fous sont hydrémiques, a dit aussi M. Beau, et les médecins aliénistes ont remarqué que, quand les aliénés engraissent sans amélioration, l'aliénation est incurable. C'est qu'alors la folie dépend d'une altération profonde du cerveau, et qu'au contraire, quand elle dépend de la dyspepsie, à mesure que les fonctions nutritives s'améliorent, l'aliénation diminue et disparaît. Les fous de cette seconde catégorie sont maigres (1). » Nous n'avons point qualité pour apprécier ici la valeur de l'opinion émise par M. Beau, elle nous paraît cependant devoir être exacte au moins dans certains cas, et cette folie que M. Beau rapporte à la dyspepsie et à l'altération des fonctions nutritives, nous croyons pouvoir la revendiquer aussi comme une dépendance de la chloro-anémie. Quelle maladie en effet détériore davantage les forces digestives, affaiblit plus l'organisme, amène plus promptement la maigreur et même l'émaciation, favorise autant toutes les formes de la surexcitation nerveuse ? Nous sommes donc porté à croire que quelquefois l'aliénation mentale est sous la dépendance de la chloro-anémie ; nous croyons d'ailleurs avoir rassemblé quelques faits de ce genre, nous en rapporterons un seul, recueilli par M. Ph. Kuhn, interne à l'asile de Maresville. On ne saurait guère douter que dans ce cas la folie s'est trouvée sous la dépendance exclusive

______

(1) *Loc. cit.*

de la chlorose, puisque la guérison de celle-ci a amené
aussi la guérison de l'aliénation.

OBSERVATION III. — Chlorose compliquée d'hystérie
et de manie aiguë.

Joséphine P..., vingt-cinq ans, non mariée, brodeuse, d'une
constitution délicate et d'un tempérament lymphatico-nerveux,
n'ayant jamais été malade, ayant des habitudes régulières et
ne comptant pas d'aliénés dans sa famille, devient chlorotique
deux ans avant le début de la manie. Sous l'influence de cet
état, on ne tarde pas à remarquer une certaine excitabilité
nerveuse des prétentions à la toilette, à un mariage brillant et
un grand désir de s'instruire, à cette disposition studieuse
s'ajoute une piété exagérée. Bientôt il se développa un état
hystérique ou hystéricisme, et des idées érotiques se mani-
festèrent; sous cette influence elle sentit un soir une main se
glisser sous sa couverture, et entendit en même temps une
voix qui lui disait de se laisser faire et d'abandonner son esprit.
Quelque temps après la malade éprouva un frisson suivi d'une
agitation extrême avec loquacité et grimaces. A cet accès on
opposa des saignées, les eaux de Plombières, etc., traitement
antiphlogistique qui aggrava les accidents. — Le 9 février 1857
cette malade fut admise à l'asile de Maresville. Le trouble dans
les idées était tel qu'il fut impossible de comprendre ce qu'elle
disait et de fixer son attention. L'éther à la dose de 1 gramme
par jour amena un peu de régularité dans les actes, mais l'in-
cohérence des idées persista; la menstruation étant toujours
absente, le fer réduit fut ordonné. L'hallucination de l'ouïe ne
s'est plus renouvelée, mais les hallucinations de vue se sont
multipliées et établies en permanence; des caractères écrits
sur le mur se renouvelaient, se succédaient rapidement, sans
que la malade pût y attacher aucun sens. — Au mois de
mars, nouvel accès d'agitation des plus intenses; désordre
dans les idées et dans les actes: l'éther réussit comme les

premières fois ; le fer réduit est continué. — Au mois d'avril,
la malade peut s'occuper, l'amélioration progresse, la menstruation s'est rétablie. La malade commence à avoir conscience de
ses conceptions délirantes qui sont entretenues par l'insomnie.
Les opiacés, en ramenant le repos de la nuit, procurent une
grande amélioration ; la convalescence s'établit et Joséphine P...
peut être rendue à sa famille (1).

Cette observation dont nous n'avons fait ressortir que
les traits principaux, nous a paru de nature à présenter
un spécimen assez complet de la variété des troubles intellectuels qui peuvent survenir sous l'influence de la
chlorose. Nous pouvons aussi par anticipation faire remarquer que le diagnostic de la folie a offert une certaine
difficulté, puisque les premiers médecins qui ont traité
la malade, ont cru devoir attaquer l'affection par les antiphlogistiques, moyens qui ont aggravé le mal. La chlorose a été le seul indice qui ait mis sur la voie du véritable traitement, et l'amélioration obtenue par les moyens
dirigés contre elle a fixé le diagnostic. Aucun des détails
de cette observation ne fait du reste pressentir à quelle
cause on a d'abord rapporté les phénomènes de surexcitation.

A côté de l'aliénation mentale qui est un délire permanent, nous placerons le *délire* proprement dit, qui est une
aliénation passagère. La chloro-anémie est une cause
commune de délire, car, pour peu que la surexcitation
nerveuse cérébrale prenne une certaine intensité, elle se
traduit nécessairement par ce phénomène. Dans la

(1) *Gazette des hôpitaux*, 1858, p. 241.

chloro-anémie le délire peut se produire de deux manières : par insuffisance de l'excitation cérébrale directement,
ou bien par sympathie. Dans le premier cas, c'est le *consensus* d'un sang altéré avec la pulpe nerveuse qui stimule anormalement celle-ci ; dans le second le délire est
le résultat des réactions que l'état de souffrance des viscères exerce sur l'encéphale. Dans ces deux formes du
délire il n'y a pas d'altérations organiques, la surexcitation nerveuse en fait tous les frais et tout porte à croire
que ces deux formes doivent assez souvent se combiner.
Il est certaines névroses générales dont le délire est un
des symptômes, telles sont sans parler de la folie, l'hystérie et l'hypochondrie. Les passions vives, l'amour surtout sont encore une des causes les plus fréquentes du
délire, et cette cause prend souvent une certaine importance dans les affections chloro-anémiques, car, bien qu'il
y ait alors diminution de la vitalité, les passions ne laissent pas que d'être vives, d'autant plus vives même que
la pondération manque entre les divers systèmes de l'é-
conomie, l'affaiblissement viscéral et musculaire ne con-
tre-balance plus les facultés morales et intellectuelles et
celles-ci peuvent dès lors s'égarer d'autant plus facilement qu'elles ont à leur disposition et pour accomplir
leurs manifestations un système nerveux qui, d'ordinaire,
est très développé par le fait même de la constitution et du
tempérament du sujet, et qui acquiert en plus une mobilité
excessive du fait même de la chloro-anémie. C'est encore
par cette raison que les affections fébriles s'accompagnent très facilement de délire chez les personnes chloro-
anémiques, c'est là un fait que tous les médecins ont pu

constater comme nous. En parlant du délire, nous devons signaler une de ses formes très communes, le coma.

Le *coma* reconnaît exactement les mêmes causes que le délire proprement dit, il est comme lui le résultat d'un ébranlement nerveux, d'une action insuffisante du sang sur le cerveau, etc. Mais le coma, plus souvent peut-être que le délire agité, tient à une lésion organique des centres nerveux. Dans les fièvres, le coma et le délire peuvent s'observer tour à tour, bien que l'une des deux formes prédomine le plus souvent. Le coma succède quelquefois au délire. La langueur générale qui fait le fond des affections chloro-anémiques est bien une sorte de coma, et lorsque le malade a été en proie à un excès d'exaltation nerveuse, il n'est rien moins que rare de le voir tomber dans un abattement extrême qui contraste avec l'agitation qu'il présentait naguère. Dans ces deux états le malade n'a pas cessé d'être en délire; la forme seule du délire a changé. A l'appui de ces considérations nous citerons une seule observation, qui par ses détails confirmera également bon nombre des propositions que nous avons avancées sur les effets de la surexcitation cérébrale chez les chloro-anémiques.

OBSERVATION IV. — *Fièvre nerveuse chloro-anémique. Accidents variés. Guérison.*

Une dame âgée de vingt-huit ans, chloro-anémique depuis l'âge de quatorze à quinze ans, maigre, nerveuse, assez bien réglée, présentant un bruit de souffle doux aux vaisseaux du cou, sujette à des maux d'estomac, à des flueurs blanches, ayant eu plusieurs couches très pénibles, avait une santé délicate sans être précisément malade. Lorsque la gastralgie, les flueurs blanches, les douleurs des reins et du dos devenaient plus pénibles, elle prenait un peu de fer réduit et du vin de quinquina composé ; sous l'influence de ces moyens la santé générale ne tardait pas à s'améliorer et le traitement était alors interrompu. Il y a trois à quatre mois environ, les règles devinrent plus douloureuses et moins régulières, elles avançaient ou retardaient de deux à trois jours, en même temps la santé s'altérait insensiblement. Le caractère de la malade était devenu plus triste, plus irritable, elle avait la conviction qu'elle ferait une grave maladie, et cependant on ne pouvait la décider à se soigner régulièrement, elle ne le faisait que pendant quelques jours, puis, ennuyée de prendre des précautions qui gênaient ses habitudes, elle y renonçait tout en gardant ses tristes pressentiments. La dernière époque manqua bien que la malade eût éprouvé tous les symptômes précurseurs de ses règles, coliques, douleurs vives dans les lombes, brisement dans les membres, effilement des traits, diarrhée succédant à une constipation habituelle, etc. Cette dame se croyant grosse, en prit un violent chagrin, elle passait à pleurer une partie de son temps, son caractère devenait de plus en plus irascible, et, malgré cela, elle se préoccupait plus vivement que jamais de ses enfants et de son mari. Du reste pas de maux de cœur, l'appétit était régulier et bien conservé, malgré les douleurs d'estomac et le ballonnement du ventre qui suivaient chaque repas, mais celui du soir surtout ; pas de gonflement des seins ; quelques palpitations et quelques étouffements comme à l'ordinaire. La constipation opiniâtre avait aussi reparu. Le pouls était régulier et un peu accéléré. Le sommeil aurait été bon s'il n'eût été interrompu fréquemment par les soins qu'elle donnait la nuit à ses enfants, soins dont elle ne voulait se décharger sur personne.

Les règles manquaient depuis dix jours et elle en éprouvait un peu plus de malaise seulement, lorsque vers les deux heures de l'après-midi elle fut soudainement prise d'un spasme violent, avec serrement de gorge et tremblement convulsif de tous les

membres. Le matin même elle était sortie et avait déjeuné comme.
à son ordinaire. Le spasme dura 8 à 10 minutes, puis il y eut
des alternatives de chaleur et de froid ; la fièvre se déclara et
il survint aussitôt une violente migraine. La malade se coucha,
but un peu de tilleul et prit le soir un pédiluve sinapisé. La
nuit fut mauvaise, la céphalalgie était affreuse, il y avait des
douleurs vives dans le cou et dans les épaules, la vue était
troublée, les oreilles bourdonnaient, il y avait un peu de délire,
les douleurs névropathiques étaient telles qu'il était impossible
de remuer la tête sans exacerbations. Dans les moments de
calme relatif, il y avait un peu de somnolence. Le pouls était
petit et serré, il y avait au moins 130 pulsations. La malade
n'ayant pas eu de garderobes depuis trois à quatre jours, nous
prescrivîmes le matin une cuillerée à bouche d'huile de ricin ;
comme le soir il n'y avait pas encore eu de selles, nous fîmes
prendre 15 grammes de sulfate de soude dans une tasse de café
léger et donner un 1/2 lavement émollient. Alors une diarrhée
abondante eut lieu quatre à cinq fois ; le ventre se distendit
et il y eut un peu de soulagement de ce côté, mais les douleurs
névropathiques restèrent les mêmes. Les deux jours suivants
tilleul et bains de pied, lavement émollient qui n'amène plus
de garderobes. Le quatrième jour les règles paraissent sans
qu'il y ait eu la moindre tranchée utérine, mais en s'accompagnant de douleurs de reins et d'un grand brisement. Elles
durent huit jours et coulent comme de coutume ; nous espérions
que sous leur influence le calme renaîtrait dans l'esprit de la
malade, mais il n'en fut rien. La constipation étant redevenue
opiniâtre, nous crûmes, de concert avec un de nos excellents
confrères, devoir redonner un léger purgatif. On choisit de
préférence le sucre purgatif qui répugnait moins que tout autre ;
15 grammes furent prescrits. Quelques heures après il y eut
une diarrhée abondante et noire qui dura une partie de la nuit,
15 à 20 selles environ. Un peu de sommeil vint ensuite. Le
lendemain les règles qui avaient entièrement cessé de couler
depuis quatre jours, reparurent faiblement d'abord, puis exac-

tement comme la première fois; elles durèrent huit jours. La malade se trouvait du reste à quelques jours près au moment où elle eût dû avoir une nouvelle menstruation si la précédente n'eût pas été retardée.

Cette nouvelle crise, au lieu d'amender son état, ne fit que l'empirer, les douleurs de la tête et du cou devinrent plus vives que jamais. Jusqu'alors on avait pu lever la malade quelques heures chaque jour, cela devint tout à fait impossible. La diarrhée persista pendant cinq jours, il y avait 12 à 15 selles par jour, noires, fétides, abondantes; la fièvre ne céda point; il survint un ptyalisme mousseux, très abondant, qui dura 10 à 12 jours, malgré lequel il existait à la gorge et à la bouche un sentiment de sécheresse insupportable; la soif était vive, la bouche très mauvaise, très douloureuse, la langue était humide au toucher et recouverte d'un enduit pultacé, les douleurs de tête étaient plus vives que jamais, celles du cou également; il y avait à chaque instant des contractures, des scalènes et des autres muscles qui formaient de chaque côté du cou des tumeurs dures et volumineuses, dans ces moments les douleurs devenaient intolérables. Malgré la diarrhée, il n'y avait pas de coliques, mais un simple sentiment d'embarras dans le ventre. Si la malade cédait quelques instants au sommeil, elle était tourmentée par des visions étranges tantôt agréables, tantôt et plus souvent effrayantes; c'était souvent du vertige; tous les sens étaient hallucinés. A son réveil elle était constamment prise d'un sentiment de constriction à la gorge plus fort que celui qu'elle éprouvait dans l'état de veille; alors elle faisait des efforts d'expectoration qui ne tardaient pas à amener des soulèvements de cœur suivis quelquefois d'un vomissement glaireux et légèrement bilieux.

Mais ce qu'il y avait de plus pénible dans cet état, sinon pour la patiente, au moins pour ceux qui l'entouraient, c'était l'état mental. Dès les premiers jours son caractère était devenu d'une aigreur extrême, un rien la fâchait; absorbée par l'excès de ses souffrances, elle était d'une exigence sans égale, rapportant tout à elle, n'étant contente de rien, ayant quelque chose de désagréable à dire à tous ceux qui lui donnaient des soins; sa parole était brève et impérative, tantôt forte, tantôt éteinte; parfois elle se mettait à chanter pendant une ou deux heures de suite, les conceptions les plus délirantes agitaient son esprit, et cependant ce délire n'était que partiel; si on fixait vivement son attention sur les objets qui l'intéressaient le plus, sur ses enfants par exemple, sur la tenue intérieure de sa maison, qu'elle n'a jamais complétement abandonnée, elle reprenait tout son calme. Si alors on lui faisait observer que, puisqu'elle se contenait bien dans ces circonstances, elle pourrait le faire en toutes autres avec un peu de volonté, ou l'on déterminait un nouvel accès de délire ou elle répondait qu'elle ne comprenait rien aux reproches qu'on lui adressait, qu'elle était avec tout son monde aussi douce que possible.

Cet état a duré trois semaines, pendant tout ce temps la fièvre n'a point cessé, les douleurs névropathiques ont été les mêmes, les règles ont coulé sauf pendant quatre jours qui ont séparé les deux irruptions, la malade a refusé toute espèce de nourriture, pendant la dernière semaine seulement elle a accepté un peu de bouillon clair d'abord, puis un peu de tapioca au gras. Le traitement a consisté dans les moyens déjà indiqués et dans l'emploi des narcotiques à l'extérieur. De temps en temps on a aussi donné quelques cuillerées d'une potion calmante et antispasmodique.

Quand les règles eurent cessé de couler et au moment où la fièvre commençait à baisser, une nouvelle complication est survenue. Des douleurs lancinantes se sont fait sentir dans le sein droit et la portion postérieure de la glande mammaire s'est engorgée, la tumeur dure et rénitente a pris le volume du poing. La malade, craignant un abcès, s'est beaucoup tourmentée, mais, à partir de ce moment, l'état nerveux a complétement disparu. Quelques jours plus tard, le sein gauche s'est engorgé à son tour, à la même place et dans la même étendue; il y a eu un peu fièvre. Le traitement a consisté dans des fric-

tions avec une pommade résolutive et calmante (iodure de potassium et belladone), et dans des enveloppements de ouate;
la résolution s'est bien faite.

Cette maladie a duré cinq semaines, avec les symptômes
graves et variés que nous avons indiqués. Alors on a prescrit
chaque jour 2 grammes d'extrait sec de quinquina et quatre
dragées de Gille. Nous avons un peu plus tard remplacé l'extrait par le vin de quinquina. L'appétit est revenu; les sentiments affectueux qui sont habituels à cette dame ont reparu;
les douleurs névropathiques ont cédé; mais la constipation a
persisté longtemps, bien qu'elle fût moindre qu'avant la maladie, il est aussi resté pendant longtemps une grande faiblesse
musculaire surtout dans les jambes qui ne pouvaient encore
après plus de trois mois soutenir la malade.

Nous avons rapporté avec quelque détail cette observation qui nous a paru résumer un grand nombre des
phénomènes nerveux qu'on observe dans la chloro-anémie, et dont le diagnostic n'a pas laissé que d'offrir certaines difficultés. Nous pouvions en effet avoir affaire à
un commencement de grossesse, mais la connaissance du
tempérament de notre malade, l'absence des phénomènes
qu'elle avait éprouvés à ses précédentes grossesses, nausées, gonflement des seins, etc., nous firent plutôt croire
à une fièvre nerveuse : ce fut aussi le diagnostic porté par
l'excellent confrère qui voulut bien nous aider de ses
conseils. L'intensité avec laquelle les accidents ont débuté
ne nous laissait guère d'ailleurs d'espoir que l'avorte-
ment n'eût pas lieu, si tant est qu'il y eût eu une grossesse, et dans ce cas nous avons cru pouvoir prescrire
quelques bains de pied et un léger purgatif sans engager
notre responsabilité. Du reste, nous avons soigneusement

observé le sang des menstrues et nous avons eu la certitude que l'utérus ne contenait aucun produit de conception. Est-ce à dire pour cela que cet organe n'ait pas été le siége d'une fluxion qui est devenue le point de départ des accidents? Non assurément; nous croyons tout le contraire. La double irritation menstruelle, le gonflement des seins sont autant de raisons qui doivent nous confirmer dans cette pensée, bien qu'il n'y ait eu aucune colique, aucune tranchée utérine, aucun symptôme local autre que l'écoulement sanguin et peut-être un sentiment de pesanteur dont la malade s'est plainte une ou deux fois, mais dont elle n'a jamais pu bien rendre compte. Une fièvre très forte, l'intensité de la céphalalgie et quelques autres symptômes eussent aussi pu faire croire à quelque affection des méninges ou à une fièvre essentielle, mais cette erreur ne pouvait persister devant un examen sérieux. Nous n'insisterons pas davantage sur ces considérations qui eussent été plus à leur place au chapitre du diagnostic, mais que nous n'avons pas cru devoir séparer de l'observation qui nous les fournit.

§ VIII. — Complications organiques auxquelles peuvent donner lieu les névroses chloro-anémiques.

Parmi les diverses opinions qui ont été proposées sur la nature intime de la chlorose, il en est une à laquelle nous avons attaché une grande importance, c'est celle de Copland complétée par le docteur Eisenmann. Ces médecins font de cette maladie, le premier une asthénie du grand sympathique, le second une irritation spinale. Pour tous deux, les phénomènes nerveux sont ceux qui présentent le plus d'importance, ils constituent la maladie, et l'altération du sang ne leur est que consécutive. C'est la névrose qui seule existe d'abord. Mais celle-ci à la longue détermine l'irritation des centres nerveux, voir même leur inflammation, tout comme l'altération du sang peut aussi donner lieu à des lésions organiques qui compliquent ou terminent la chlorose. Ainsi cette maladie n'exclut ni la fièvre ni l'inflammation. M. Gintrac a décrit sous le nom d'*état chlorotique*, une affection qu'il regarde comme différente de la vraie chlorose et qui consiste dans une irritation habituelle du tube digestif : cet état est caractérisé par une vive sensibilité à l'épigastre et à l'abdomen, par de l'inappétence, de la dépravation du goût, des nausées, des éructations, de la constipation ou de la diarrhée, parfois des phénomènes hystériques. La langue est tantôt pâle et tantôt rouge partiellement soit à la pointe, soit au milieu. « Ces symptômes, dit-il, sont l'indice non d'une phlegmasie pure, mais d'une association de l'irritation inflammatoire avec l'irritation ou hyperesthésie nerveuse. Cet état, aggravé par les antichlorotiques, cède aux antiphlogistiques. Les martiaux conviennent ensuite, mais il n'est pas rare qu'on puisse s'en passer tout à fait (1). » Pour nous, nous ne saurions voir dans l'état chlorotique de M. Gintrac que la chloro-anémie véritable avec prédominance d'accidents nerveux du côté des voies digestives, accidents qui, à la longue, déterminent quelquefois une complication inflammatoire de ce

____

(1) *Journal de médecine de Bordeaux*, 1846.

côté. Dans des cas analogues on a même vu l'estomac s'ulcérer. La douleur gravative, d'abord nerveuse, se complique d'hypérémie, de stase lente qui peuvent amener l'inflammation et plus tard même une perforation ; Crispe et Pritchard ont vu cette terminaison (1). Dans ces cas la chloro-anémie est entretenue par l'irritation de l'estomac, et c'est à la complication qu'il faut en effet s'adresser d'abord. S'il est rare que les accidents prennent autant de gravité que nous venons de le dire en dernier lieu, il l'est beaucoup moins qu'ils restent circonscrits dans ce que M. Gintrac appelle l'état chlorotique. Les praticiens en rencontrent des exemples à chaque instant dans leur pratique. Alors l'administration du fer ne peut être continuée, le médicament détermine des crampes d'estomac ; il en est de même des toniques tels que quinquina, quassia, colombo, etc., dont on retire de si bons effets dans les véritables gastralgies. Dans tous ces cas le diagnostic est naturellement difficile, et le plus souvent il n'y a pas lieu de l'établir, puisque la gastrite chronique et la gastralgie existent simultanément. Nous ne saurions dire jusqu'à quel point l'existence d'une gastralgie chloro-anémique peut prédisposer au cancer de l'estomac.

Les affections organiques du cœur et des poumons sont des complications ou des terminaisons assez fréquentes de la chloro-anémie, et M. Sélade (2) les range sur le même pied que les altérations de l'estomac. Nous les croyons, pour notre compte, plus communes, la phthisie

(1) *Lancet*, août et novembre 1846.
(2) *Archives de la médecine belge*, 1846.

pulmonaire surtout. M. Andral a rapporté plusieurs cas de palpitations nerveuses d'abord, et qui, à la longue, ont déterminé une hypertrophie ou une altération des valvules. Depuis lui, l'attention des médecins éveillée sur ces transformations en a souvent vérifié l'exactitude. On comprend d'ailleurs aisément l'influence de la chloro-anémie sur le développement des maladies du cœur ; on doit d'une part tenir compte de l'action très immédiate d'un sang altéré sur cet organe, dont la stimulation est nécessairement incomplète, il y a là un effet topique. En second lieu, l'innervation du cœur est aussi modifiée par les phénomènes de la surexcitation nerveuse générale ou par ceux plus spéciaux de la surexcitation du grand sympathique et du trisplanchnique : ces deux causes unissant leurs effets ne peuvent manquer de troubler profondément les fonctions du cœur, et tout organe dont les fonctions ne s'accomplissent plus d'une façon régulière est toujours bien près de s'altérer lui-même. Du reste, il existe dans la science un certain nombre de faits de chloro-anémie qui ont fini par une affection du cœur, des valvules ou des gros vaisseaux ; il serait sans profit d'en faire ici le relevé.

De toutes les complications ou transformations de la chloro-anémie, la phthisie pulmonaire nous paraît être l'une des plus fréquentes ; et nous regrettons de ne pouvoir partager sur ce point, la manière de voir de M. le professeur Trousseau qui admet qu'il y a antagonisme entre les tubercules et la chlorose. Nous croyons au contraire que cette maladie y prédispose beaucoup, et qu'il n'est souvent aussi difficile de la distinguer de la phthisie pulmonaire, que parce que les symptômes de la phthisie au premier degré coexistent souvent avec ceux de la chlorose. Nous nous bornons à ces quelques mots, parce que nous ne voulons anticiper ni sur le diagnostic ni sur le traitement dont nous nous occuperons tout à l'heure.

Les affections organiques de l'utérus accompagnent aussi fréquemment la chlorose. Elles peuvent presque indifféremment la produire ou en être le résultat. Là encore c'est surtout la surexcitation nerveuse qui prélude aux lésions organiques. L'éréthisme nerveux dans lequel se trouve l'utérus finit par amener une hypérémie de cet organe, d'autant que par la nature même de ses fonctions il s'y trouve très prédisposé. L'hypérémie men-suelle se prolonge d'abord un peu plus que de coutume, puis elle devient permanente. Les règles coulant mal ou se supprimant, favorisent encore l'engorgement utérin ; nous ne croyons pas devoir développer davantage notre pensée, ce serait entrer dans un ordre d'idées qui nous a déjà occupé. Constatons seulement que rien n'est plus commun que de rencontrer chez les chloro-anémiques des leucorrhées, des granulations au col, des ulcères, des engorgements divers de l'utérus, des déplacements, des polypes et même des cancers ; qu'il y a presque toujours, sinon toujours, un certain rapport de cause à effet entre ces diverses lésions et la chloro-anémie lorsqu'elles coexistent ; qu'alors au moins elles s'influencent récipro-quement.

Les lésions organiques des centres nerveux peuvent aussi compliquer ou déterminer la chloro-anémie. Les hémorrhagies cérébrales ont plusieurs fois fini cette maladie. Marshall-Hall ayant fait perdre cinquante-six onces de sang à un chien en dix-sept jours, cet animal est mort d'apoplexie dans les membranes et les ventricules latéraux. M. Andral a rapporté dans sa clinique le fait d'une femme qui mourut épuisée par des métrorrhagies, et à l'autopsie de laquelle on trouva du sang épanché dans l'encéphale. M. Beau a fait observer que, dans les apoplexies des chloro-anémiques, il y a d'ordinaire plusieurs foyers ; M. Duchassaing en a recueilli un cas observé dans le service de M. Fouquet en 1844 ; M. Morizot un qu'il a rapporté dans sa thèse (1841) : l'hémorrhagie fut à la fois cérébrale et pulmonaire (1). On comprend assez bien la tendance aux hémorrhagies chez les anémiques ; l'aglobulie par elle-même n'y prédispose peut-être pas beaucoup, mais cette altération du liquide sanguin ne tarde pas à s'accompagner d'altérations qui surviennent dans les autres éléments du sang ; l'eau surtout augmente considérablement, les principes fixes diminuent, et, soit que le chiffre de la fibrine ait lui-même baissé, ce qui est rare, soit qu'il n'ait pas varié, toujours est-il que sa proportion relative a diminué, puisqu'elle se trouve dissoute dans une plus grande quantité d'eau.

Les travaux de M. Sandras sur les paralysies des chloro-anémiques ne permettent pas de douter qu'il n'y ait assez souvent chez ces malades quelque altération de la moelle. Mais avant ces travaux leur faiblesse musculaire n'avait point échappé aux observateurs, et plusieurs auteurs l'avaient rapportée à une irritation de la moelle.

____

(1) Einesmann, *loc. cit.*

Lorsque cette faiblesse devient considérable, elle se rapproche en effet beaucoup de celle qu'on observe dans la myélite chronique au début. M. Eisenmann est encore celui qui nous paraît avoir le plus appelé l'attention sur cette terminaison de la chlorose. « Cette maladie au début, dit-il, n'est autre chose qu'une névrose de la moelle, elle affecte de préférence le sexe qui est prédisposé aux névroses, se développe à l'époque de la vie où les névroses sont le plus fréquentes et sous l'influence des constitutions médicales qui prédisposent aux affections nerveuses. L'altération du sang pouvant manquer et dans tous les cas n'étant que consécutive, cette maladie guérit par les moyens thérapeutiques qui exercent une influence sur la moelle, et si on la néglige, elle dégénère en affections spinales chroniques et mortelles. » A l'appui de sa thèse il rapporte sommairement plusieurs observations, celle entre autres d'une jeune fille entrée pour une chlorose en août 1834, et morte d'une myélite le 19 septembre de la même année; puis celle d'une jeune dame âgée de vingt-cinq ans, chlorotique depuis l'âge de neuf ans, qui suivit plusieurs traitements sans guérison définitive et présenta alternativement les signes les plus divers d'irritation spinale jusqu'à sa mort qui eut lieu en 1845 avec paralysie du poumon (1).

Quelques remarques de M. Andral et un fait cité par lui dans sa clinique eussent déjà pu mettre les praticiens sur la voie de cette cause de la myélite.

(1) *Loc. cit.*

OBSERVATION V.

« Un homme âgé de cinquante-cinq ans, pâle et émacié, éprouvait depuis plusieurs années une faiblesse des membres inférieurs qui allait toujours en augmentant ; il présentait d'autres symptômes qui convainquirent qu'il existait chez lui une affection de la moelle épinière; mais de plus il offrait du côté de la circulation un phénomène remarquable : c'était l'extrême lenteur de son pouls qui ne donnait pas plus de *trente battements par minute ;* il était d'ailleurs régulier, et par l'auscultation on ne découvrait dans le cœur aucune altération de texture, on y remarquait seulement la même lenteur que dans le pouls. Ce malade ne pouvait pas monter un certain nombre de degrés sans être pris d'un grand essoufflement et de menaces de syncopes (1). »

Il nous semble que cet homme était évidemment chloro-anémique et que c'est à cette affection qu'il faut rapporter la faiblesse progressive des membres inférieurs et les autres symptômes qui firent admettre l'existence d'une myélite chronique par M. Andral et par M. Guérard, médecin ordinaire du malade.

OBSERVATION VI.

Nous-même nous connaissons une dame âgée de trente-sept ans, chez laquelle des accidents semblables durent depuis douze à quinze ans. Jeune fille et jeune femme, elle fut traitée par notre père pour une chlorose. Plus tard elle présenta des symptômes, douleurs rachidiennes, sciatique, faiblesse des jambes, qui firent croire à un ramollissement. Elle dut garder longtemps la chaise longue et fut traitée par des vésicatoires et des frictions excitantes *loco dolenti,* en même temps qu'on la mettait à un régime tonique. Sous l'influence de ces moyens il y

---

(1) *Clin. méd.*, t. III, p. 79.

eut un peu de mieux, elle put pendant plusieurs années vivre
à peu près de la vie commune, bien que toujours souffrante, et
cessa tout traitement. Bientôt cette dame eut des chagrins. Il
est bon de noter que sa mère, à laquelle nous avons donné des
soins pendant sa dernière maladie, a succombé minée par une
fièvre nerveuse et avec des signes non équivoques de myélo-
malacie, maladie qui fut chez elle le résultat de préoccupations
graves et incessantes. Peu de temps après l'événement, la santé
de sa fille se dérangea de nouveau, tous les accidents précédemment relatés se montrèrent, mais avec une plus grande intensité que la première fois, s'il nous faut croire les rapports
qui nous ont été faits, car nous n'avons pas vu la malade. Ce
que nous savons, c'est que son médecin l'a envoyée deux fois
aux bains de mer, qu'elle ne peut marcher qu'avec la plus
grande difficulté et qu'elle passe plusieurs mois chaque année
sans pouvoir le faire aucunement. Cette dame, que nous avons
connue fraîche et bien portante, est aujourd'hui très amaigrie
et son *facies* est celui d'une chloro-anémique très avancée. La
famille et, nous le croyons aussi, le médecin conservent peu
d'espoir de la rétablir.

Ce fait, tout incomplet qu'il est, nous a paru mériter
d'être rapporté. Nous y voyons en effet tous les signes
d'un ramollissement spinal coïncider avec une chloro-anémie prononcée, disparaître et reparaître avec elle. De
plus, c'est aussi à une affection spinale, mais sans chlorose, qu'a succombé la mère. La première atteinte de la
maladie de la fille a eu lieu à l'âge où la chlorose est fréquente : la seconde dans les mêmes circonstances qui ont
amené la mort de la mère, et il ne nous paraît pas douteux que les chagrins aient été pour beaucoup dans cette
récidive d'autant plus à redouter que la guérison n'avait
jamais été bien complète.

M. Bouchut, dans son mémoire sur le nervosisme, a rapporté plusieurs faits analogues aux précédents, mais cet auteur penche à ne considérer l'irritation spinale que comme de nature essentiellement nerveuse, au lieu d'y voir un commencement de myélite ou de ramollissement. C'est là une question de diagnostic sur laquelle nous ne devons pas empiéter ici; bornons-nous à admettre, sauf vérification ultérieure, que les phénomènes de surexcitation nerveuse qui s'observent toujours plus ou moins dans la chloro-anémie, peuvent dans quelques circonstances, dépendre de lésions organiques de la moelle épinière ou du cerveau. L'action immédiate d'un sang altéré sur ces organes délicats peut rendre compte à la fois de leurs lésions dynamiques et anatomiques. L'action insuffisante de ce sang pour accomplir convenablement la nutrition générale, peut aussi expliquer ces doubles lésions. La pulpe nerveuse n'est pas altérée tout d'abord, elle résiste en vertu de sa vitalité propre à la double atteinte qui lui est portée, et celle-ci n'a pour premiers résultats que de déterminer des phénomènes de surexcitation nerveuse, qui peuvent, il est vrai, se confondre aisément avec les phénomènes plus sérieux auxquels donnerait lieu une lésion organique. Mais à la longue, l'hypérémie, l'irritation, l'inflammation succèdent à l'hyperesthésie. Ces changements se font insensiblement, à l'insu du malade comme à celui du médecin, et, comme les symptômes qui les accompagnent ne diffèrent guère de ceux de la simple surexcitation, pas même par l'intensité, il est facile de s'y méprendre. La surexcitation elle-même, la saillie de l'élément nerveux par le trouble des fonctions qu'elle détermine d'une manière toute dynamique d'abord, finit aussi par altérer les organes dans lesquels s'accomplissent ces fonctions. Le sang, organe universellement répandu dans toute l'économie, liquide dont les éléments nombreux ne sont retenus que par une faible cohésion, qui varie sans cesse dans sa composition, semble merveilleusement disposé pour recevoir l'un des premiers l'influence de cette cause altérante; aussi en est-il souvent ainsi.

Nous voilà, en terminant ce chapitre, arrivé à formuler la pensée que nous y avons développée en lui donnant l'appui de la théorie et celui des faits, pensée que nous avons suivie sous toutes ses formes, que nous avons retrouvée et dégagée dans les phénomènes si variés des névroses générales ou partielles, à savoir, la réciprocité d'influence qu'exercent l'une sur l'autre la surexcitation nerveuse et la chloro-anémie considérées comme cause et comme effet.

CHAPITRE VI.

SYMPTÔMES ET DIAGNOSTIC DES NÉVROSES CHLORO-
ANÉMIQUES.

Nous avons dans les chapitres qui précèdent étudié
les rapports qu'affectent l'une avec l'autre la chloro-anémie et la surexcitation nerveuse. Nous avons fait connaître les diverses névroses qui nous ont paru pouvoir être
influencées par la chloro-anémie ; nous avons recherché
en quoi consistait cette influence, quel était son mode ou
plutôt quels étaient ses modes d'action ; nous avons constaté que des phénomènes d'ordre purement nerveux
d'abord, changeaient quelquefois de caractère, c'est-à-
dire qu'ils finissaient, sous l'influence de la chloro-anémie,
par déterminer des lésions anatomiques dans ceux de nos
organes qui restaient longtemps le siége de ces phénomènes. Nous avons également montré que ces lésions
anatomiques lorsqu'elles préexistaient, pouvaient à leur
tour déterminer directement ou sympathiquement des
phénomènes nerveux, soit dans les organes lésés eux-
mêmes, soit dans d'autres organes ; nous avons vu ces
mêmes lésions anatomiques devenir encore une cause
assez importante de la chloro-anémie; nous avons fait
remarquer qu'alors les symptômes nerveux et anatomiques se confondaient, se compliquaient, et qu'il était au
moins fort difficile de les séparer les uns des autres, impossible même quelquefois. Nous allons maintenant étu-

dier avec plus de détail ce diagnostic différentiel, dont nous n'avons fait que poser les éléments. Nous reviendrons aussi avec quelques détails sur les signes les plus importants des névroses dont la symptomatologie n'a pu être encore qu'esquissée ; enfin nous rapporterons quelques observations dans lesquelles le diagnostic nous a paru offrir certaines difficultés. La division de ce chapitre sera la même que celle du chapitre précédent : nous passerons successivement en revue les affections des organes digestifs, celles des organes de la circulation et de la respiration, celles des organes génitaux et celles des centres nerveux.

§ I. — Organes digestifs.

Nous avons déjà parlé longuement du diagnostic différentiel de la gastralgie et des affections organiques de l'estomac, de l'entéralgie et des affections organiques de l'intestin (1). Dans ce qui nous reste à dire nous aurons soin de ne pas nous répéter.

Les chloro-anémiques présentent toujours quelques symptômes du côté des voies digestives. Ces symptômes sont le plus souvent de nature nerveuse et se dissipent d'eux-mêmes avec la maladie qui leur a donné lieu ; mais quelquefois, cependant, ils ont une autre origine, et demandent alors un traitement spécial qui doit précéder celui de la chloro-anémie ou tout au moins marcher de pair avec lui. Le diagnostic différentiel a donc ici un grand

(1) Voy. p. 132 et p. 184.

intérêt pratique. S'il offre des difficultés dans la plupart des cas, il est rare pourtant qu'elles ne puissent être levées par un examen attentif du malade pendant quelques jours.

Rappelons d'abord qu'il n'y a pas de différences bien essentielles entre les phénomènes nerveux digestifs qui sont sous la dépendance de la chloro-anémie et ceux qui s'observent dans les névroses simples des voies digestives. Mais si les phénomènes auxquels donne lieu la surexcitation nerveuse générale sont les mêmes que ceux qui constituent les affections qui ont reçu les noms de dyspepsie, gastralgie, entéralgie, etc., ils ne se présentent pas toujours avec cette uniformité d'aspect et cette coïncidence entre eux qui a permis d'en former des groupes de symptômes distincts les uns des autres, et servant à caractériser telle ou telle forme des névroses gastro-intestinales. Nous voulons dire que dans un grand nombre de cas on chercherait en vain à retrouver dans les névroses chloro-anémiques l'ensemble complet et exclusif des signes spéciaux à l'une des diverses névroses de l'appareil digestif, signes avec lesquels les nosologistes ont fait des entités morbides séparées. La gastralgie proprement dite, la gastrodynie, la dyspepsie, l'anorexie, le pyrosis, le pica, la malacia, la boulimie, le vomissement nerveux, l'entéralgie, l'iléus nerveux, la diarrhée nerveuse, etc., sont autant de maladies décrites à part, et dont la physionomie spéciale ne se retrouve plus dans les névropathies digestives des chloro-anémiques, pour peu toutefois que celles-ci prennent une certaine intensité. Les phénomènes propres à chacune de ces affections sont mêlés, ils se confondent ou se succèdent ; il y a toutes ces maladies à la fois, ou plusieurs d'entre elles ; et comme il n'en est pas qui n'offre quelques symptômes qui appartiennent aussi à une ou à plusieurs altérations organiques des voies digestives, le diagnostic peut devenir difficile dans un certain nombre de cas.

Si nous considérons les névroses digestives dans leur ensemble, et que nous essayions d'analyser leurs principaux symptômes, nous trouvons en première ligne, comme étant le plus commun et le plus important, la douleur.

Douleur très variable dans sa forme, dans son siége et dans son intensité. Ces variations ont même paru assez tranchées pour servir presque seules à caractériser plusieurs névroses ; d'après sa nature on a distingué la cardialgie, la gastrodynie, le pyrosis, l'iléus nerveux, la crampe d'estomac, etc. Dans chacune de ces affections la douleur a un caractère bien spécial en effet, et qui lui donne un cachet pathognomonique. Mais si nous considérons la douleur en elle-même et indépendamment de ce caractère, nous la trouvons plus ou moins vive dans les névroses de l'estomac, cédant presque toujours à la pression épigastrique, mais non pas toujours, comme on l'écrit trop généralement, diminuant d'ordinaire par l'ingestion des aliments, augmentant assez souvent lors de la vacuité de l'estomac, etc. C'est surtout dans les névroses chloro-anémiques qu'on peut constater la justesse de ces remarques, et nous avons pour notre part vu le plus souvent ces malades ne pouvoir pas supporter la plus légère pression épigastrique. Lorsque l'estomac est dis-

tendu par des aliments, la douleur se calme assez souvent,
cela est vrai, mais la pression épigastrique n'en est pas
moins alors très pénible : la preuve, c'est qu'alors comme
dans les paroxysmes de cette douleur, les malades desser-
rent instinctivement leurs vêtements, et que le même
mouvement instinctif ne les porte que rarement à exercer
une pression sur l'épigastre. Si nous comparons les caractères de la douleur gastralgique avec ceux de la douleur
qui accompagne les inflammations de l'estomac, nous
trouvons écrit partout que dans ces affections la douleur
est moins vive, plus sourde, plus continue, augmentant
après les repas, s'exaspérant par la pression, etc. Nous
ne contesterons rien de tout cela assurément ; mais nous
ferons remarquer qu'il n'est rien moins que rare de l'observer aussi chez les névrosiques. Beaucoup de ces malades n'ont qu'un peu d'anxiété précordiale qui augmente
assez souvent après le repas, que la pression ne soulage
pas, etc. Parlerons-nous maintenant de ces douleurs
déchirantes, crampes d'estomac, coliques nerveuses, qui
arrachent des cris aux patients et les font se tordre ; nous
les trouvons exactement les mêmes dans les coliques hépatique et néphrétique : même violence dans les paroxysmes, même repos dans l'intervalle qui les sépare,
même siége apparent, mêmes complications d'un éréthisme nerveux général ; et si des calculs ne sont pas
rendus dans les selles ou dans les urines, comme cela ne
laisse pas que d'arriver quelquefois, le diagnostic peut être
d'une grande difficulté. Cependant nous nous empressons
de dire que nous n'avons jamais rencontré de chloro-
anémiques calculeux, et que lorsque nous avons observé

chez eux des douleurs vives de l'estomac ou des intestins, nous n'avons pas même cru devoir nous poser cette question. En voilà assez pour démontrer que le plus souvent les caractères tirés de la nature de la douleur dans les névroses digestives, comparés à ceux qu'elle affecte dans les lésions organiques des viscères abdominaux, sont par eux-mêmes insuffisants pour établir le diagnostic de ces deux sortes d'affections; on ne doit pas les négliger sans doute, mais il faut s'appuyer sur d'autres symptômes.

L'état de l'*appétit* est encore un signe auquel on a justement accordé une grande valeur diagnostique ; il a comme la douleur servi à caractériser certaines variétés des névroses digestives : anorexie, boulimie, pica, malacia, dégoût. Il n'est pas rare de trouver deux ou trois de ces variétés réunies chez les chloro-anémiques; le plus souvent l'appétit est conservé chez eux, mais il peut être éteint complétement : nous en avons précédemment cité un exemple assez remarquable (1). Nous croyons la boulimie véritable fort rare chez eux, mais nous avons assez souvent constaté une augmentation assez notable de l'appétit; seulement nous avons toujours remarqué que dans ces cas l'assimilation était fort incomplète, en sorte que tout en mangeant beaucoup, les malades continuent de maigrir. Du reste, l'anorexie et le dégoût sont de beaucoup plus fréquents, et il ne l'est pas moins qu'il y ait en même temps dépravation de l'appétit, non pas cette dépravation extrême qui porte les malades à manger des

____

(1) Voy. observation Ire.

choses qui ne se mangent pas, qui n'ont rien de nutritif, ou même des choses repoussantes, cela est rare ; nous ne voulons parler que de ces perversions qui feront préférer un aliment indigeste et mal préparé à un aliment de meilleure qualité, qui feront rechercher avec une certaine avidité les fruits verts, les épices, les choses acides, etc. Tout cela se retrouve encore en partie dans les affections organiques de l'estomac. D'abord l'anorexie plus ou moins complète en est un symptôme à peu près constant ; quant aux perversions de l'appétit, plus rares et le plus souvent à un faible degré, quand elles existent, elles peuvent aussi manquer ou être très faibles chez un grand nombre de chloro-anémiques.

Ce qu'on a dit de la *soif*, nulle dans les névroses, vive dans les phlegmasies gastro-intestinales, ne nous paraît pas avoir une grande valeur ; la soif est dans les affections de l'estomac, névropathiques ou non, extrêmement variable et dans son intensité et dans la qualité des boissons désirées. Quelques malades les recherchent chaudes, d'autres froides, les uns acides, les autres alcalines ; il n'y a rien là de constant, et qui puisse par conséquent servir sérieusement au diagnostic.

Nous en dirons à peu près autant des *vomissements :* rares dans les gastralgies et formés alors de matières glaireuses ; fréquents dans la gastrite, le cancer, le mælena, etc., et formés alors des aliments, de matières noires, de sang, etc., soit ; mais le vomissement n'est pas un symptôme primitif de ces diverses maladies, et s'il est parfaitement vrai qu'il devienne caractéristique à une certaine époque, il ne l'est pas au début dans les cas assez rares où il ne manque pas tout à fait.

La *fièvre*, plus ou moins vive et continue dans les phlegmasies gastro-intestinales, manque dans les gastralgies. Mais combien de chloro-anémiques présentent une accélération à peu près constante du pouls? Le fait a été constaté par tous les médecins. D'ailleurs la fièvre n'est pas toujours très vive dans la gastrite, dans la gastrite chronique surtout, celle qui peut le mieux se confondre avec la gastralgie. Ce signe diagnostic nous paraît donc encore incertain.

L'*état de la langue* n'offre non plus rien de bien précis. Rouge et sèche, dit-on, dans la gastrite; naturelle, ou bien large et pâteuse dans la gastralgie. Ces signes, comme les précédents, expriment ce qui a le plus ordinairement lieu, mais ils n'ont rien de pathognomonique. Nous en dirons autant de l'amertume de la bouche ou de son état pâteux, des éructations acides ou nidoreuses, etc.; tous ces signes n'ont évidemment qu'une valeur relative.

La *flatulence de l'estomac* et *des intestins* ne s'observe guère dans les inflammations de ces organes, mais elle peut compliquer d'autres lésions : on la rencontre quelquefois, par exemple, dans les affections du foie; elle peut être encore symptomatique d'un rétrécissement intestinal, etc.

A ces signes ajoutons le *hoquet*, qui est assez commun, une *constipation* fréquente plus ou moins opiniâtre et interrompue quelquefois par des *diarrhées* passagères, l'*abondance* et la *fétidité* des *garderobes*, le *bruit de glouglou* signalé par M. Chomel dans ce qu'il a appelé dyspepsie des liquides, et nous aurons, nous le croyons, les signes locaux les plus importants qui s'observent dans les névroses gastro-intestinales.

De ces signes il n'en est aucun, nous venons de le voir, qui ne leur soit commun avec quelque affection organique des voies digestives ; aucun n'est donc pathognomonique, et c'est de l'ensemble de tous ces symptômes, du rapprochement qu'on fait de leur mode de développement, de leur intensité, de leur persistance, etc., qu'il faut déduire le diagnostic. Quant aux symptômes généraux des gastro-entéralgies, nous ne croyons pas devoir en parler ici, parce qu'ils consistent presque tous en des réactions nerveuses qui déterminent dans les divers organes des phénomènes sur lesquels nous aurons souvent occasion de revenir : tels sont la *toux gastrique*, les *palpitations*, la *céphalalgie* ; les *névralgies diverses*, principalement les névralgies *sus-orbitaires* et *intercostales ;* l'*aura épiglottique ;* la *strangulation*, peu fréquente, il est vrai, dans les cas simples, mais qui l'est davantage quand il y a chloro-anémie ; l'*aphonie* après les repas, rare également ; la *faiblesse musculaire*, très commune au contraire ; puis du côté des centres nerveux, les *vertiges*, les *hallucinations* des sens, le *penchant à la tristesse*, l'*hypochondrie*, etc. Tous ces signes, qui appartiennent à peu près exclusivement à l'état nerveux, surtout quand un certain nombre d'entre eux se trouvent réunis, sont assurément très utiles pour établir le diagnostic dans les cas où l'inspection des seuls phénomènes gastro-intestinaux ne permet pas d'y arriver.

La gastrite chronique est sans contredit la maladie qui a été le plus souvent confondue avec la gastralgie et cette erreur est d'autant plus excusable que chez les chloro-anémiques, il peut arriver que la phlegmasie et la névrose soient réunies. Il est clair que dans ces cas il n'y a pas de diagnostic différentiel à établir, mais il faut reconnaître cette coïncidence des deux maladies pour leur opposer le traitement approprié ; toutefois ces cas ne laissent pas que d'être rares, et il est bien plus commun que la névrose soit prise pour une phlegmasie.

Comme tous les praticiens, nous avons observé plusieurs de ces cas, mais comme les phénomènes gastralgiques se sont presque toujours compliqués d'autres accidents nerveux plus importants, nous ne rapporterons pas ici ces faits, d'autant que nous en retrouverons quelques-uns dans la suite de ce chapitre. Nous croyons cependant devoir faire connaître tout de suite le suivant, dans lequel les phénomènes de surexcitation nerveuse se sont assez bien localisés dans l'estomac.

OBSERVATION VII. — *Gastralgie simple simulant une gastrite.*

Madame P..., âgée de trente-deux à trente-trois ans, d'un tempérament très lymphatique et très nerveux, était atteinte de maux d'estomac depuis plusieurs années, quand nous fûmes appelé à lui donner des soins. Jeune femme alors, elle nous paraît un peu bouffie ; son pouls est mou, dépressible, peu accéléré ; les vaisseaux du dos de la main sont effacés ; la menstruation est très irrégulière, très douloureuse, très peu abondante ; il y a des flueurs blanches assez souvent, mais non pas d'une manière continue. Cette dame, qui n'a assurément aucun motif de chagrin sérieux, a la physionomie empreinte d'une

profonde tristesse ; tous ses mouvements annoncent de l'abattement, du découragement ; elle ne peut marcher longtemps
sans être fatiguée, essouflée ; elle se plaint de palpitations, mais
surtout de maux d'estomac. L'appétit est à peu près perdu,
chaque fois qu'elle mange ses douleurs deviennent plus vives;
la pression des cordons qui retiennent ses vêtements est extrêmement douloureuse. Elle vomit assez souvent ses aliments;
ceux qu'elle préfère sont de la viande, de la salade, des fruits;
les légumes cuits, les féculents, sont plus mal supportés ; la soif
est peu vive. Madame P... tousse un peu et se croit poitrinaire;
elle a presque constamment des maux de tête violents ; l'état de
sa santé la préoccupe beaucoup, elle craint de mourir et de
laisser son enfant orphelin. En auscultant la poitrine et le cœur,
nous constatâmes facilement qu'il n'y avait aucune affection
organique du côté de ces organes. Dès lors l'état de l'estomac
appela seul notre attention. La plupart des symptômes précités
et quelques autres, constipation, ballonnement du ventre, nous
parurent appartenir à la gastralgie ; mais quelques-uns cependant révélaient l'existence d'une phlegmasie lente : tels étaient
la douleur augmentant après le repas et par la pression, les
vomissements alimentaires assez fréquents, la perte de l'appétit, l'expression de souffrance de la face, etc. Malgré cela nous
crûmes que s'il existait un peu d'inflammation, la gastralgie
était ce qu'il y avait de plus important. Celle-ci nous paraissant
liée à un état chlorotique, nous prescrivîmes le fer réduit; mais
ce médicament ne fut pas supporté, au bout de quelques jours
il survint de la diarrhée et les douleurs augmentèrent. Nous
nous bornâmes alors à donner un peu d'opium pour calmer,
et à prescrire quelques boissons aromatiques. Lorsque l'éréthisme nerveux fut tombé, nous prescrivîmes deux cuillerées
par jour de vin de quinquina et le charbon de Belloc. Mais il
fallut bientôt renoncer à ce dernier moyen, que la malade
refusait, et qui d'ailleurs ne nous paraissait pas avoir de résultats bien avantageux. Nous revînmes au fer, qui fut cette fois
bien toléré ; et comme nous étions arrivé au moment des

règles, nous fîmes prendre quelques infusions d'armoise safra-
née et quelques bains de pieds. Les règles avancèrent de quelques jours, mais furent peu abondantes. Contre la leucorrhée
qui les suivit, nous dirigeâmes des injections astringentes avec
la ratania, moyen qui nous a très souvent réussi. Ce traitement
fut continué pendant six semaines environ, à quelques modifications près. Mais alors la malade, se trouvant beaucoup mieux,
cessa de se soigner sans être guérie. Depuis quatre années que
nous donnons des soins à cette dame, une ou deux fois par an
elle nous fait appeler pour les mêmes accidents. Nous les cal-
mons assez facilement par les moyens qui viennent d'être indiqués, mais nous ne guérissons pas, parce qu'il nous est impossible d'obtenir de notre malade un traitement régulier dès
qu'elle se trouve mieux. Cependant depuis dix-huit mois environ elle va bien.

Cette observation fort peu complexé nous a paru un
cas de chloro-anémie dans lequel les phénomènes nerveux gastriques jouaient le principal rôle ; et ces phénomènes, qui à chaque accès présentent une grande intensité,
sont en même temps de ceux qui pourraient laisser croire
à l'existence d'une gastrite chronique avec passage à
l'état aigu. Nous ne voudrions même pas répondre que
chez cette dame il n'y eût pas habituellement un peu d'hypérémie de la muqueuse gastrique ; car chaque fois que
nous avons essayé d'emblée le traitement gastralgique, il
n'a pas réussi, tandis qu'il améliore assez promptement
l'état de la malade dès que nous le faisons précéder de
quelques jours d'un traitement légèrement antiphlogistique et calmant. Trois fois l'état saburral de la langue nous
a engagé à commencer par faire vomir avec l'infusion
d'ipéca, nous nous en sommes toujours bien trouvé ; nous
n'avons jamais donné le tartre stibié, que nous regardons

comme trop irritant pour notre malade. Les symptômes d'hypochondrie, qui sont très manifestes pendant les crises, cessent presque en entier pendant la rémission : cependant le caractère reste triste ; l'état de la santé préoccupe toujours, mais pas assez pour engager cette dame, qui est dans le commerce, à abandonner les affaires de sa maison et à prendre d'elle les soins qui, prolongés suffisamment, pourraient seuls consolider sa guérison. La chloro-anémie, comme l'hypochondrie, ne disparaît point tout à fait, il n'y a qu'amendement.

La science est riche d'observations plus ou moins analogues à celle-ci ; pour ne citer qu'un seul auteur, Barras en a rapporté un grand nombre dans son *Traité des gastralgies*. Bien que le mot chloro-anémie n'y soit jamais prononcé, on ne peut guère douter que cette affection n'ait existé dans les observations 33, 34, 54, 55, 57, etc. Elle préexistait à la névrose de l'estomac dans les observations 33 et 34 ; dans l'observation 54, au contraire, qui est l'une des plus intéressantes du livre, les symptômes gastriques ont paru les premiers.

OBSERVATION VIII. — *Gastralgie très compliquée prise successivement pour plusieurs affections organiques. — Mort. — Autopsie.*

La malade qui en fait l'objet, âgée de dix-neuf ans, nerveuse et lymphatique, mais se portant du reste fort bien, eut une indigestion pour avoir bu, ayant chaud, de l'eau de groseille et mangé des fruits. A partir de cette époque, les digestions devinrent douloureuses et la susceptibilité de l'estomac extrême. Un médecin ordonna des sangsues à l'épigastre, l'eau lactée et une nourriture douce. Quelques hallucinations de la vue et des migraines furent la conséquence de ce traitement, qui n'amena d'ailleurs aucun soulagement du côté de l'estomac. Cette situation se prolongea un an ; néanmoins les forces et l'embonpoint se soutenaient. Alors âgée de seize ans, la malade eut une diarrhée contre laquelle on prescrivit de nouveau des sangsues, le régime maigre et l'eau pure comme boisson. Quoique la diarrhée eût cédé au bout de six semaines, ce ne fut qu'après quatre mois que la malade, encore fraîche et grasse, reprit l'usage de la viande, ce qui lui fit beaucoup de bien. Mais quelques mois plus tard et pendant l'hiver, elle commença à souffrir de nouveau de l'estomac ; en outre elle avait des serrements aux tempes et à la gorge, de la tristesse, de l'ennui, du dégoût pour la vie ; elle ne pensait plus qu'à sa santé, toute autre occupation lui déplaisait et augmentait ses souffrances. On la remit à l'alimentation débilitante, mais sans succès.

Voilà bien, s'il ne nous trompe, les débuts d'une chloro-anémie avec prédominance de symptômes nerveux, liés à une affection de l'estomac ; mais continuons l'analyse de cette observation.

La malade alors vint consulter M. Récamier, qui déclara qu'il y avait un *catarrhe* de l'estomac occasionné par une transpiration arrêtée. Il ordonna des fumigations aromatiques sur toute la surface du corps, de la poudre d'yeux d'écrevisse pour corriger les aigreurs, un régime fortifiant sans vin, etc. Ce traitement réussit ; les forces et l'embonpoint revinrent peu à peu, et les règles, supprimées depuis six mois, reparurent. Mais il resta du malaise et un sentiment de tristesse qu'on chercha à combattre par les plaisirs. On était dans la saison des bals, on y conduisit la malade treize fois, et bien qu'elle ne veillât jamais que jusqu'à minuit, elle revenait toujours très fatiguée. Ces fatigues ramenèrent la suppression des règles et les symptômes épigastriques et hypochondriaques. Le régime atonique fut repris infructueusement, et M. Récamier, consulté de nouveau, prescrivit à peu près son premier traitement ; mais celui-ci n'eut pas le même succès, les accidents s'exaspérèrent et le dépérissement augmenta. Un nouveau médecin consulté « prétendit que l'irritation gastrique s'était renouvelée, qu'il fallait revenir au lait, aux viandes blanches et à l'eau pure, prendre des bains et appliquer des cataplasmes émollients sur le ventre. » Le résultat fut fâcheux ; les digestions devinrent extrêmement pénibles, la plus légère quantité d'aliments déterminait une flatulence considérable et laissait l'estomac dans une grande fatigue ; les forces et l'embonpoint s'en allaient, le moral s'affectait de plus en plus. Les aliments furent diminués, bien que la malade eût bon appétit ; des frictions stibiées furent employées sur l'épigastre. Des sangsues qui ne saignèrent point y furent appliquées ; on égratigna la peau avec une épingle, et une éruption stibiée considérable qui se produisit alors eut pour résultat de rendre extrême l'impressionnabilité nerveuse. Il y avait à chaque moment des tressaillements, des syncopes ; le pouls ne battait que quarante fois par minute ; la maigreur était du marasme, les extrémités étaient froides ; il y avait des crispations d'estomac qui remontaient jusqu'à la gorge. M. Ranque, consulté alors, prescrivit un peu d'infusion de quinquina, du vin de Bordeaux, des consommés, etc.; et sous l'influence de ce régime, il y eut une amélioration progressive. Quatre mois plus tard, la malade commençait à marcher, à lire, à écrire; elle avait de l'appétit, du sommeil, mais elle continuait à éprouver des maux de nerfs indéfinissables, de la tristesse, de l'ennui; les règles ne revenaient point, la digestion était pénible sans être mauvaise, la maigreur était encore considérable.

Tel était l'état de cette jeune personne lorsqu'elle s'adressa à M. Barras. Celui-ci, la regardant comme convalescente, l'engagea à continuer son traitement en y ajoutant l'extrait de gland de chêne torréfié. Quelque temps après, les digestions étant devenues laborieuses, les serrements d'estomac, les malaises, l'anxiété, les borborygmes, les coliques, les rapports d'œufs pourris ayant augmenté, il conseilla de diminuer l'alimentation, mais il n'y eut aucun mieux. La malade fut alors conduite à M. Barras qui, outre les symptômes précédemment indiqués, constata : serrements, malaises, anxiété épigastrique plutôt que véritable douleur ; nausées et explosion d'une grande quantité de vents après les repas ; langue nette, appétit variable ; ni soif, ni fièvre ; pouls faible, lent ; peau fraîche, ventre libre, abdomen souple et indolent au toucher ; battements à l'épigastre et aux hypochondres ; règles supprimées depuis un an ; impressionnabilité excessive, tiraillements, froid glacial en divers endroits, surtout aux pieds ; impatiences, sensations pénibles et indéfinissables ; maigreur, pâleur, nonchalance mêlée d'agitation ; sommeil bon ; moral très affecté, imagination très occupée de l'estomac, taciturnité, pleurs irrésistibles, désir de mourir, et, malgré cela, précautions minutieuses pour sa santé. A ces symptômes qui tous avaient été précédemment observés s'en ajoutait un auquel M. Barras attacha une grande importance, c'était une tuméfaction considérable de plusieurs glandes lymphatiques du cou. Il craignit, non pas sans raison, qu'un engorgement semblable n'affectât les glandes lymphatiques de la poitrine et du mésentère. Quoi qu'il en pût être, il crut devoir ne s'occuper que de la névrose gastrique. En conséquence, il prescrivit une nourriture douce et analeptique, des frictions opiacées sur l'épigastre, l'usage intérieur d'un mélange de sirop de morphine et de quinquina à petites doses, l'exercice, les distractions, le calme de l'esprit, etc. Peu à peu il y eut assez d'amélioration pour faire espérer une guérison, sans la persistance des tumeurs du cou. Aussi le mieux ne fut que passager ; les symptômes gastriques et hypochondriaques reparurent, de plus il survint une toux sèche et plusieurs accès de fièvre intermittente, qui cédèrent au sulfate de quinine, médicament qui améliora aussi l'état de l'estomac. Mais la toux continuait ; elle s'accompagna bientôt d'une légère expectoration et d'un mouvement fébrile vespérin terminé par des sueurs. L'existence de la phthisie cessa d'être douteuse. Malgré cela, M. Barras ne trouva pas d'indication plus pressante que celle de nourrir la malade qui sentait son

estomac s'affaiblir et tomber en *guenille*, chaque fois qu'elle
éprouvait le besoin de revenir à une alimentation plus substantielle. En suivant ce régime, l'affection pulmonaire parut faire
peu de progrès ; mais après quelques alternatives de mieux et
de pire, les accidents prirent une nouvelle gravité, il y eut des
coliques, des alternatives de constipation et de diarrhée, de la
tuméfaction aux malléoles et aux mains, tous ces symptômes
cédaient quelque temps aux moyens dirigés contre eux, mais
ils laissaient chaque fois la santé plus affaiblie et ne tardaient
pas à reparaître avec une nouvelle gravité. La malade fut envoyée à la campagne et s'en trouva plus mal, il y eut des douleurs rhumatismales dans les jambes, le dévoiement devint
continuel et ne fut plus arrêté par les petits lavements ami-
donnés et laudanisés ; il vint en plus « des vomissements répétés de matières glaireuses dans lesquelles il n'y avait point de
matières alimentaires, quoiqu'ils eussent lieu peu de temps
après le dîner. » Les calmants et les astringents furent mal supportés d'abord, puis il s'opéra « une singulière métamorphose
qui ressemblait pourtant à ce qu'on avait déjà observé plusieurs
fois : tous les symptômes abdominaux se dissipèrent, les digestions devinrent faciles et le dévoiement cessa ; mais dans le
moment où l'affection des organes digestifs disparaissait, celle
des organes de la respiration redoublait d'intensité, l'expectoration devint puriforme, et pour la première fois, la malade
éprouva de violentes oppressions, avec des douleurs vagues
dans la poitrine, surtout vers la région du cœur. » Un peu plus
tard les engorgements glanduleux du cou disparurent ; la percussion et l'auscultation indiquèrent « des excavations dans les
poumons, notamment dans celui du côté droit. La voix était
plus forte et plus sonore que d'habitude, la matière expecto-
rée entièrement purulente, copieuse et mêlée de stries sanguines ; les étouffements étaient extrêmement pénibles... Bref, la
malade expira dans des angoises inexprimables. » Cette singulière maladie avait commencé en septembre 1824, elle se termina en août 1828 ; elle avait duré quatre années.

L'autopsie fut faite en présence de deux médecins, les docteurs Blan et Larrieu qui ne paraissent pas s'être bien entendus sur la nature et l'importance des lésions constatées. Toujours est-il qu'on trouva l'estomac très dilaté, pâle à l'extérieur, plus blanc à l'intérieur qu'à l'état ordinaire, sa membrane interne se détachant facilement. L'intestin était distendu par des gaz ; le duodénum naturel et coloré par de la bile, l'iléon présentait quelques plaques rouges, circonscrites, résistant au lavage ; néanmoins sa membrane interne n'avait pas éprouvé d'altération bien sensible. Les ganglions mésentériques correspondant aux taches rouges étaient plus développés et plus durs ; les taches devenaient plus nombreuses en arrivant vers le cæcum ; sa courbure était le siége d'ulcérations profondes. Le foie était plus blanc et plus consistant qu'à l'état normal, sa vésicule distendue par de la bile verte et luisante : les autres organes de l'abdomen étaient parfaitement sains. — Les poumons étaient farcis de tubercules la plupart ramollis et présentaient plusieurs excavations. — Le péricarde contenait environ deux onces de sérosité ; le cœur de volume ordinaire était pâle, flasque, facile à déchirer. — Le crâne n'a pas été ouvert.

« D'après l'état pathologique des organes thoraciques et abdominaux, dit **M.** Blan qui a donné les détails de cette autopsie, et d'après la connaissance des différents symptômes qui ont accompagné la maladie, depuis son début jusqu'à sa terminaison, il nous paraît constant *qu'une inflammation s'était manifestée primitivement dans le tube digestif*, et qu'en raison du tempérament du sujet, la maladie, en passant à l'état chronique, a donné lieu au développement des accidents nerveux, qui, se renouvelant sous toutes les formes, ont pendant longtemps masqué les lésions de la poitrine auxquelles la malade a succombé. »

M. Larrieu au contraire s'exprime ainsi sur la nature de cette affection : « L'autopsie a fait reconnaître les viscères abdominaux *parfaitement sains, à cela près de quatre ou cinq ulcéra-*

tions dans le cæcum ; mais ce fait est de nulle valeur, puisque dans la plupart des maladies longues les plus diverses on le trouve plus ou moins, et paraît être, non le résultat d'une phlegmasie, mais l'effet de l'accumulation des matières fécales dans une espèce de cloaque, à l'endroit le plus déclive du tube digestif. » Le témoignage de M. Larrieu, ajoute Barras, a d'autant plus de poids qu'avant de procéder à l'autopsie, il croyait trouver une grande désorganisation de tout le tube digestif. M. Barras, discutant ces deux opinions, se range à celle de M. Larrieu. Nous ne le suivrons pas dans cette discussion dont nous sommes assez tenté d'accepter les conclusions, nous n'envisagerons la question qu'au point de vue qui doit spécialement nous occuper.

Réflexions. — Cette observation nous a paru de nature à bien faire ressortir les difficultés que peut présenter le diagnostic des névroses digestives. Elle nous montre l'histoire d'une maladie prise tour à tour et par des médecins distingués pour une phlegmasie et pour une névrose. Le premier médecin, celui qui observe les premiers accidents, diagnostique une indigestion suivie d'une gastrite contre laquelle il prescrit deux fois des sangsues, etc. Deux ans après, M. Récamier diagnostique à son tour un catarrhe de l'estomac ; c'était déjà admettre un autre élément que la simple inflammation, et avec cette sûreté de coup d'œil qui a fait le trait le plus caractéristique de son génie, il néglige presque complétement l'élément phlegmasique et prescrit un régime tonique et réparateur qui soulage. En mai 1827 un autre médecin prétend que l'irritation gastrique s'est renouvelée ; sa médication est conforme à son diagnostic et l'état de la malade ne tarde pas à empirer. En août même année, M. Rauque, après un examen minutieux, traite franchement la malade pour une gastralgie : quinquina, vin de Bordeaux, etc., et l'amélioration se montre bientôt ; elle est telle que la première fois que M. Barras est consulté, il croit à la convalescence. Mais en janvier 1828, aux symptômes de la névrose gastrique qui ont pris une nouvelle acuité s'ajoutent quelques signes de tuberculisation pulmonaire qui ne lui échappent point. A partir de cette époque les deux maladies marchent de front ; cependant les symptômes gastralgiques continuent pendant quelques mois encore d'être les plus apparents : c'est d'ailleurs contre eux seuls que doit être dirigé le traitement et l'on obtient ainsi quelques alternatives de mieux et de pis, jusqu'au moment où la phthisie qui progresse insensiblement, conduit la malade au tombeau sans que les phénomènes nerveux aient cédé. L'autopsie a lieu et les deux médecins qui la font, s'attendent à trouver dans l'estomac et dans tout le tube digestif des désordres considérables. Cependant l'estomac est sain, sauf un léger ramollissement de sa muqueuse, il est pâle, il est exsangue, et il serait vraiment difficile de reconnaître dans ces caractères ceux d'une gastrite chronique. Quant à l'intestin, il présente, il est vrai, quelques plaques enflammées et des ulcérations cæcales, mais celles-ci s'expliquent assez naturellement par la persistance de la diarrhée pendant les derniers mois de la maladie et d'un autre côté il est certain que l'iléo-colite si on la veut admettre, n'a point été la maladie primitive, les troubles gastriques s'étant montrés bien isolés au début.

Maintenant cette malade était-elle vraiment chloro-anémique ? Il nous semble qu'on n'en pourra guère douter si l'on tient compte des circonstances dans lesquelles la maladie s'est développée : l'âge du sujet, quinze ans ; son tempérament lymphatique et nerveux, etc. : si l'on tient compte des symptômes qui ont été observés aux diverses périodes de cette maladie ; amaigrissement progressif, suppression des règles, migraines, pâleur de la face, tristesse, susceptibilité nerveuse excessive, intermittence et irrégularité de tous ces accidents ; nous ne voulons pas ici refaire cette observation en en rappelant tous les symptômes. Quant à la terminaison elle a été aussi celle qu'ont quelquefois les affections chloro-anémiques graves, et nous avons dans notre précédent chapitre appelé l'attention sur ce mode de terminaison sur lequel nous devrons encore

revenir : une affection organique mortelle se développe consécutivement à l'altération du sang et aux troubles profonds et
persistants de l'innervation générale. Nous croyons donc pouvoir affirmer que la malade dont M. Barras nous a laissé l'intéressante histoire sous le titre de *gastralgie*, était une chloro-
anémie avec prédominance de phénomènes nerveux gastriques.
Cette jeune personne présentait toutes les conditions d'âge, de
tempérament, d'habitudes, de position sociale qui prédisposent
à cette affection. Celle-ci débute après une imprudence légère
par des phénomènes dyspepsiques, mode très bien décrit par
M. Beau. Le premier médecin de la malade méconnaît la nature de l'affection et établit un traitement antiphlogistique qui
l'aggrave ; bientôt les phénomènes nerveux prennent une intensité extrême et ne tardent pas à s'irradier partout, bien que
les plus saillants restent parfaitement localisés dans les organes
digestifs. Cette circonstance fait que les médecins qui donnent
successivement leurs soins à la malade s'entendent peu sur la
nature de l'affection. Les uns lui opposent un traitement anti-
phlegmatique qui l'aggrave toujours, les autres un traitement
antinévralgique qui l'améliore souvent. Aucun n'eut, il est vrai,
l'idée de prescrire le traitement antichlorotique, et pourtant il
nous paraît probable que cette médication eût été parfaitement
indiquée. Employée à temps et bien dirigée, elle eût peut-être
sauvé la malade. Mais on ne sera point surpris de cette omission, si l'on se rapporte à l'époque où ce fait fut observé ; les
doctrines de Broussais étaient alors généralement acceptées et
l'on a même lieu d'être étonné que les antiphlogistiques n'aient
pas été employés plus largement. Si nous considérons les résultats fournis par l'autopsie, ils donneront à notre diagnostic
une nouvelle confirmation. Malgré la persistance des accidents
gastriques, l'estomac fut trouvé sain, ou si l'on veut y admettre une lésion anatomique, celle-ci n'était point de nature inflammatoire. La dilatation de cet organe et la pâleur de sa
muqueuse ne sauraient être considérées comme telles. C'est tout
le contraire qu'on eût dû observer s'il y eût eu gastrite. Quant

au ramollissement léger dont cette membrane était le siége, il ne fut probablement qu'une lésion cadavérique, mais, en admettant même que ce ramollissement ait existé pendant la vie, il s'explique assez naturellement par l'atonie de l'organe et un défaut de nutrition, c'est-à-dire par des causes qui sont tout à fait opposées à celles qui produisent l'inflammation. Les lésions du cæcum nous paraissent avoir été parfaitement bien comprises par M. Larrieu, nous n'ajouterons rien à son appréciation. Et pour ce qui est de la tuberculisation pulmonaire, nous ne croyons pas qu'il y ait aujourd'hui beaucoup de médecins qui la regardent comme le résultat d'une inflammation ; on admet bien plutôt qu'elle est due à une lésion générale de la nutrition, à une altération du sang, à quelque trouble grave survenu dans l'innervation, alors qu'on ne peut l'expliquer par une influence héréditaire ou par la constitution primitive du malade. Dans le cas spécial qui nous occupe, le développement de la phthisie s'explique facilement par ces causes : le sujet d'un tempérament lymphatique et nerveux, ayant eu dans son enfance des engorgements glanduleux, pouvait offrir déjà une prédisposition congénitale à la tuberculisation. Son état habituel de souffrance depuis plusieurs années, les troubles très sérieux de l'innervation, gastralgie et hypochondrie, l'altération du sang consécutive, suffisent et au delà pour rendre compte de la phthisie à laquelle il a succombé.

Cette observation, longue encore, bien que nous l'ayons réduite à ses éléments les plus essentiels, nous a paru faire ressortir la difficulté du diagnostic des névroses, alors que celles-ci présentent des symptômes qui les peuvent faire prendre pour des affections aiguës ou chroniques des parties dans lesquelles elles ont leur siége. Elle a sur celles que nous aurions pu emprunter à notre pratique l'avantage d'être authentique et aussi com-

plète que possible, puisque l'autopsie n'a pas même mis
d'accord les médecins qui ont donné leurs soins à la
malade. Nous croyons donc inutile de surcharger notre
travail de faits plus ou moins analogues et peut-être moins
intéressants. Nous ferons seulement observer que les
phénomènes de surexcitation nerveuse des voies digestives peuvent suivre une autre marche. Ainsi, dans l'observation LV de Barras, la chlorose et la phthisie nous
paraissent débuter à peu près simultanément, et c'est
consécutivement à cette dernière maladie qu'un vomissement nerveux opiniâtre se déclare. La malade meurt après
trois à quatre ans de souffrance, et les médecins qui lui
ont donné des soins s'imaginent trouver une désorganisation complète de l'estomac, mais « cet organe était parfaitement sain dans toutes ses parties, dans tous ses tissus
qui étaient plutôt pâles que rouges. » — Dans l'observation LVII, une femme du grand monde, devenue hypochondriaque (et très probablement les symptômes de
surexcitation nerveuse générale qu'elle éprouvait étaient
le résultat d'une chloro-anémie qui reconnaissait pour
cause les habitudes de la malade et des chagrins domestiques), est prise quelques années plus tard d'un vomissement continuel et opiniâtre qui se termine par la mort.
L'autopsie montre les organes digestifs parfaitement sains.
— Cette observation, empruntée à la *Nosographie* de
Pinel, est suivie dans cet auteur de celle d'une jeune fille
qui, a la suite de violents chagrins, cesse d'être réglée
et est prise de maux d'estomac et de vomissements habituels des aliments, etc. Ces phénomènes disparaissent
d'abord aux époques menstruelles, mais ensuite ils de-

viennent permanents et se compliquent bientôt de dépérissement, de tristesse, de hoquet, de trouble momentané de la vue, de flatuosités abondantes, et les médicaments employés restent sans succès. A ces signes il nous semble encore que nous pouvons diagnostiquer une chloro-anémie dont les symptômes ont été quelque peu voilés.

OBSERVATION IX. — *Gastralgie chlorotique et fébrile.* — *Guérison.*

La femme d'un ministre protestant a eu des accidents nerveux qui nous sont mal connus ; dès son enfance et avant son mariage, elle a été traitée alors pour une chlorose. Cette jeune femme, en même temps lymphatique et nerveuse, de bonne mine en apparence, mais dont l'embonpoint est plutôt de la bouffissure, a été reprise de sa chlorose à la suite d'un essai de lactation. Il y a un souffle doux et continu aux vaisseaux du cou, le pouls est dépressible et lent, le visage a conservé ses couleurs roses et blanches. Malgré cela, cette dame éprouve une grande faiblesse musculaire, les yeux sont fortement cernés de noir ; pendant plus d'un mois des orgelets se sont succédé ; il y a des douleurs atroces le long de l'épine et dans le thorax, surtout à droite dans la région du foie ; les douleurs nées de cette région contournent les côtes et vont se perdre dans les reins. L'appétit est très diminué, les fonctions de l'estomac sont notablement dérangées. La douleur épigastrique est permanente, ou à peu près, mais elle augmente beaucoup après le repas et à la pression ; ces douleurs sont plus vives le soir et pendant la nuit, elles empêchent le sommeil ; le jour il y a un peu de rémission. Pendant les accès le pouls s'accélère et il y a de la fièvre ; les migraines sont fréquentes ; du reste il n'y a pas de vomissements et le ventre est souple ; les règles qui ont reparu quatre mois après l'accouchement et un mois après la cessation de l'allaitement coulent presque sans interruption depuis quinze jours, mais très faiblement et le sang est très pâle. Il y a enfin de la tristesse et de la préoccupation d'esprit sur l'issue de cette affection. Mais de tous ces symptômes ceux qui ont leur siége dans l'estomac sont de beaucoup les plus intenses, et paraissent tenir tous les autres sous leur dépendance. Cette malade supporte bien les pilules de Gille et le vin de quinquina. Les viandes noires et rôties sont bien digérées. Mais à ces moyens qui font la base du traitement nous sommes obligé d'ajouter des calmants pour modérer les douleurs. Nous avons employé sans grands résultats plusieurs préparations opiacées, l'eau chloroformée, la belladone, etc. Malgré la nature de la douleur et l'existence de la fièvre, nous nous sommes bien gardé de croire que cette malade eût autre chose qu'une chlorose avec phénomènes nerveux gastriques prédominants. Au bout de six semaines en effet notre malade put être considérée comme guérie. Deux ans après la chlorose récidiva à la suite d'un nouvel accouchement et des accidents nerveux d'une autre nature emportèrent la malade. Nous ferons dans une autre partie de ce chapitre l'histoire de cette récidive.

Nous croyons pouvoir conclure de tout ce qui précède et surtout de l'observation empruntée à M. Barras, que chez les chloro-anémiques il est aisé de confondre les phénomènes névrosiques qui ont leur siége dans les voies digestives avec les symptômes d'une affection organique. La grande mobilité des accidents nerveux ne permet guère de leur assigner des caractères fixes, invariables. Sans doute, dans le plus grand nombre des cas, le diagnostic d'une gastro-entéralgie n'offre point aujourd'hui de difficultés sérieuses, et lorsque cette maladie est liée à une affection chloro-anémique, le diagnostic s'éclaire encore des signes propres à cette affection. Mais, malgré

cela, il y a certains cas dans lesquels l'embarras peut être
grand, d'autant plus grand qu'il n'est peut-être pas un
symptôme essentiellement nerveux qui ne puisse se retrouver dans une affection organique, et réciproquement.
Ce n'est pas à dire, toutefois, que les signes différentiels
assignés par les auteurs aux maladies nerveuses des voies
digestives et à leurs maladies organiques soient sans
valeur ; nous avons seulement cherché à démontrer que
ces signes n'ont souvent qu'une valeur relative et d'ensemble qu'aucun d'entre eux ne saurait être considéré
comme pathognomonique. D'ailleurs cela fût-il, ce signe
pourrait manquer et l'affection qu'il représente exister
cependant. C'est donc surtout sur son tact médical que
l'homme de l'art doit compter pour établir ce diagnostic ;
il devra s'aider de toutes ses connaissances sémiotiques,
car nous croyons impossible de lui tracer des règles
certaines et applicables à tous les cas.

§ II. — Organes de la circulation.

Nous ne saurions entreprendre ici de faire le diagnostic
complet des névroses des organes de la circulation et de
chacune des lésions anatomiques dont ils peuvent être le
siége. Ainsi que nous venons de faire pour les voies
digestives, nous nous bornerons à quelques considérations générales que nous chercherons à appuyer ensuite
par quelques exemples. Les maladies du cœur étant les
plus importantes et les plus communes à la fois, c'est
d'elles que nous parlerons surtout.

« C'est une loi en pathologie, dit M. Andral, que dans

tout organe la diminution de la quantité du sang qu'il doit normalement contenir produit des désordres fonc-tionnels aussi bien que la présence d'une quantité de sang surabondante. Mais de plus, dans l'un et l'autre cas, ces désordres fonctionnels sont parfois exactement sembla-bles. Qu'un sang pauvre ou trop rare vienne, par exemple, à traverser les cavités du cœur, il en résultera des pal-pitations, comme si trop de sang le distendait (1). » Ces quelques lignes de l'éminent professeur expliquent par-faitement la fréquence des troubles fonctionnels de la circulation chez les chloro-anémiques. Chez eux le sang est trop pauvre et c'est assurément sur les organes avec lesquels il est en contact immédiat et continuel qu'il doit tout d'abord exercer son action perturbatrice. Aussi les affections chloro-anémiques ont-elles presque toujours un retentissement sur les fonctions du cœur qui sont plus ou moins dérangées ; mais l'état du sang n'en est pas la seule cause et même n'en est peut-être pas toujours la cause la plus efficace. Les changements survenus dans l'innervation ont aussi leur part dans la production de ces troubles. Nous avons précédemment cherché à saisir par quel mécanisme agissaient ces deux modes et comment ils combinaient leurs effets (2), nous n'avons pas à y revenir en ce moment; nous nous appliquerons seule-ment à examiner en quoi les désordres fonctionnels de la circulation qui relèvent de la chloro-anémie diffèrent ou ressemblent à ceux qui sont symptomatiques d'une

(1) *Clinique médicale*, t. IV, p. 299.
(2) Chap. 1.

lésion matérielle des organes circulatoires, et comment ils peuvent quelquefois se confondre avec eux.

La chloro-anémie et les affections organiques du cœur présentent plusieurs symptômes communs. Les plus importants sont les palpitations, les syncopes, la perception des battements et des bruits du cœur dans une plus grande étendue qu'à l'état normal, des modifications dans l'intensité et dans le timbre de ces bruits, des douleurs névralgiques, de la dyspnée, des hydropisies, l'anasarque, etc. On voit par cette simple énumération que tous les signes principaux des maladies du cœur peuvent s'observer dans la chlorose.

Les *palpitations* sont l'un des phénomènes par lesquels la surexcitation nerveuse chlorotique se traduit le plus souvent, « et c'est un des cas, dit encore M. Andral, dans lesquels ces palpitations peuvent le plus souvent en imposer pour le symptôme d'une affection organique du cœur. Les malades ont une dyspnée singulière qui augmente dès qu'elles montent; sous l'influence du moindre exercice, leur cœur bat avec violence et à l'auscultation on entend les battements de cet organe dans une grande étendue; parfois même il repousse assez fortement l'oreille, et chacun des battements s'accompagne d'un bruit de soufflet assez prononcé. Le diagnostic est alors d'autant plus difficile, que le facies des malades présente cette pâleur et cette bouffissure qui caractérisent, à leur principe, un certain nombre d'affections organiques du cœur. Cependant, après que ces accidents ont duré plus ou moins longtemps, on les voit se dissiper, et les malades que l'on avait regardées comme destinées à mourir

d'un anévrysme du cœur, sont rendues à une santé parfaite (1). » Nous ne croyons pas utile de rien ajouter à ce
tableau très fidèle des phénomènes nerveux qu'éprouvent
les chloro-anémiques.

Lorsqu'ils ont une certaine gravité, ils préoccupent vivement les malades et ceux-ci se croient souvent atteints
d'une affection organique du cœur ou des gros vaisseaux.
Le sang les gêne, ils étouffent et demandent avec instance
qu'on leur fasse une saignée. Il n'est peut-être pas de
médecin qui n'ait eu plusieurs fois l'occasion de résister
à ces désirs insensés et qu'il est parfois très difficile de
combattre. C'est qu'en effet dans ces circonstances mêmes
une saignée soulage presque toujours momentanément
le malade. Les palpitations s'observent très souvent dans
l'état nerveux, quelle que soit sa cause ; il ne faut alors pour
les produire qu'une émotion légère, un peu de préoccupation d'esprit, un effort musculaire, un peu de fatigue,
une digestion pénible, etc. Mais toutes ces causes agissent
bien plus efficacement encore quand l'état nerveux est
lui-même sous la dépendance d'une altération primitive
du sang ; car, que ce liquide ait diminué de masse ou qu'il
ait seulement perdu une certaine proportion de l'un de ses
éléments principaux, de son fer surtout, il ne balance
plus l'influence du système nerveux, qui prend aussitôt
une prépondérance extrême et celle-ci se traduit très
souvent par des palpitations. D'un autre côté, les palpitations nerveuses peuvent quelquefois devenir le point de
départ d'une affection organique, d'une hypertrophie ou

____

(1) *Loc. cit.*, t. III, p. 72.

d'un anévrysme, d'une altération des orifices, etc. La cause
est ici à peu près la même, car il n'est pas rare que les
affections organiques du cœur produisent dans le sang
des altérations analogues à celles qu'on trouve dans la
chloro-anémie; et celle-ci n'en est dans ces cas qu'une
complication. Enfin, les palpitations se trouvent encore
dans presque toutes les affections organiques du cœur
comme conséquence immédiate de ces affections elles-
mêmes.

Ainsi les palpitations sont organiques ou nerveuses, et
dans le premier cas, elles sont symptomatiques de l'une
des nombreuses maladies du cœur, dans le second elles
sont essentielles ou bien encore symptomatiques, soit d'une
altération primitive du sang, soit d'une altération de ce
liquide consécutive à l'affection du cœur, c'est-à-dire que
la chloro-anémie gouverne en fin de compte presque
toutes les palpitations nerveuses. C'est à dessein que nous
avons négligé de parler des palpitations qui se lient à la
pléthore, celles-ci ne peuvent donner lieu à une erreur
de diagnostic dans les cas qui doivent seuls nous occuper (1).

La *lypothimie,* la défaillance et la syncope sont trois
degrés d'un même symptôme qui se retrouve aussi dans
presque toutes les affections organiques du cœur et dans
les affections chloro-anémiques. Nous ne ferons point ici
la théorie de la syncope, bornons-nous à constater sa
fréquence lorsque le sang a diminué de quantité ou de
qualité, tout aussi bien que lorsqu'il y a un obstacle maté-

(1) Voyez p. 176.

riel au cours de ce liquide qui remplit outre mesure les cavités cardiaques qui ne peuvent plus alors se contracter, ou qui se contractent à vide, si l'obstacle est disposé de manière à empêcher l'entrée du sang dans ces cavités. Les désordres qui surviennent dans l'innervation du cœur ne sont pas moins féconds en syncopes qu'en palpitations, et cette cause est encore une de celles dont l'influence est très positive sur la production de cet accident, dans les cas de chloro-anémie. Que la syncope dépende de cette maladie ou d'une affection organique du cœur, les causes déterminantes en seront encore les mêmes : celle-ci surviendra à la suite d'une impression morale, d'un effort, d'une mauvaise digestion, dans toutes les circonstances en un mot qui auront pour effet de soustraire au cœur et au profit d'un autre organe une partie de son stimulus normal. La syncope, la défaillance seront alors d'autant plus proches que ce stimulus aura lui-même des qualités plus insuffisantes.

La douleur *précordiale* et *cardiaque* est encore un symptôme commun à la chloro-anémie et aux affections organiques du cœur. Dans la première de ces maladies elle est de nature essentiellement névralgique. Assez souvent superficielle, elle n'est que le point antérieur de la névralgie intercostale ; d'autres fois c'est, comme nous l'avons ailleurs démontré, une véritable névralgie des plexus cardiaques (1). La douleur qui accompagne les affections organiques est surtout de nature inflammatoire. On la rencontre dans la péricardite, dans l'endocardite, etc.;

____

(1) Voyez p. 126.

mais souvent vive dans ces affections, elle peut aussi
n'être que très modérée ; elle peut encore avoir des caractères d'intermittence et des paroxysmes qui la rapprochent
des douleurs névralgiques, de même que chez les chloro-
anémiques, la douleur présente quelquefois une permanence qui en impose pour une lésion organique. Nous
ne reviendrons pas ici sur ce que nous avons dit de ces
douleurs atroces qui accompagnent l'angine de poitrine,
ni sur la nature de cette maladie essentiellement nerveuse
selon nous, et qu'on a voulu rattacher à certaines lésions
des orifices ou des tissus du cœur et des gros vaisseaux (1). Si nous rappelons ces opinions, c'est seulement pour montrer combien le phénomène douleur peut
en imposer, puisqu'il se rencontre presque avec les mêmes
caractères dans les maladies les plus variées du cœur et
des gros vaisseaux. C'est aussi pour appeler l'attention sur
cet autre fait dont nous avons plus d'une fois déjà signalé
la fréquence et qui nous semble pouvoir être érigé en loi
pathologique ; c'est que les lésions organiques, quelles
qu'elles soient, peuvent de leur chef déterminer des phénomènes de surexcitation locale et même générale, et que
ces phénomènes une fois produits sont exactement semblables à ceux qui se manifestent en dehors de toute lésion
matérielle et sous la seule influence d'une cause dynamique, en sorte que leur diagnostic ne devient possible qu'à
la condition de s'entourer de toutes les circonstances au
milieu desquelles a eu lieu leur manifestation.

La *dyspnée* est un phénomène nerveux commun aux

(1) Voyez page 179.

affections du cœur et à celles du poumon et des bronches, nous n'en parlerons pas en ce moment.

La plupart des maladies du cœur qui ont une longue durée se terminent par de l'infiltration, de l'anasarque et parfois de véritables hydropisies. Il n'y a rien de nerveux dans ces symptômes en eux-mêmes, ils tiennent à la difficulté qu'éprouve le sang dans sa course, mais il n'est cependant pas douteux qu'ils ne puissent être influencés par un vice de l'innervation. Les hydropisies et l'anasarque sont rares chez les chloro-anémiques, mais il n'est pas rare de rencontrer chez eux un peu de *bouffissure*, surtout quand l'anémie est très prononcée, et cette bouffissure n'est autre chose qu'un commencement d'anasarque. L'altération du sang est chez les chloro-anémiques la cause principale de cet accident, elle s'explique très naturellement; mais nous ne croyons pas que l'innervation y soit tout à fait étrangère dans la chloro-anémie. Du reste l'infiltration étant toujours un phénomène de la fin dans les maladies du cœur comme dans la chloro-anémie, il n'a pour le diagnostic différentiel de ces deux ordres d'affections qu'une valeur relative, car à une époque avancée, les signes sont assez dessinés et assez nombreux pour qu'il n'y ait pas lieu de se tromper.

Il nous resterait à parler des signes fournis par la *percussion* et l'*auscultation*, mais nous croyons en avoir parlé assez longuement dans le chapitre précédent (1); nous ne reviendrons que sur un point ou deux qui nous

(1) Voyez p. 223.

paraissent mériter une importance spéciale. On admet trop généralement selon nous que la clarté des battements du cœur, leur retentissement sur une plus grande partie de la poitrine, le bruit de souffle et surtout les bruits vasculaires dits chloro-anémiques sont constants dans ces affections. Nous affirmons avoir eu à traiter un grand nombre de personnes qui évidemment étaient chloro-anémiques, la maladie étant écrite en grosses lettres sur leur visage, et chez lesquelles nous n'avons pu percevoir aucun bruit anormal artériel ou cardiaque. Le simple bruit de souffle doux continu nous a paru assez fréquent et ce n'est que par exception que nous avons rencontré ces miaulements, ces bruits musicaux qui ont été décrits. Nous n'ignorons pas que notre pratique est infiniment moins étendue que celle des savants médecins qui ont constaté la fréquence et même la constance de ces bruits ; aussi nous ne voulons tirer de nos observations personnelles aucune conclusion contre les résultats auxquels ils ont été conduits, mais nous devions pour être véridiques, mentionner ici notre désaccord avec eux sur ce point. Il est en revanche un autre symptôme fourni par le pouls des chloro-anémiques qui ne nous a jamais fait défaut et auquel nous attachons une aussi grande importance pour le diagnostic de cette maladie qu'aux bruits vasculaires eux-mêmes. C'est la mollesse et la dépressibilité du pouls que nous avons toujours trouvées d'autant plus grandes que les autres signes de l'affection étaient mieux caractérisés. A part les bruits musicaux qui sont loin d'être constants, tous les autres signes stéthoscopiques fournis par le cœur ou les vaisseaux dans les affections chloro-anémiques, se retrouvent aussi dans les maladies de ces organes, mais surtout dans l'hypertrophie et dans les anévrysmes.

L'*hypertrophie* résume presque à elle seule toutes les maladies du cœur. Une inflammation du péricarde, du tissu du cœur ou de sa membrane interne lui donne naissance; elle résulte aussi d'une insuffisance valvulaire, d'une ossification, d'une dilatation des orifices, d'un anévrysme artériel, et elle peut également produire toutes ces maladies ou les compliquer. L'hypertrophie est sans contredit la maladie du cœur la plus fréquente et c'est elle qu'il importe surtout de savoir reconnaître dès le début pour séparer les symptômes qui la révèlent de ceux qui ne sont que le résultat de la surexcitation nerveuse chloro-anémique. Si nous nous rappelons ce qui vient d'être dit, nous reconnaîtrons que ce diagnostic, sans être impossible, peut offrir de sérieuses difficultés. Ainsi les palpitations sont un phénomène commun à l'hypertrophie et à la chloro-anémie; il y a plus, c'est que dans les deux maladies, il se produit à peu près dans les mêmes circonstances et relève à peu près des mêmes causes occasionnelles. Dans toutes deux il peut également manquer, au moins au début. Cependant les palpitations chlorotiques se montrent plus tôt, elles atteignent presque d'emblée leur degré d'intensité et elles laissent après elles le malade dans un repos plus complet. Nous en dirons à peu près autant des défaillances qui sont infiniment plus communes lorsqu'elles sont un phénomène nerveux sous la dépendance de l'anémie, que lorsqu'elles sont liées à une affection organique, elles paraissent aussi plus au début et sont bien moins graves. La dyspnée au contraire est presque toujours plus forte et surtout plus persistante dans les affections du cœur que dans la chloro-anémie. Il peut dans cette dernière y avoir des accès considérables de dyspnée, mais ce sont les cas les plus rares. La douleur est plus vive, plus intermittente dans la chloro-anémie, nous l'avons vue déchirante et donner lieu à de véritables accès d'angine de poitrine. La douleur ne prend de tels caractères dans une maladie organique du cœur que lorsque celle-ci est déjà très avancée et dans ces cas le diagnostic est en général porté depuis longtemps. La percussion peut donner ici un résultat d'une grande valeur en limitant par elle le volume du cœur, on reconnaîtra aisément une hypertrophie considérable, mais si l'hypertrophie commence, le résultat fourni par la percussion sera nul ou à peu près. L'auscultation ne conduit guère à des données plus positives ; dans l'un et l'autre cas les battements du cœur sont étendus, ils repoussent le stéthoscope, tantôt ils sont clairs et forts, d'autres fois ils sont sourds et profonds ; le bruit de soufflet est commun aux deux affections. Mais ces divers phénomènes sont permanents dans l'hypertrophie, ils sont accidentels et d'une intensité très variable, lorsqu'ils sont gouvernés par la surexcitation nerveuse. Les infiltrations et les hydropisies qui sont le résultat de la chloro-anémie ou des affections du cœur qui ont eu une longue durée, n'offrent pas tout à fait les mêmes caractères ; dans le premier cas elles sont d'ordinaire moins considérables, plus molles, et Hoffmann avait déjà remarqué qu'elles ne conservaient presque jamais l'impression du doigt ; dans le second cas les signes opposés s'observent le plus généralement ; enfin les unes guérissent par le fer et les autres ne sont pas sensiblement améliorées par le traitement antichlorotique. Si à ces signes qui nous paraissent plus que suffisants pour distinguer, dans la grande majorité des cas, une affection organique du cœur d'une chloro-anémie avec phénomènes nerveux cardiaques, nous ajoutons ceux qui se tirent des circonstances dans lesquelles se développent les deux maladies, telles que l'âge, le sexe, etc., nous croirons pouvoir conclure que ce diagnostic doit presque toujours être assez facilement porté. Nous disons presque toujours, car il est des cas difficiles dans lesquels le médecin peut se tromper, quelle que soit son habileté. Nous en citerons pour exemple l'observation suivante, extraite de la clinique de M. le professeur Forget et rédigée par M. Sangel.

OBSERVATION X. — *Chlorose simple simulant une grave affection du cœur. — Mort. — Autopsie.*

« Une femme de cinquante-deux ans, primitivement de forte constitution, entre à la clinique le 4 juin 1858. Ayant joui jusque-là d'une bonne santé, elle se dit malade depuis six mois. A cette époque ses pieds s'infiltrèrent et l'œdème fit de rapides progrès.

Nous constatons : teinte jaunâtre des téguments; muqueuses décolorées; ascite, anasarque très développée (circonférence de l'abdomen, 81 centimètres; de la cuisse 0, 50 centimètres; du mollet 0, 32 centimètres), pouls petit, irrégulier, un peu fréquent, bruit de souffle assez intense au premier temps du cœur, se propageant dans l'aorte et ses premières divisions; point de palpitations, légère dyspnée, sans toux ni crachats; bruits respiratoires mêlés de râles sous-crépitants (œdème). Rien du côté du tube digestif. La palpation brusque ne rencontre pas le foie sous les fausses côtes. Urines rares, foncées, ne précipitant pas par l'acide nitrique (infusion diurétique ; un granule de digitaline matin et soir ; le quart d'aliments, viande rôtie, vin rouge). Les jours suivants altervative de mieux et de pis ; persistance de l'irrégularité du pouls et du souffle rude (*ut supra*. Plus, fer réduit par l'hydrogène 0,50 centigrammes en deux doses, fomentations de teinture de scille et de digitale sur les membres et l'abdomen, laxatifs). Mais la dyspnée s'aggrave et la malade succombe onze jours après son entrée.

Nécropsie. Sérosité épanchée dans les cavités séreuses et infiltrant tous les tissus, y compris les poumons qui sont en outre emphysémateux et légèrement engoués à leur base. — Le cœur est assez flasque ; généralement gorgé de sang noir, *mais sans aucune altération valvulaire, sans dilatation et sans hypertrophie*. — Rien de particulier dans les autres organes (1). »

Nous avons transcrit textuellement cette observation intitulée par l'auteur *chlorose simple simulant une grave affection du cœur*. Ce diagnostic sera contesté par quelques-uns, vu l'âge de la malade, cinquante-cinq ans ; et cependant nous ne voyons pas par quel autre il pourrait être remplacé ; mais l'anémie ne saurait au moins être contestée. Quoi qu'il en soit, l'erreur de diagnostic n'en existe pas moins ; laissons, du reste, la parole à M. Forget, les réflexions que lui suggère cette observation sont fort instructives.

« Ici, je le confesse, notre erreur fut complète. Certes, la chlorose ne nous échappa pas, mais nous la considé-

____

(1) Forget, *Études cliniques sur les erreurs en médecine* (*Gazette médicale*, 15 octobre 1859, p. 656).

rions comme une complication, comme une de ces chloroses *cardiaques*, décrites dans notre *Précis des maladies du cœur;* car en même temps, la maladie du cœur, la lésion aortique nous paraissaient constantes, de par ce bruit de souffle *rude* propagé dans la crosse, et par ces irrégularités du pouls. Nous avions agité la question du diagnostic différentiel et posé en fait : 1° que la simple chlorose donne rarement lieu à une hydropisie aussi développée ; 2° que les bruits anormaux du cœur dans la simple chlorose ne présentent pas cette rudesse, cette intensité ; 3° que la chlorose ne s'accompagne guère d'irrégularités du pouls ; 4° enfin, que la mort même militait pour une maladie du cœur, car la mort résulte rarement de la chlorose. Donc, de par cette analogie élémentaire et de par les signes positifs de la lésion valvulaire, c'était bien à elle que nous devions avoir affaire, avec chlorose greffée sur elle. Eh bien! nous avons été trompé par les circonstances mêmes qui devaient nous faire éviter l'erreur. Je m'empresse d'ajouter que la thérapeutique n'en a pas souffert, ainsi qu'on l'a vu ; car, la cachexie chlorotique étant ici l'élément dominant, celui qui menaçait le plus prochainement la vie, et le seul, d'ailleurs, que nous pussions attaquer, c'est la chlorose que nous avons traitée par les ferrugineux, l'alimentation substantielle, etc. »

Nous rapporterons à la fin de ce chapitre une observation fort complexe et dans laquelle les phénomènes nerveux débutèrent avec des caractères qui nous firent diagnostiquer, ainsi qu'à notre excellent ami M. le docteur Foucher, professeur agrégé à la faculté de médecine,

une péricardite. La fièvre, la douleur et l'anxiété précordiale, les battements du cœur peu développés, sourds,
profonds, quelques autres signes encore nous mirent
complétement dans l'erreur. La voussure précordiale
seule manquait, mais comme l'affection était récente,
nous devions supposer que l'épanchement peu considérable n'avait pu encore produire cette voussure. La malade qui fait le sujet de cette observation ayant présenté
les phénomènes nerveux les plus variés, nous n'en reparlerons que lorsque nous aurons étudié le diagnostic de
chacun de ces phénomènes en particulier.

Une simple névralgie peut aussi simuler une affection
grave du cœur. M. Coste en a rapporté un cas assez curieux dans le journal de médecine de Bordeaux (1850).
Il est vrai que sa malade, fille de vingt-quatre ans, n'était
probablement pas chloro-anémique, puisqu'il est dit
qu'elle était bien constituée et qu'elle guérit par la cautérisation transcurrente et sans l'usage du fer. Mais elle
n'en avait pas moins été traitée longtemps et par plusieurs
médecins pour une hypertrophie du cœur qui n'existait
pas.

Nous avons parlé ailleurs des palpitations nerveuses
des artères (1); nous avons fait remarquer leur grande
fréquence chez les chloro-anémiques, chez ceux surtout
qui sont dyspeptiques ou un peu hypochondriaques.
L'aorte ventrale bat souvent alors avec violence et un
examen superficiel pourrait faire croire à une dilatation
anévrysmale. Le phénomène est nerveux, c'est à la surexci-

____

(1) Voyez p. 199.

tation transmise par le plexus solaire qu'il convient de le rapporter. Nous ne faisons que rappeler ici, à propos du diagnostic, cette forme de la surexcitation nerveuse chloro-anémique, dont nous nous sommes occupé déjà; comme nous l'avons dit alors, elle ne peut guère être confondue qu'avec un anévrysme, mais la disparition et le retour alternatif des battements ne permettraient plus. aujourd'hui de s'y tromper.

En résumé, les phénomènes nerveux qui ont leur siége dans les organes de la circulation, sont très communs chez les chloro-anémiques. Bien qué ces phénomènes qui offrent d'ailleurs une intensité très variable, soient le plus souvent faciles à distinguer de ceux qui sont symptomatiques d'une affection organique du cœur ou des vaisseaux, il est des cas cependant où ce diagnostic reste très difficile. L'observation que nous avons empruntée à M. Forget prouve que les meilleurs esprits peuvent s'y méprendre et que parfois il y a identité complète entre les symptômes d'une affection du cœur et ceux d'une chlorose.

§ III. — Organes de la respiration.

Dans notre cinquième chapitre nous avons étudié avec détail chacun des phénomènes spéciaux par lesquels peut se traduire une névrose des organes de la respiration; nous avons cherché à faire connaître et les circonstances dans lesquelles ils se produisent et les moyens de les rapporter à leur véritable cause. C'est ainsi que nous avons posé les bases du diagnostic differentiel de la névralgie pulmonaire (1), celles de la dyspnée (2) qui dépend tout aussi souvent d'une lésion du cœur, du cerveau ou même de l'estomac que d'une lésion des bronches ou des poumons, qui peut, si elle est intense et qu'elle revienne par accès, comme cela a lieu souvent dans les cas de chloro-anémie, être confondue avec l'asthme. Nous nous sommes également étendu sur les phénomènes nerveux laryngés et nous avons indiqué les maladies avec lesquelles ils peuvent se rencontrer. Nous croyons avoir donné assez de détails sur ces divers points pour n'y pas revenir, d'autant que ces accidents nerveux ne s'observent jamais complétement isolés, lorsqu'ils dépendent d'une chloro-anémie. Il n'y a nul danger alors de les considérer comme symptômes principaux, l'examen le moins attentif suffit presque toujours pour convaincre qu'ils ne sont que des symptômes réactionnels ou sympathiques. Ce qui doit nous occuper dans ce paragraphe, ce n'est pas d'établir le diagnostic différentiel de tel ou tel phénomène nerveux en particulier, mais de rechercher si les accidents de la surexcitation nerveuse considérés dans leur ensemble ne peuvent pas quelquefois être pris pour une affection organique du poumon. Réduite à ces termes, la question que nous avons à traiter nous paraît se borner à l'examen d'un seul état morbide, la phthisie pulmonaire.

Il ne s'agit pas ici de phthisie confirmée, celle-ci ne peut être méconnue, mais de la phthisie à son début ou mieux encore de la prédisposition à cette maladie.

(1) Voyez page 170.
(2) Voyez pages 124 et 172.

La chloro-anémie présente assez souvent des symptômes qui peuvent la faire confondre avec le premier degré de la *phthisie pulmonaire*. Cette erreur a été commise plus d'une fois et cela au grand préjudice des malades. Une analogie dans les symptômes implique jusqu'à un certain point une analogie dans la cause qui les produit; nous allons faire voir que chez les sujets prédisposés aux tubercules ou chez lesquels les tubercules sont encore peu avancés dans leur évolution il y a souvent des causes pathogéniques analogues à celles qui déterminent la chloro-anémie. De là mêmes troubles fonctionnels et partant mêmes symptômes.

C'est qu'en effet, contrairement à l'opinion professée par M. Trousseau qui veut qu'il y ait antagonisme entre la phthisie et la chlorose, nous croyons que ces deux maladies marchent assez souvent parallèlement et comme masquées l'une par l'autre. Nous espérons faire bientôt partager notre conviction. La phthisie est malheureusement une maladie assez commune pour que tout médecin puisse, en rappelant ses souvenirs, se donner une description à peu près complète des symptômes qu'elle offre à ses différentes périodes, c'est de la sorte que nous allons procéder et nous ne craignons pas d'être accusé d'avoir chargé le tableau. L'importance du sujet expliquera, nous l'espérons, les détails dans lesquels nous avons cru devoir entrer.

Il n'est pas de médecin qui n'ait été bien des fois consulté par des jeunes gens des deux sexes au teint pâle et anémique, d'une stature assez élevée en général, mais grêles amaigris, et présentant quelques-uns des caractères

du tempérament lymphatique et nerveux. Ces malades
ont peu de force, ils se sentent épuisés à la moindre fatigue; se plaignent de douleurs vagues dans la poitrine
surtout entre les deux épaules et accusent parfois des alternatives de frisson léger et de chaleur, mais sans qu'il
y ait précisément de la fièvre. Vingt fois le jour ils ont
des essoufflements, des palpitations; de temps en temps
ils sont pris d'une petite toux sèche et quinteuse, sans expectoration, ou avec expectoration peu abondante d'une
salive tantôt mousseuse, tantôt filante et enveloppant
quelquefois de petites masses de mucosités épaissies
blanches ou jaunâtres. Ces mêmes malades ont peu d'appétit, ou ont un appétit bizarre et irrégulier; la digestion
se fait lentement et il y a après le repas un sentiment de
pesanteur et de distension gazeuse à l'épigastre, parfois
des douleurs véritables; plusieurs sont franchement dyspeptiques. Le ventre se ballonne souvent, il y a aussi des
coliques, mais en général peu vives; quelquefois un peu
de diarrhée, mais plus souvent de la constipation, ces
deux états peuvent aussi alterner. La sécrétion urinaire
est rarement modifiée; cependant les urines sont indifféremment un peu plus raréfiées et plus colorées, ou plus
abondantes et plus limpides.

Si les jeunes filles ne sont pas encore menstruées, les
règles paraissent avec une difficulté variable; tantôt elles
sont précédées de douleurs violentes dans les reins, de
coliques, de défaillances, etc.; tantôt elles viennent presque naturellement, mais ce cas est le plus rare; elles sont
en général peu abondantes et finissent par se supprimer.
Les accidents qui ont précédé la première époque se re-

nouvellent chaque mois et avec une intensité variable; il n'est pas rare non plus que les règles avancent; enfin il y a presque constamment des flueurs blanches qui donnent lieu à des tiraillements d'estomac et qui bien souvent causent une irritation des parties génitales qui agace les jeunes filles et les conduit quelquefois à des habitudes clandestines. Chez les jeunes gens de l'autre sexe, on observe du côté des organes génitaux des phénomènes qu'on peut regarder comme les analogues des précédents. Les érections sont fréquentes et involontaires, ce qui rend les désirs vénériens très ardents, détermine souvent des pollutions, surtout la nuit, pendant les rêves. Ceux qu'une éducation morale bien conduite ne retient pas se livrent alors à des jouissances prématurées.

Si nous cherchons à apprécier l'état moral de ces sujets, nous voyons que chez tous il y a une grande impressionnabilité nerveuse. Presque tous sont portés à la tristesse, ils aiment la solitude parce qu'ils s'y livrent mieux à leurs rêveries. Ils sont très aptes aux travaux de l'intelligence, mais ces travaux les fatiguent promptement et tout autant qu'un travail physique. L'affectivité est très développée chez eux; les émotions vives leur font mal et cependant ils les recherchent; souvent ils pleurent sans motif. Leur sommeil est agité par des rêves, leur caractère inégal, inquiet, susceptible à l'excès. Il y a dans leur aspect quelque chose d'indescriptible qui exprime la souffrance au physique comme au moral. Cette souffrance est réelle, mais elle est vague, ils en ont conscience et ne peuvent la rapporter à aucune cause, à aucun organe. A chaque question qu'on leur adresse, ils répondent presque indifféremment et semblent fâchés qu'on s'occupe de leur santé.

En trois mots, la surexcitation nerveuse se présente sous toutes ses formes à la fois : elle est ganglionnaire, cérébro-spinale et intellectuelle.

Ces malades sont ou phthisiques ou chloro-anémiques, quelquefois l'un et l'autre. Un examen attentif de la poitrine, du cœur et des gros vaisseaux est indispensable pour fixer le diagnostic, encore devons-nous dire que cet examen à cette période des deux affections est quelquefois complétement négatif.

La palpation et la percussion de la poitrine ne sauraient dans ces cas fournir des indications bien précieuses, car, lorsque l'affection tuberculeuse est assez avancée pour que la main appliquée sur la poitrine du malade cesse de percevoir la vibration des parois thoraciques ou pour qu'il y ait de la matité à la percussion, on peut presque toujours saisir d'autres signes plus importants. Cependant il faut se garder de négliger ce moyen surtout dans les cas difficiles, car alors les plus petites indications ont une grande valeur. M. Piorry a reconnu qu'assez souvent le premier signe de la phthisie était un son plus sourd d'un côté que de l'autre rendu par la percussion du sommet des poumons, ou seulement la sensation par le doigt qui percute d'une élasticité moindre. Ces signes bien constatés peuvent certainement être très utiles, mais nous pensons qu'il faut, pour saisir des nuances aussi légères, toute l'habileté de M. Piorry ; aussi attachons-nous plus d'importance aux signes fournis par l'auscultation, parce qu'ils nous paraissent plus faciles à

reconnaître, au moins pour la grande majorité des médecins. On sait que dès le début de la phthisie le bruit
respiratoire est un peu affaibli, ce dont il est souvent
possible de juger en auscultant comparativement les deux
côtés, car il est rare que la maladie y soit également développée, et les recherches de MM. Louis, Andral, etc.,
nous ont appris que le poumon gauche se prenait presque toujours le premier. On ne devra pas oublier non
plus que si l'affaiblissement du bruit respiratoire est la
règle, M. Andral a remarqué que non-seulement ce bruit
peut conserver son timbre physiologique, mais que dans
quelques cas la respiration pouvait même devenir puérile, exagérée.

En même temps que l'affaiblissement du bruit respiratoire et quelquefois même auparavant, on peut constater
cette modification à laquelle les auteurs ont donné le nom
d'inspiration et d'expiration prolongée; à un degré plus
avancé cette modification devenue plus appréciable
prend le nom de bruit rude ou rapeux; puis c'est le souffle
bronchique qu'on entend, des craquements secs ou humides, et enfin de véritables râles sibilants ou ronflants.
Ce serait nous écarter de notre sujet que de décrire
toutes ces modifications du bruit respiratoire pendant la première période de la phthisie, mais nous devions les rappeler. Observons toutefois que les râles
sibilants et ronflants n'ont qu'une valeur relative,
car ils appartiennent bien plus à la bronchite qu'à la
phthisie.

L'étude de la voix ne fournit guère de signes différentiels; chez les tuberculeux comme chez les chlorotiques,

la voix est souvent affaiblie, elle devient plus douce, quelquefois plus sourde ; parler fatigue et donne lieu à une sensation de picotement dans le larynx ; si l'on fait parler les phthisiques pendant l'auscultation, il n'est point rare de constater un peu de bronchophonie, mais ce signe n'a rien de pathognomonique.

On a cherché à diagnostiquer la toux chlorotique de la toux des phthisiques, la première est plus saccadée, plus quinteuse, c'est la toux gastrique dont nous avons déjà parlé ; mais ces caractères se retrouvent aussi parfois au début de la phthisie. Alors la toux est sèche, courte, convulsive ; cependant elle donne lieu d'ordinaire à si peu d'efforts, que les malades croient souvent ne pas tousser et elle est plus continue que dans la chlorose. On a dit encore que dans un cas les symptômes chlorotiques précèdent la toux, que dans l'autre la toux paraît la première. Mais, comme on le voit, ces distinctions sont peu marquées, et la confusion est facile. De plus, s'il existe un peu de bronchite ou de pleurésie, complications assez fréquentes, elles donneront lieu à des caractères bien plus tranchés et qui masqueront entièrement les premiers. C'est à des pleurésies partielles et aussi, d'après les recherches de M. Valleix, à des névralgies intercostales, qu'il faut rapporter les douleurs que les phthisiques éprouvent dans le dos et dans la poitrine surtout à la partie supérieure. Des douleurs semblables sont fréquentes chez les chloro-anémiques, seulement elles occupent moins souvent le sommet, et nous savons déjà qu'elles sont aussi presque toujours dues à des névralgies intercostales. Ces douleurs, qui sont de même nature dans les deux maladies, ne peuvent donc guère servir pour leur diagnostic différentiel.

De tous les signes que nous venons de passer en revue jusqu'ici, il n'y a que ceux qui sont fournis par l'auscultation des bruits respiratoires qui appartiennent en propre à la phthisie, tous les autres se retrouvent dans les affections chloro-anémiques. Si la phthisie commençante modifiait toujours sensiblement les bruits respiratoires, le diagnostic ne saurait être douteux, car la respiration reste normale dans les chloroses, mais nous avons au contraire, d'accord avec les nosographes, fait observer que les signes stéthoscopiques manquaient alors assez souvent. Dans ces cas on y supplée jusqu'à un certain point par l'auscultation du cœur et des gros vaisseaux. Tandis, en effet, que la respiration reste normale dans les affections chlorotiques, on entend au cœur et dans les gros vaisseaux des bruits déjà décrits et sur lesquels nous ne reviendrons pas. Leur présence est donc fort importante à constater, car elle tranche la difficulté chaque fois qu'elle se rencontre en l'absence de toute modification des bruits respiratoires, et l'on doit croire à une existence simultanée des tubercules et de la chloro-anémie, chaque fois que l'auscultation révèle la coexistence des bruits de souffle au cœur et dans les gros vaisseaux avec les altérations de la respiration que nous venons de signaler. Mais il s'en faut que les bruits chlorotiques s'entendent toujours dans les affections de ce nom ; nous avons vu que, malgré l'opinion contraire de quelques auteurs, ils n'existent le plus souvent qu'autant que la chloro-anémie est assez avancée et qu'alors même on ne les observe pas toujours. Dans ces cas surtout, le diagnostic différentiel devient très difficile, car on ne peut l'établir que sur des signes de présomption tirés de considérations qui reposent sur l'ensemble des symptômes fournis par les appareils de la digestion, de la circulation et de l'innervation, symptômes qui n'ont rien de bien caractéristique.

Sans revenir sur ceux que nous avons énumérés déjà, nous allons indiquer brièvement en quoi ils paraissent différer le plus dans l'une et l'autre maladie. Dans la phthisie l'amaigrissement est d'ordinaire plus lent et les forces se perdent moins vite que dans la chlorose. La phthisie au début n'exerce que des réactions assez faibles sur l'économie générale. — La pâleur de la peau est plus matte et plus terne chez les tuberculeux, les pommettes restent souvent comme plaquées d'un rose vif; la pâleur est plus verdâtre chez les chloro-anémiques, elle a la couleur de la cire vierge, les pommettes ne sont pas plaquées. — La fièvre des phthisiques est plus commune et plus régulière, les redoublements ont lieu le soir et la nuit, ils s'accompagnent assez souvent de sueurs au visage ou à la partie antérieure de la poitrine; la fièvre des chloro-anémiques est plus irrégulière et plutôt diurne, la sueur a plutôt lieu à la paume des mains, mais elle vient aussi au visage et même sur tout le corps, elle est souvent le résultat de la fatigue ou des efforts de la toux, elle a lieu le jour comme la nuit. — Les troubles de la digestion sont moins fréquents dans la phthisie que dans la chloro-anémie, ils ont à cela près beaucoup de ressemblance. —Les épistaxis et les hémoptysies sont assez fréquentes chez les personnes prédisposées à la tuberculisation pul-

monaire, ces accidents sont au moins rares chez celles
qui ne sont que chloro-anémiques. — Les troubles de la
menstruation sont bien plus marqués chez ces dernières.
On ne les observe guère qu’à une époque assez avancée
chez les phthisiques. — Les névralgies intercostales sont
à peu près les seules qu’on observe chez ceux-ci ; les névralgies de toute sorte sont fréquentes chez les chlorotiques. — Enfin l’impressionnabilité nerveuse est toujours
bien plus développée dans la chlorose que dans la phthisie, bien qu’elle s’observe également dans cette maladie.

On peut encore tirer de la comparaison des causes de
ces deux affections quelques indications utiles pour leur
diagnostic. Dans l’une l’hérédité joue un rôle important ;
dans l’autre son influence est à peu près nulle. — C’est
de vingt à trente ans qu’on trouve le plus de phthisiques ;
c’est de la puberté à vingt-cinq ans qu’on rencontre le
plus de chlorotiques. Mais il faut observer que, la chloro-
anémie étant souvent une maladie à marche très lente
et presque insensible, il est des chlorotiques de plus de
trente ans chez lesquels cette affection remonte presque
à l’âge de la puberté et c’est précisément chez ceux
dont la constitution s’altère ainsi lentement que l’on peut
croire à une phthisie pulmonaire. Le diagnostic de la
chlorose aiguë est en général facile, parce que les réactions nerveuses sont vives et caractéristiques. — Le sexe
n’a pas d’influence bien marquée sur la production de la
phthisie ; la chlorose est infiniment plus commune chez
les femmes. — Les tuberculeux comme les chloro-anémiques sont en général d’un tempérament lymphatique et

nerveux. — Nous n'avons également rien à noter sur l'influence des habitations, du régime, de la misère, des abus de toute sorte, etc. Cette influence exerce une action toute semblable sur le développement de l'une et de l'autre maladie.

Dans la revue assez longue que nous venons de faire, nous ne nous flattons point d'avoir indiqué tous les points de contact qu'ont entre elles la phthisie et la chloro-anémie, ni toutes les différences qui peuvent servir à un diagnostic de ces deux affections; mais nous croyons en avoir dit assez pour en faire comprendre les difficultés et pour fournir au médecin le moyen de les lever presque toujours. Il serait probablement impossible de faire plus, car il est des cas où l'embarras peut devenir extrême. On ne devra pas oublier non plus que les deux maladies s'associent assez souvent, qu'un chloro-anémique surtout devient très facilement phthisique lorsque sa maladie dure longtemps et est négligée et qu'il y a là l'une des indications du traitement prophylactique de la tuberculisation. Nous avons dans l'étude précédente employé fréquemment les expressions de chlorose et de chloro-anémie pour celle de surexcitation nerveuse; il est à peine utile de faire remarquer que c'est une abréviation, et que tous les symptômes que nous avons analysés sont bien en effet le résultat de la surexcitation nerveuse liée à la chloro-anémie et donnant lieu à des troubles fonctionnels divers qui peuvent aussi dépendre de l'affection organique des poumons. Maintenant il nous reste à appuyer de quelques exemples ce que nous avons théoriquement développé.

OBSERVATION XI. — *Chloro-anémie simulant une phthisie.*

Il y a peu de temps nous fûmes appelé à constater l'état de
M. D..., âgé de dix-neuf ans, qui donnait à sa famille des
craintes très sérieuses. Ce jeune homme est grand, effilé, très
maigre, son visage est allongé, pâle, souffreteux ; il tousse et a
des maux d'estomac fréquents, quelquefois des vomissements
glaireux, un peu de constipation. Il n'a ni l'activité des jeunes
hommes de son âge, ni leur force musculaire. L'appétit est
diminué, les digestions s'accompagnent d'un sentiment de
plénitude de l'estomac et de tension douloureuse à l'épigastre;
la nuit il y a quelquefois des sueurs profuses peu abondantes;
de petits mouvements fébriles peu prononcés et très irréguliers. Il n'y a pas lieu de supposer chez ce jeune homme d'habitudes vicieuses. Pas d'épistaxis, pas de crachements de sang.
La famille regarde ce malade comme poitrinaire. L'auscultation et la percussion de la poitrine ne nous donnent que des
signes négatifs, la respiration est intacte. Aucun bruit anormal
au cœur ni dans les vaisseaux du cou. Ce jeune homme inter-
rogé nous dit qu'il a souvent des palpitations et qu'il s'es-
souffle facilement. La pression épigastrique est peu douloureuse.
Notre examen terminé, nous croyons devoir rassurer la famille
sur l'état du malade et nous rapportons à un état nerveux lié
à un peu d'anémie les symptômes accusés. En conséquence
nous prescrivons d'abord un léger purgatif, puis un régime
tonique et analeptique, du quinquina et l'huile de foie de morue que nous considérons bien plus comme un aliment réparateur que comme un médicament. Mais au bout de quelques
jours il fallut renoncer à l'emploi de ce moyen qui répugnait
au malade et n'était supporté qu'avec difficulté par lui.
Nous conseillâmes alors 0, 25 centigrammes matin et soir de
fer réduit, avant le repas ; cette dose fut tolérée, un verre à
liqueur de vin de quinquina et de quassia amara fut administré après chaque repas, et ces seuls moyens joints à une bonne

hygiène et à un peu d'exercice ont en moins de six semaines amélioré beaucoup la santé de ce jeune homme. Ce n'est pas sans une certaine répugnance que nous avons prescrit du fer à ce malade, qui, au bout du compte, pourrait bien avoir une certaine prédisposition aux tubercules pulmonaires, quoique nous soyons à peu près certain qu'il n'en présente pas traces en ce moment. Mais, d'une part, nous redoutons moins que quelques médecins l'usage du fer dans la phthisie, et d'autre part l'indication la plus pressante nous paraissait être de fortifier le sang évidemment aglobulaire de notre malade. Reste à savoir si l'amélioration sera définitive, mais elle dure depuis quatre ans.

OBSERVATION XII. — *Chloro-anémie prise pour une phthisie.* — *Guérison.*

Mademoiselle M..., petite, brune, d'un tempérament légèrement lymphatique et nerveux, âgée de vingt-six ans, institutrice dans une maison particulière, vint nous consulter il y a deux ans, parce qu'elle se trouvait tellement faible, qu'elle ne pouvait parler à son élève pendant le temps des leçons qu'avec la plus grande fatigue. Mademoiselle M... était regardée comme poitrinaire dans la famille chez laquelle elle demeurait. A première vue nous reconnûmes une chloro-anémie, restait à savoir si la phthisie ne compliquait point cet état. Le visage de la malade est habituellement d'une pâleur terne et exprime la souffrance, il se colore un peu sous l'influence de la plus légère émotion ; tout son extérieur annonce une grande débilité. L'estomac est en assez mauvais état, les digestions sont pénibles, il y a souvent des crampes ; l'appétit est médiocre et assez régulier, la langue est nette, le ventre se ballonne souvent, la constipation est habituelle. Les règles sont très régulières, mais peu abondantes, il y a presque toujours des flueurs blanches. Mais tous ces symptômes alarment peu la malade, l'état de sa poitrine seul la préoccupe. Elle éprouve souvent un peu de dyspnée et des palpitations ; elle tousse de temps en temps et sans trop s'en apercevoir; la toux est sèche, petite, saccadée, ne dure que quelques secondes et est rarement suivie d'expectoration. Presque tous les jours il y a un peu de fièvre, mais sans frisson. Mademoiselle M... se réveille quelquefois en sueur mais rarement; elle se plaint comme d'une chose qui lui est très pénible d'éprouver des bouffées de chaleur et d'avoir souvent les mains brûlantes. Le caractère de cette personne est doux et timide, fort égal d'ailleurs. L'ensemble de ces symptômes devait à coup sûr faire craindre un commencement de tuberculisation; aussi nous auscultâmes avec beaucoup d'attention; la respiration nous parut être normale, mais très faible, le bruit vésiculaire était pur, mais s'entendait à peine quand on ne faisait pas faire de fortes inspirations. Il n'y avait non plus aucun bruit de souffle au cœur, ses battements étaient faibles, réguliers et isochrones à ceux du pouls qui lui-même était très dépressible. Nous considérâmes la toux de cette jeune personne comme un phénomène nerveux chlorotique et nous lui prescrivîmes du fer réduit et du quinquina. Après un mois de repos elle se trouvait mieux, toussait moins et avait plus d'appétit et plus de forces. Elle rejoignit alors à Dijon la jeune fille dont elle faisait l'éducation. Deux ou trois mois après elle nous écrivait que, tout en étant moins souffrante, elle commençait pourtant à se fatiguer de nouveau. Nous l'engageâmes à consulter un médecin de cette ville. Vers la fin de l'été elle accompagna son élève aux eaux d'Allevard et là, sa santé s'étant complétement détériorée, elle s'adressa à l'un des médecins de l'établissement qui lui fit cesser le fer et la déclara poitrinaire. Les vacances arrivées, mademoiselle M... revint dans sa famille et nous l'y trouvâmes fort préoccupée de l'arrêt porté par son dernier médecin. Un examen très minutieux nous convainquit qu'il n'y avait point de tubercules dans le poumon, cependant, craignant de nous tromper et respectant jusqu'à un certain point le diagnostic de notre confrère, nous ne revînmes pas immédiatement aux préparations ferrugineuses, et nous engageâmes notre malade à renoncer à l'instruction. Sur ces entrefaites, elle reçut une lettre de notre confrère de Dijon qui lui donnait l'assurance qu'elle n'était point poitrinaire et que son médecin *l'avait examinée en médecin des eaux, c'est-à-dire légèrement.* Il lui conseillait de reprendre du fer. Fort de cette opinion qui était aussi la nôtre, nous prescrivîmes des dragées de Gille et nous avons appris que depuis qu'elle en fait usage, la santé de mademoiselle M... s'est améliorée. Depuis plus de trois ans il n'y a pas eu de rechute, elle a repris ses fonctions d'institutrice.

Il est possible, assurément, que mademoiselle M... succombe un jour à la phthisie pulmonaire; elle est d'un tempérament qui peut faire craindre cette terminaison ; mais ce que nous croyons pouvoir assurer, c'est que pour le moment elle n'a pas de tubercules. Nous n'espérons pas, du reste, que sa constitution se refasse jamais entièrement et qu'elle devienne une femme forte et vigoureuse. Mademoiselle M... restera, selon nous, avec une santé délicate, et c'est la seule manière dont elle puisse guérir.

Nous pourrions multiplier presque à l'infini ces exemples : tous les médecins en ont eu dans leur pratique en grand nombre. Mais, au lieu d'interroger nos souvenirs, nous préférons prendre presque au hasard une ou deux observations authentiques. Nous empruntons la première à M. le docteur Rilliet, médecin en chef de l'hôpital de Genève ; nous n'en reproduisons, toutefois, que les traits principaux.

OBSERVATION. XIII. — *Chloro-anémie, grossesse, symptômes de phthisie pulmonaire, guérison.*

Une demoiselle de qualité, âgée de vingt ans, lui fut présentée par sa mère comme atteinte depuis six mois d'une grave maladie de poitrine. Le mal avait débuté par de la dyspepsie, de la gastralgie, une diminution successive, puis une suppression des règles ; ensuite pâleur, grande prostration et enfin toux avec expectoration de *crachats grisâtres et fétides, des hémoptysies, de la fièvre, des sueurs.* Le médecin de la malade avait constaté par l'auscultation et la percussion des signes non douteux de tubercules au sommet du poumon droit. Celle-ci avait été envoyée à des eaux très renommées, mais n'avait pu en supporter l'usage. M. Rilliet à sa grande surprise ne découvrit dans la poitrine aucun signe qui pût le confirmer dans l'idée d'une affection des poumons. En examinant l'abdomen, il s'aperçut que cette jeune fille était grosse et assez avancée dans sa grossesse. Cependant, indépendamment de cette complication, elle était chlorotique et ce fut à la chlorose que M. Rilliet attribua les apparences de la phthisie pulmonaire. Après l'accouchement, les bains froids et le fer ont dissipé les accidents qui persistaient encore, et il n'est survenu aucun symptôme de phthisie pulmonaire (1).

Dans cette observation, nous voyons une expectoration abondante et presque caractéristique qui est sous la dépendance exclusive de la surexcitation nerveuse chlorotique. La modification de l'innervation pulmonaire avait seule pu produire cette étrange modification de la sécrétion bronchique, puisqu'il n'existait aucune affection organique et que tous les symptômes qui devaient y faire

____

(1) *Actes de la Société médicale des hôpitaux de Paris, 1855.*

croire ont disparu avec la chlorose. La présence d'une sécrétion puriforme abondante dans les bronches devait nécessairement modifier le bruit respiratoire, et cette circonstance était sans doute ce qui en avait imposé au premier médecin de la malade qui avait cru constater des signes non douteux de tuberculisation. Il fallait, dans ce cas, toute l'habileté bien connue de M. Rilliet pour éviter l'erreur. Nous ne parlons pas de la grossesse, qui n'était ici qu'un incident, incident qui, il est vrai, avait sans doute favorisé le développement de la chlorose, qui l'avait aggravée, mais qui, selon toute apparence, n'a rien changé à sa nature et à son expression. Nous ne reproduirons pas ici les considérations dont M. Rilliet a fait suivre cette observation, sur les difficultés que présente assez souvent le diagnostic différentiel de la chlorose et de la phthisie, ayant déjà insisté suffisamment sur ce sujet. Dans l'observation suivante, nous allons voir la névrose pulmonaire donner lieu à des accidents d'une bien autre gravité et faire croire à la phthisie arrivée à son dernier degré. Il est emprunté au *Bulletin de théra-peutique;* nous le trouvons aussi consigné dans l'*Abeille,* sans le nom de l'auteur (1).

OBSERVATION. XIV. — *Névrose pulmonaire simulant une phthisie au dernier degré. — Guérison.*

Madame Gillet, âgée de trente-deux ans, femme d'un employé de l'Opéra-Comique, mère de cinq enfants, était traitée depuis plus d'un an par deux médecins pour une phthisie pulmonaire. Depuis huit mois elle était condamnée par tous

(1) Année 1844.

les deux et notamment par le dernier qui a publié un bon livre
sur cette maladie. A bout de ressources, elle consulta le médecin du premier dispensaire de la Société philanthropique.
Celui-ci, en voyant la malade qui depuis quatre mois n'avait
pas quitté son lit, et les symptômes alarmants qu'elle présentait: marasme squelettique, peau chaude, pouls petit et fréquent; sueurs colliquatives nocturnes et abondantes surtout à
la poitrine et à la tête, dévoiement opiniâtre, toux incessante
nuit et jour, crachats phlegmorrhagiques et puriformes en
quantité telle qu'ils remplissaient une cuvette chaque jour,
impossibilité de supporter d'autres aliments qu'un peu de
bouillon ou de lait et qui étaient souvent vomis, ne douta pas
de l'existence de la phthisie et crut pouvoir se dispenser d'ausculter. Son diagnostic confirma donc celui qui avait été précédemment porté, et une mort assez prochaine fut pronosti-
quée. Dans ces circonstances le traitement consista en potions
pectorales diacodées, lavements laudanisés pour calmer la
diarrhée et pilules d'agaric et d'acétate de plomb pour modérer les sueurs. Quinze jours se passèrent et la malade allait en
s'éteignant quand il vint à l'idée de son médecin de l'ausculter.
« Quel fut son étonnement de ne trouver ni sous les clavicules
ni dans les fosses sus et sous-épineuses, ni sous les aisselles,
aucune trace de toux caverneuse, ni de gargouillement, encore
moins de pectoriloquie! » Il y avait seulement une absence
presque complète de respiration vésiculaire dans toute la poitrine et de la matité. « Il devint alors évident pour moi, dit-il,
que cette femme était dans un état d'asphyxie lente par suite
d'une névrose pulmonaire de la nature de l'asthme ; en effet,
en augmentant artificiellement la force d'inspiration, en faisant
parler la malade jusqu'à perte absolue d'haleine, l'inspiration
qui suivait rendait perceptible la pénétration libre de l'air
dans les vésicules pulmonaires. » A l'instant un pronostic
favorable fut porté et le traitement changé : fumer chaque
heure une pipe de feuilles de datura stramonium, sinapismes
aux jambes, potion avec infusion de lierre terrestre, extrait de

belladone et teinture de digitale. Au bout de six heures amélioration notable déjà ; figure recomposée, toux moindre, crachats diminués de moitié ; deux heures de sommeil pendant la nuit. Le lendemain large vésicatoire sur le devant de la poitrine et le reste comme la veille. Dès le soir presque plus de toux ni de crachats ; nuit bonne. Enfin le troisième jour la malade mangea une côtelette ; elle put se lever le quatrième et la guérison fut rapide.

Il n'est pas dit dans l'observation que cette femme fût chloro-anémique, mais l'absence du mot ne saurait impliquer celle du fait. Il suffit en effet de lire les détails donnés sur les antécédents de la malade comme sur son état actuel pour être convaincu de la profonde détérioration de sa constitution et pour rapporter cette névrose à un état chloro-anémique. Du reste, un pareil fait nous paraît rare, il est bien plus ordinaire que les accidents nerveux longtemps prolongés vers les voies respiratoires finissent par y déterminer soit un état de phlogose, soit un vice de nutrition qui dégénère en une fonte tuberculeuse. Nous en avons vu plusieurs exemples dans les observations précédentes.

L'asthme nerveux n'étant point une maladie organique, il ne doit nous occuper ici que comme étant l'une des formes de la surexcitation nerveuse chloro-anémique qui peut donner lieu à une méprise et faire croire à une lésion matérielle qui n'existe pas. Sous ce rapport, nous pourrions joindre plusieurs faits à ceux que nous venons de rapporter, nous nous bornerons à en indiquer quelques-uns.

OBSERVATION XV. — *Asthme chlorotique pris au début pour une phthisie.*

Une jeune dame évidemment chlorotique et qui a longtemps donné des craintes pour sa poitrine, est cinq à six fois par an prise d'accès d'asthme assez violents pour menacer ses jours. La crise en dure quelquefois huit à dix. Aujourd'hui le médecin et la malade sont parfaitement au courant de ce qui va se passer, mais, lorsque l'affection débuta il y a une dizaine d'années, plusieurs médecins crurent cette personne très jeune alors tuberculeuse ; elle était simplement chlorotique.

OBSERVATION XVI. — *Chloro-anémie, hystérie, accidents nerveux laryngés, tuberculisation consécutive. — Mort.*

La malade qui fait le sujet de cette observation est morte l'année dernière ; elle n'a reçu nos soins que pendant une de ses crises ; mais, grâce à l'obligeance de M. le docteur Hatton, son médecin ordinaire, nous pouvons donner son observation complète. Nous rapporterons d'abord ce que nous avons vu, nous laisserons ensuite la parole à M. Hatton. — Il y a quatre ans, vers neuf heures du soir on vint nous chercher en toute hâte pour madame X..., mourante et malade depuis deux jours. Nous la trouvâmes en proie à une violente attaque d'hystérie. Pendant plus de vingt jours que nous lui donnâmes des soins, il y eut tantôt des convulsions cloniques, tantôt de la catalepsie ; la sensibilité et l'intelligence furent toujours intactes. Mais les seuls phénomènes sur lesquels nous voulons appeler l'attention en ce moment, sont une oppression asthmatique considérable et une aphonie complète avec un état filiforme du pouls, auquel succédait chaque matin un état fébrile. La malade ne pouvant en aucune façon parler écrivait ses réponses à nos questions. Son beau-frère chez lequel elle se trouvait, nous apprit que dans son pays elle était traitée comme poitrinaire. Cependant l'auscultation ne nous révéla aucun indice de cette maladie et nous n'eûmes véritablement à traiter que des crises nerveuses hystériformes avec oppression considérable liées bien certainement à un état chlorotique.

Voici maintenant l'observation textuelle que nous a transmise M. Hatton :

« Madame X... était âgée de trente-cinq ans à l'époque de sa mort. Elle avait une constitution délicate, maladive, un tempérament lymphatico-nerveux, un caractère extrêmement impressionnable, une imagination vive, bizarre, fantasque, elle était enjouée, spirituelle, aimable dans le monde, triste, mélancolique, ennuyée quand elle se trouvait seule.

Jeune fille presque sans fortune, elle a reçu une éducation trop soignée pour la position qu'elle devait occuper dans le monde, et c'est là, je pense, la cause principale de toutes les souffrances nerveuses qui l'ont tourmentée depuis son retour à la maison paternelle jusqu'à sa fin. Élevée dans un pensionnat avec des jeunes personnes riches, elle avait naturellement pris à leur contact le goût du luxe, du bien-être, des voyages, des plaisirs. Rien de tout cela n'a pu être satisfait ; la triste réalité a sans ménagement alors détruit toutes ces aspirations de la jeunesse. Il fut évident que dans la vie les soins matériels devraient occuper la principale place, qu'ils laisseraient peu de loisirs et qu'un mari tourmenté par les nécessités de l'existence ne serait pas un héros de roman. De là un fond de tristesse insurmontable, un goût prononcé pour la solitude et la rêverie et un état nerveux presque permanent.

C'est à cette époque que se sont montrées la toux sèche, les palpitations, les gastralgies, les névralgies intercostales. Tous ces accidents se sont succédé pendant seize à dix-sept ans avec une incroyable persistance et ne nous ont laissé que de faibles intervalles de repos.

Malgré cet état constant de souffrances, les règles sont restées régulières, mais peu abondantes. Des fleurs blanches en étaient le prélude et leur survivaient pendant quatre ou cinq jours. Dans les dernières années, cette leucorrhée s'est établie à l'état habituel et donnait au linge une couleur jaune et verdâtre. J'ai voulu plusieurs fois obtenir l'examen de la matrice et du vagin, mais cela ne m'a pas été possible; aussi je ne sais rien de ce qui peut avoir existé du côté de ces organes. La seule chose que je puisse affirmer, c'est qu'en palpant le ventre avec soin, on ne rencontrait aucune tumeur dans l'hypogastre et que l'utérus semblait avoir son volume naturel.

Madame X... est arrivée à Fr... à vingt ans. J'ai bien des fois eu l'occasion de la voir avant son mariage; elle était alors affectée d'une simple névropathie. Les principaux organes devenaient presque tour à tour le siége de souffrances plus ou moins vives, passagères, mais à retours fréquents. C'était une toux sèche, des gastralgies, des étouffements, des palpitations, des céphalées, des névralgies intercostales; alors il n'existait ni convulsions, ni syncopes, ni boule hystérique. J'ai dans ce temps soumis plusieurs fois tous les viscères à un examen très scrupuleux et je n'y ai rencontré aucune lésion appréciable. Il n'en existait pas même dans les poumons où je les ai recherchées avec le plus grand soin. Peut-être s'y trouvait-il déjà quelques tubercules disséminés dont il était impossible de constater la présence; on pourrait le supposer avec assez de vraisemblance, car la toux a de tout temps été chez la malade le symptôme le plus fréquent et le plus tenace.

Mariée à vingt-cinq ans, madame X... n'a pas rencontré, je crois, le mari qu'elle eût désiré. Bien qu'il fût d'un caractère doux, patient, excellent pour elle, malgré la bizarrerie et l'inégalité de son humeur, il est probablement parvenu tout au plus à gagner son estime sans arriver jusqu'à son cœur. Cette nouvelle position lui a été fatale. A dater de ce moment des accidents nerveux plus graves se sont manifestés. C'est alors que j'ai observé pour la première fois des pleurs, des mouvements convulsifs, un état semi-syncopal de plusieurs heures, et la sensation d'une boule remontant de l'épigastre

à la gorge, c'est-à-dire, tous les caractères des accès hystériques. Rares et faibles dans les premières années, ces accès se
sont rapprochés davantage ayant pris plus d'intensité; cependant ils ne se sont jamais prolongés au delà de huit à dix heures et n'ont jamais eu ici la violence et la durée qu'ils ont eues
deux fois au Mans. M. Lecouteux pourra, sur ce point, donner des détails bien circonstanciés, puisqu'il a soigné la malade
pendant une crise qui a duré six semaines.

C'est à la suite de cette perturbation nerveuse si longue et si
grave qu'une paraplégie s'est déclarée. D'abord incomplète,
elle acquit peu à peu un degré d'intensité tel que la marche
devint totalement impossible. Le mouvement et la sensibilité
ont été tous deux profondément atteints, cependant la sensibilité le fut beaucoup moins que le mouvement. Traitée par
tous les moyens usités en pareil cas, même par une saison à
Bourbonne-les-Bains, cette paralysie s'est maintenue pendant
près d'un an et n'a disparu que six mois après l'emploi des
eaux minérales. Je regarde cette guérison comme indépendante des médications employées pour la favoriser. J'ai voulu
tenter l'électricité après le retour de Bourbonne, je me suis
servi de l'appareil de M. Duchesne, je n'ai soumis la malade
que deux fois à de faibles courants d'induction, les séances
n'ont pas duré plus de dix à douze minutes et chacune d'elles
a provoqué des accidents nerveux qui m'ont forcé de renoncer
à ce puissant moyen.

Quinze à dix-huit mois après la maladie qu'elle avait éprouvée au Mans, vers la Toussaint, madame X..., à la suite d'une
fièvre continue assez intense qui dura deux ou trois jours, fut
atteinte d'une inflammation vive des ganglions lymphatiques
du cou et des aisselles; ils s'engorgèrent considérablement
dans l'espace de quinze à vingt jours, n'offrirent aucune trace
de suppuration, passèrent insensiblement après ce temps à
l'état chronique et mirent sept à huit mois à atteindre une résolution tout à fait incomplète. Ici les iodures et l'huile de foie
de morue, les préparations ferrugineuses furent successive-

ment et conjointement employés. Le même accident s'est reproduit une fois avant l'invasion de la phthisie et une
deuxième fois pendant son cours. Ce dernier engorgement
dont on ne s'était pas occupé malgré les réclamations de la
malade avait en grande partie disparu au moment de la
mort.

Les accès hystériques sont devenus rares et peu violents
depuis l'apparition de la paralysie et surtout depuis l'instant
où les glandes du cou et des aisselles se sont engorgées. J'ai
plus souvent eu affaire dans ces derniers temps à de mauvaises digestions provoquant des accidents nerveux qu'à de véritables crises d'hystérie. Aussi en ai-je peu gardé le souvenir.
Je ne me rappelle guère que deux maladies qui se sont mani-
festées dans les quatre dernières années de la vie, une laryngite
aiguë très grave et une pharyngite granuleuse chronique; la
seconde de ces affections s'est reproduite quelques semaines
avant la mort et a causé de vives souffrances. Quatre ou cinq
cautérisations avec un crayon de nitrate d'argent en ont obtenu
la résolution.

Il est inutile, je pense, de rendre un compte exact des dix
derniers mois de l'existence de madame X..., la phthisie pulmonaire a présenté chez elle les symptômes que l'on rencontre
chez presque tous les phthisiques : toux incessante, sueurs nocturnes, douleurs thoraciques, dyspnée, suppression des menstrues, etc., etc.

Dès que la tuberculisation s'est emparée des poumons de
manière à ébranler fortement la santé, les phénomènes hystériques ont totalement disparu, la maladie nouvelle a marché
avec sa régularité habituelle, à peu près comme s'il n'avait
pas précédemment existé d'accidents nerveux. Il est même à
remarquer que l'hystérie n'a que très rarement donné signe
de vie depuis le moment où les ganglions lymphatiques ont été
affectés d'engorgement, c'est-à-dire depuis l'époque où les
tubercules les ont envahis. Il m'a été impossible de faire suivre
à madame X... un traitement régulier et soutenu, son carac-

tère mobile, irréfléchi et difficilement gouvernable s'y est constamment opposé. Elle ne s'est soumise à aucun régime, à aucune médication suivie, elle a constamment cédé à toutes ses fantaisies, et, par ce moyen, a singulièrement aidé au mal à détruire sa santé. Malgré l'état chloro-anémique où elle se trouvait, elle a à peu près constamment vécu de lait, de salades, de fruits crus et bu de l'eau ou du cidre. Dans les derniers mois de son existence elle est devenue plus raisonnable, mais il n'était plus temps.

Je ferai observer que pendant les attaques d'hystérie dont j'ai été témoin, la malade n'a jamais perdu connaissance et que la parole n'est restée que peu de temps impossible, et que cela est même arrivé assez rarement. »

Il serait sans profit réel de consigner ici un plus grand nombre d'observations, bien que dans nos notes nous trouvions encore plusieurs faits intéressants qui ont été publiés par MM. Bouchut, Trousseau, etc. Comme nous ne saurions avoir la prétention de recueillir pour ce travail tous les faits curieux de ce genre qui ont été publiés, il doit suffire d'en avoir choisi quelques-uns qui font voir que des phénomènes de simple surexcitation nerveuse chloro-anémique peuvent simuler à s'y méprendre les diverses périodes de la tuberculisation.

Résumant en quelques mots ce long paragraphe, nous dirons qu'il est une forme d'accidents nerveux liés à la chloro-anémie et qui simulent très exactement la phthisie pulmonaire. Aspect général des malades et marche des accidents ; symptômes locaux, toux, crachats, hémoptysies ; symptômes généraux, fièvre, sueurs colliquatives, dévoiement, amaigrissement ; tout est semblable, tout, à cela près pourtant que les signes stéthoscopiques et plessimétriques ne sont pas les mêmes. Mais, d'une part, les bruits cardiaques et vasculaires peuvent manquer dans la chloro-anémie, et d'autre part, les signes précis de la tuberculisation peuvent faire défaut au début. Quelquefois même des médecins et des médecins instruits ont pu se méprendre sur la signification des signes fournis par l'auscultation du poumon, et croire à une infiltration tuberculeuse avec ramollissement, alors qu'il n'y avait qu'une simple absence du bruit vésiculaire, suite de l'engouement du poumon par des mucosités sécrétées en plus grande abondance et ayant pris une apparence puriforme, sous l'influence d'une innervation viciée. Dans ces cas très embarrassants sans doute, il faut, pour ne pas se tromper, non-seulement tenir compte de toutes les circonstances antécédentes pouvant mettre sur la voie d'un diagnostic précis, il faut non-seulement faire un examen très sérieux de son malade ; mais il faut surtout une connaissance bien exacte des nuances qu'affectent les symptômes communs aux deux maladies. Il sera bien rare, en effet, que l'examen comparatif de ces nuances ne conduise pas à la vérité. Dans les cas qui resteraient douteux, l'examen microscopique des crachats pourrait être d'un certain secours. La présence dans les matières expectorées des corpuscules tuberculeux, celle des fragments épithéliaux qui semblent constituer les granulations grises, celle enfin des globules du pus, ne laisseraient point de doute sur la nature de ces matières et dès lors sur celle de la maladie elle-même. Mais l'examen microscopique demande une grande habitude que la plupart des médecins n'ont point acquise, et nous ne pouvons nous dissimuler que, malgré son excellence, ce moyen est encore peu pratique. On ne devra pas oublier enfin que la phthisie est une des complications et une des terminaisons assez fréquentes des chloro-anémies graves qui durent depuis longtemps et qui donnent lieu à des phénomènes nerveux respiratoires ou gastriques. La concomitance possible, nous dirions presque probable des deux affections dans certains cas, devra donc être toujours présente à l'esprit du médecin.

§ IV. — Organes génitaux.

Nous avons précédemment essayé de démontrer que la chloro-anémie pouvait presque indifféremment être consécutive à une affection des organes génitaux ou développer cette affection ; ici nous ne nous occuperons plus de cette question et prendrons le fait tel qu'il existe. Chez la plupart des femmes chlorotiques, il y a des accidents du côté de l'utérus ; ces accidents sont nerveux ou organiques et le plus souvent l'un et l'autre à la fois. La douleur (névralgie utérine) et les troubles de la menstruation sont à peu près les seuls phénomènes locaux par lesquels se traduit la surexcitation nerveuse de l'utérus. Nous en avons parlé ailleurs.

Mais ce qu'il est important de dire ici, c'est que cette douleur et ces troubles peuvent être le résultat d'une métrite aiguë ou chronique, d'un déplacement de l'utérus, etc., et que, dans ces cas, la lésion organique donne lieu à des phénomènes généraux de surexcitation nerveuse qui ne diffèrent en rien des symptômes de la chlorose la plus légitime. Les malades maigrissent, la figure pâlit, les yeux se cernent, il y a des névralgies multiples, des migraines, des tiraillements d'estomac, de la dyspepsie, des borborygmes, de la constipation, des palpitations, un peu de dyspnée assez souvent, de la tristesse dans le caractère, etc. A ces signes, il est difficile de ne pas reconnaître une chloro-anémie; et M. Becquerel nous apprend même que dans tous les cas de métrite chronique il a trouvé un bruit de souffle au premier temps se propageant aux carotides, et que dans les nombreuses analyses qu'il a faites du sang de ces malades, les globules étaient représentés par les chiffres 110, 100 et même 90 (1).

On le voit, par cette description des symptômes généraux de la métrite chronique, que nous avons tracée d'après M. Becquerel, ce n'est pas seulement de l'analogie qu'il y a entre cette maladie et la chlorose, c'est de l'identité. Et de même que nous avons vu M. Beau faire constamment naître la chlorose de la dyspepsie, parce que sans doute la grande fréquence des phénomènes dyspeptiques dans la chlorose l'a vivement préoccupé, de même nous craignons que M. Becquerel n'ait quelque tendance à faire de la chloro-anémie une métrite chronique. Cependant hâtons-nous à ce sujet de citer ses propres paroles, de peur qu'on ne nous accuse de dénaturer sa pensée : « Il est rare, dit-il, qu'il ne se développe pas une anémie un peu différente de celles qu'on observe en dehors des affections utérines. » Mais en quoi diffère

____

(1) *De la métrite chronique* (*Gazette des hôpitaux*, 1859, p. 99).

cette légère différence? Il nous le laisse ignorer, à moins pourtant que les résultats du traitement la fassent seuls apprécier; car l'anémie, nous dit-il encore, est vainement traitée par les ferrugineux, tant que la métrite chronique n'est pas guérie, et elle disparaît sans traitement spécial, dès qu'on a fait cesser l'affection qui la tenait sous sa dépendance. Si nous avons analysé aussi longuement les opinions de M. Becquerel, c'est que nous les croyons fort justes dans un grand nombre de cas; il est en effet beaucoup de chloroses qui sont liées à une affection utérine, et le traitement antichlorotique ne les guérit pas tant que persiste l'affection utérine. Chez ces malades, les réactions nerveuses peuvent être fort vives, masquer entièrement l'état local et celui-ci rester long-temps méconnu. D'un autre côté, nous croyons qu'on a assez souvent rapporté à un état phlegmasique de l'utérus qui n'existait point, certains troubles nerveux de cet organe liés eux-mêmes à des chloro-anémies qui résistent quelquefois à l'usage du fer.

OBSERVATION XVII. — *Chloro-anémie rebelle. — Dyspepsie. — Migraines.— Faiblesse générale, leucorrhée, etc., sous la dépendance d'un état morbide de l'utérus.*

Madame L..., à laquelle nous donnons des soins depuis plusieurs années, est aujourd'hui âgée de quarante-deux ans. Depuis quinze ans environ cette dame est pâle, délicate, anémique à un degré très prononcé. Elle fait remonter à une suite de couches les accidents qu'elle éprouve : pesanteur dans le bas-ventre, dyspepsie et douleurs gastralgiques, migraines violentes, caractère fort triste, grande faiblesse musculaire dans les jambes surtout. La malade nous dit avoir un déplacement de l'utérus pour lequel on l'a condamnée à Paris à porter toujours une ceinture hypogastrique; soit habitude, soit nécessité, elle ne peut marcher lorsqu'elle n'a pas sa ceinture. Les règles sont régulières, mais le sang est pâle, elle se trouve toujours soulagée pendant qu'elles durent. Madame L... avait été traitée longtemps à Paris sans avoir éprouvé la plus légère amélioration, et de guerre lasse elle avait depuis plusieurs années cessé tout traitement lorsqu'elle se mit entre nos mains. Le toucher ne nous fait reconnaître aucun déplacement appréciable de l'utérus; le corps de l'organe ne nous paraît pas volumineux, le col non plus; comme il y a une leucorrhée assez abondante, nous appliquons le spéculum pour nous assurer mieux de l'état du col; pas de granulations, pas de couleur anormale, la muqueuse est pâle tout autour, d'un rose léger entre les lèvres, un mucus filant et transparent en suinte assez abondamment. Ces caractères tous négatifs, à part celui tiré de la leucorrhée, ne permettaient guère de supposer une métrite, cependant nous fîmes une cautérisation avec le crayon de nitrate d'argent et une injection d'eau claire pour nettoyer le vagin. Cette opération fut recommencée trois fois à huit jours d'intervalle, aucun soulagement ne s'ensuivit. Des injections astringentes avec l'eau blanche d'abord, plus tard avec la ratanhia, diminuèrent un peu les flueurs blanches, mais n'améliorèrent pas l'état général. Madame L...., en était venue à avoir un accès de migraine tous les soirs, contre lequel le sulfate de quinine fut impuissant, mais que nous sommes parvenu à rendre assez supportable par l'usage quotidien du café noir. L'appétit est à peu près nul, il y a fréquemment des tiraillements d'estomac, la malade est obligée de garder la chaise longue, tant elle éprouve de fatigue dans les jambes quand elle est debout. Nous prescrivîmes alors les pilules de Vallet et le vin de quinquina; les digestions se remirent un peu. Ayant remarqué que cette dame était toujours fort soulagée à l'époque de ses règles et qu'alors seulement elle pouvait faire quelques pas dans sa chambre, nous nous décidâmes, malgré l'état

chloro-anémique, à provoquer une évacuation sanguine artifi-
cielle en plaçant six sangsues au col. Quelques jours de mieux
suivirent cette application, mais madame L..., retomba ensuite
dans son premier état. L'amélioration avait été trop minime
pour nous engager à revenir à ce moyen formellement contre-
indiqué par l'état de la constitution. Pendant tout l'hiver,
nous nous bornâmes à soutenir les forces par le fer et les amers;
mais dès que la saison le permit, nous fîmes suivre à la malade
un traitement hydrothérapique, consistant dans des bains à
domicile frais d'abord, froids ensuite. Ils furent parfaitement
bien supportés et causaient même du plaisir. L'amélioration
se soutenait, mais marchait bien lentement. Nous crûmes alors
devoir envoyer notre malade aux bains de mer. Dès le troisième bain elle put faire d'assez longues courses à pied; la
saison n'ayant pas été très favorable, il n'y eut que huit à dix
bains de pris, et cependant l'effet fut tel que pendant tout l'hiver qui suivit, là malade put marcher très bien. L'état chloro-
anémique persistait cependant et l'on continua de la traiter
par le fer et les amers. Au retour des chaleurs les jambes devinrent faibles de nouveau, mais bien moins que l'année précédente. Madame L... retourna aux bains de mer espérant en
retirer cette fois encore un grand profit; mais son attente fut
trompée, et, bien que la saison fort belle lui eût permis de
prendre environ trente bains en deux mois, elle ne revint que
peu soulagée. L'hiver fut moins bon que le précédent, et l'été
suivant notre malade retourna aux bains, sans avoir retiré
encore un grand bénéfice de ce troisième voyage. Depuis son
retour, son mari fut assez sérieusement malade et madame
L... très fatiguée des soins assidus qu'elle lui donna. La faiblesse des jambes a aussitôt augmenté. il y a eu quelques lipothymies et les digestions qui étaient assez bonnes depuis plusieurs mois se sont dérangées de nouveau; les migraines qui
n'avaient point entièrement cédé sont devenues plus violentes.
Il faut ajouter que depuis près d'un an les règles sont très
irrégulières, il y a des retards de deux et trois mois, et chaque

fois qu'elles paraissent, elles s'accompagnent comme précédemment d'un soulagement momentané. Les flueurs blanches ne sont ni plus ni moins abondantes. Depuis quelque temps nous avions fait supprimer les pilules de Vallet dont madame L... s'était saturée pendant deux ans. Nous avons cru utile de revenir au fer dans les circonstances actuelles, mais, n'ayant obtenu que peu de résultats du protocarbonate, nous l'avons remplacé par l'iodure (dragées de Gille). En même temps nous avons prescrit quatre à cinq gouttes matin et soir de teinture de fève, de Saint-Ignace, dans un quart de verre d'eau sucrée espérant que ce médicament préconisé par le docteur Eisenmann et dont nous avons aussi obtenu quelquefois de bons effets dans les chloroses invétérées et résistant au fer, modifierait l'élément nerveux. Nous n'avons pas cru devoir nous occuper spécialement de l'état de l'utérus, d'une part parce que la phlegmasie de cet organe et son déplacement sont pour nous chose au moins problématique; d'autre part, parce que nous n'avons point obtenu de résultats appréciables des moyens que nous avons au début dirigés contre l'état morbide de cet organe; enfin parce que madame L...., âgée de plus de quarante-deux ans aujourd'hui, et éprouvant les symptômes d'une ménaupose prochaine, nous espérons que cette crise pourra seule et bien mieux que nos moyens thérapeutiques, opérer la guérison de cette phlegmasie chronique, si tant est qu'elle existe. Depuis lors, notre malade a éprouvé plusieurs fois des alternatives de mieux et de pis. Une fois entre autres, toute cette frêle organisation a été fortement ébranlée par le chagrin profond qu'a causé la perte de sa mère; il y a eu des défaillances, des palpitations, des névralgies indéterminées, une recrudescence dans la migraine et dans les accidents dyspeptiques. Quelques préparations de sulfate de quinine, de digitale et d'opium ont triomphé des symptômes douloureux. L'anorexie a en grande partie cédé à l'usage de l'eau d'Alet; le fer et les toniques ont été dirigés contre l'anémie. Aujourd'hui la guérison est loin d'être complète, mais la santé s'est notablement améliorée, surtout si l'on se reporte à ce qu'elle était il y a quatre ou cinq ans. Madame L... est profondément débilitée et nous ne pouvons espérer lui rendre jamais sa force et sa vigueur, mais les résultats acquis permettent de croire que l'amélioration deviendra plus sérieuse et plus durable, quand la malade aura traversé la période de transition dans laquelle elle se trouve.

Les traits de cette observation n'ont rien de bien saillant, et c'est justement ce qui nous l'a fait choisir. On voit en effet chez cette malade deux choses : une chloro-anémie et des symptômes utérins. Si, comme elle le croit, les premiers accidents remontent à sa dernière couche, il paraît assez probable que l'état de l'utérus a été le point de départ des accidents chlorotiques ; la persistance de ces accidents qui résistent aux ferrugineux et sont toujours soulagés par l'apparition des règles ; d'autres circonstances encore dans l'observation militent assez fortement en faveur de cette manière de voir. Mais l'examen négatif de l'utérus, la nature même de l'écoulement leucorrhéique, l'inanité du traitement dirigé contre une affection utérine, la persistance des règles, permettent de ne pas attacher une grande importance à un état morbide qui a existé sans doute, mais qui, s'il persiste, est au moins réduit à fort peu de chose, puisqu'il ne nous a pas été possible de le constater. De plus, ne faut-il pas ici tenir compte de la grossesse comme cause de chloro-anémie, et si la malade est toujours restée faible après sa couche, qui fut un peu pénible il est vrai, mais sans avoir présenté pour cela de phénomènes bien extraordinaires, n'y a-t-il pas lieu de supposer que l'état chlorotique re-

monte à la grossesse et non pas à l'accouchement, et que
si l'utérus a conservé une certaine susceptibilité, c'est
justement en raison de la persistance de cet état? Ainsi
cette observation nous offre bien l'exemple d'un cas dans
lequel il est fort difficile de dire si une altération organique de l'utérus a déterminé la chlorose, ou si celle-ci a
déterminé l'affection utérine, ou bien encore si cette
dernière doit être considérée comme le résultat d'une
lésion matérielle ou simplement nerveuse. Il est bien
entendu que les phénomènes réactionnels sur l'estomac et
tout le tube digestif, sur l'axe cérébro-spinal (névralgies,
faiblesse musculaire, etc.), sont d'une grande valeur pour
la solution de cette triple question, car ces phénomènes
de surexcitation appartiennent à la chlorose tout autant
au moins qu'à l'affection utérine. Cette observation,
disons-nous, n'a rien de bien saillant, et voilà peut-être
ce qui y fait la difficulté du diagnostic. On serait sans
doute moins embarrassé en présence de symptômes plus
fortement accusés. Cependant dans l'observation suivante le diagnostic paraîtra peut-être encore incertain.

OBSERVATION XVIII. — *Hystérie, catalepsie, dyspepsie,*
phénomènes utérins variés.

Madame T..., âgée de vingt-six ans, constitution lymphatico-
nerveuse, ayant reçu une éducation brillante, mariée selon
son cœur depuis sept à huit ans, sans enfant et n'ayant aucun
chagrin apparent dans son ménage, a éprouvé il y a cinq à
six ans un retard qui fit croire à une grossesse; mais les premiers accidents nerveux semblent remonter à une frayeur que
cette dame, jeune fille encore et qui habitait alors Paris, eut
lors des événements de 1848. D'une constitution assez robuste

en apparence, et bien portante pendant les premières années de son ménage, sa santé s'altéra ensuite et bientôt elle se plaignit de douleurs dans le ventre, la marche devint difficile et même impossible ; des accidents nerveux, des évanouissements, des convulsions se succédaient de temps en temps. Nous vîmes cette malade pour la première fois, le 19 mai 1858, en l'absence de M. le docteur Lecouteux, son médecin ordinaire. Madame T... était alors en traitement depuis près de deux ans.

État actuel général : constitution un peu affaiblie ; chloro-anémie légère. Depuis plusieurs mois, la malade ne peut faire un pas, sans un pansement qui consiste à introduire dans le vagin un gros tampon de ouate saupoudré d'amidon, pour soutenir, dit-on, le col de la matrice. — État local : le vagin est sec, il y a des granulations dures, comme tuberculeuses, quelques-unes grosses comme de petites lentilles sur toute sa paroi. L'introduction du spéculum est très douloureuse. Le col est légèrement gonflé, un peu rouge, une exsudation fibro-plastique, jaunâtre, épaisse, adhérente, suinte du col. La malade était, à cette époque, soumise à quelques cautérisations avec le nitrate d'argent sur le col et sur la paroi vaginale ; nous les continuâmes. Les sphincters de la vulve étaient si fortement contractés, que nous eûmes de la peine à introduire un spéculum à trois valves, cette opération fut douloureuse, et, chose assez étrange, il y eut un soulagement marqué lors de l'écart des valves. Nous plaçâmes le tampon de ouate, puis en retirant le spéculum, il y eut un évanouissement qui dura dix minutes environ ; les membres étaient roides comme dans la catalepsie ; la crise finit par un claquement de dents fort intense. Le mari nous dit que chaque pansement amenait ces accidents ; la malade revenue à elle se plaignit d'une grande douleur dans le bas-ventre, mais elle put néanmoins se lever aussitôt et se rendre sur sa chaise longue. — Ce pansement doit être renouvelé chaque matin, et c'est grâce à lui que cette dame peut faire quelques pas dans son appartement et même sortir quelquefois en voiture.

Pendant une quinzaine de jours que nous lui donnâmes des soins, nous pûmes constater des phénomènes d'hystérie et de catalepsie très fréquents et très variés. Il y avait, sans cause appréciable, des attaques de nerfs très violentes ; les mouvements étaient le plus souvent volontaires, quoique mal coordonnés et brusques, mais quelquefois aussi ils étaient tout à fait involontaires. Presque toujours il y avait du délire pendant les accès ; la malade accusait une souffrance extrême dans le bas-ventre en y portant sans cesse la main et faisant simulacre d'arracher quelque chose. Plusieurs personnes pouvaient à peine la contenir ; souvent elle se croyait entourée d'étrangers qu'elle chassait, et réclamait très affectueusement et avec instance les soins de son médecin ordinaire, ou les nôtres. — Du reste, point de clou hystérique, point de boule, mais un grand mal de tête et une grande lassitude au retour de la connaissance. Tantôt les convulsions duraient tout le temps de la crise, tantôt elles alternaient avec la catalepsie. En général, lorsque la crise cessait, elle était précédée d'une résolution complète des membres, qui durait quelques minutes. — Nous avons vu de ces crises se prolonger plusieurs heures, ou se répéter plusieurs fois au cours de la journée ; mais elles n'étaient pas alors toujours complètes ; souvent elles consistaient dans une simple perte de connaissance, sans convulsions, sans catalepsie, ne durant que quelques minutes et alors il y en avait jusqu'à vingt dans le même jour. Madame T..., très surveillée par son mari et par ses domestiques, ne s'est jamais blessée gravement, mais elle s'est plusieurs fois contusionnée. Si l'on y prend garde, elle porte vivement la main à sa bouche au moment où la convulsion la saisit et se mord fortement, on ne peut lui faire lâcher prise qu'en lui pinçant le nez. La sensibilité, nulle pendant toute la durée de l'accès, devient exquise dès qu'il est terminé.

Les crises sont en général plus fréquentes et plus intenses les deux jours qui précèdent les règles ; la menstruation se fait assez régulièrement, mais est fort peu abondante, elle dure un à deux jours et pendant ce temps la malade ne peut quitter son lit. Les crises n'ont jamais lieu la nuit. — Depuis plusieurs mois, madame T... se nourrit fort mal, ou plutôt ne se nourrit pas. Son régime le plus ordinaire se compose d'une tasse de thé souvent sans pain au déjeuner, de quelques feuilles de salade ou de légumes cuits à l'eau au dîner. Parfois elle accepte un peu de gibier d'eau, canard sauvage, sarcelle, etc., fort rarement d'autre viande. Malgré cela la nutrition ne paraît pas trop altérée. — Dans l'intervalle des accès madame T... est gaie, aimable et affectueuse avec tout le monde, mais il est aisé de voir que le fond de son caractère est triste, qu'elle doit à une extrême piété son courage et son admirable résignation.

Notre confrère avait inutilement essayé la plupart des antispasmodiques: valériane, oxyde de zinc, belladone, etc. L'éther donne toujours lieu à une crise violente. Nous revînmes aussi inutilement que lui à ces divers moyens et nous finîmes par nous en tenir aux opiacés, ceux-ci nous ayant paru calmer le mieux encore l'agitation nerveuse. — En remettant sa malade à M. le docteur Lecouteux, nous conseillâmes d'essayer avec ménagement un traitement hydrothérapique ; les premières tentatives furent suivies d'accès terribles et firent renoncer au moyen.

Quelques mois plus tard, M. Lecouteux, forcé de s'absenter, voulut bien encore nous confier sa malade. Celle-ci était exactement dans le même état ; tous les accidents décrits avaient plutôt augmenté d'intensité ; elle était un peu plus anémiée et ne pouvait plus uriner qu'en faisant usage d'une sonde. L'état local n'était pas plus grave que la première fois, seulement notre confrère ayant constaté par le toucher une tumeur mobile dans la paroi postérieure du vagin, nous la cherchâmes vainement en faisant l'exploration par le vagin et par le rectum. Nous remarquâmes aussi que l'ouverture de la vulve, au lieu d'être longitudinale, était devenue transversale par suite du plissement des grandes lèvres. Du reste, il y avait toujours la même contraction des sphincters qui s'opposait au passage du spéculum, la malade s'évanouissait toujours dès qu'on le retirait. Les garderobes n'avaient lieu qu'à l'aide d'un lavement.

Nous différions un peu d'avis avec notre excellent confrère sur la nature de cette bizarre affection. Il attachait une grande importance aux symptômes locaux et regardait les symptômes généraux comme leur corollaire; nous penchions au contraire à regarder les symptômes généraux comme faisant le fond de la maladie, l'état local nous paraissant trop léger pour qu'on pût lui rapporter les premiers. Il fut décidé qu'on aurait recours aux lumières de M. P. Dubois. La consultation eut lieu le 25 novembre. La malade, très impressionnée de cette visite, eut des accidents violents que M. Dubois constata et qu'il est inutile de décrire de nouveau. L'examen local ayant été fait, l'éminent professeur ne constata aucune lésion capable d'expliquer ces symptômes; il ne trouva pas de tumeur dans la paroi postérieure du vagin. Il remarqua aussi que l'aspect extérieur de la malade n'indiquait pas une altération profonde des fonctions vitales, mais nous lui fîmes observer que pour nous le dépérissement était évident depuis quelques mois. M. Dubois conclut à une affection nerveuse hystérique et cataleptique. Les phénomènes qu'il observa lui parurent même si étranges, que nous eûmes tous les deux beaucoup de peine à le dissuader que dans tout cela il n'y avait pas un peu d'exagération de la part de la malade; mais nous l'avions observée si souvent, nous avions d'ailleurs si peu de raison de douter de la sincérité de cette dame, dont nous connaissions les habitudes et l'entourage, que nous cherchions en vain quel motif, quel prétexte, auraient pu avoir une simulation, quel intérêt elle en eût pu retirer.

Dans sa consultation, M. Dubois constata : 1° une légère leucorrhée, 2° un peu d'anémie, 3° un état nerveux qui paraît le caractère dominant de la maladie et qui se rapporte à l'hystérie et à la catalepsie.

Le traitement conseillé fut : le retour à l'hydrothérapie en mitigeant beaucoup le traitement ; les toniques ferrugineux et amers déjà employés ; quelques antispasmodiques dont on varierait l'usage ; nourrir la malade autant qu'on le pourrait.

Depuis cette consultation, l'état de madame T... ne s'est guère amélioré. Cependant les urines vont naturellement ; le cylindre de ouate a pu être remplacé par un pessaire Garriel, qu'on ne renouvelle que tous les quatre ou cinq jours ; les crises sont aussi violentes, mais elles n'ont plus guère lieu qu'aux époques menstruelles : dans l'intervalle la malade peut aller et venir dans son appartement, faire des visites en voiture et même sortir un peu à pied. Quant à la tumeur rétro-vaginale dont la présence, qui avait fort occupé M. Lecouteux, n'avait pu être constatée que par lui, notre confrère nous a dit depuis qu'il croyait devoir rapporter cette tumeur, qu'il ne rencontrait pas toujours non plus, à une contracture des fibres musculaires, soit du vagin, soit des constricteurs. Le traitement conseillé par M. Dubois n'a pu être que très irrégulièrement suivi. Les premières tentatives d'hydrothérapie, consistant en simples affusions tièdes et aromatiques sur le ventre et sur les épaules, ont, comme la première fois, déterminé des crises épouvantables, et ce moyen est le seul que la malade ait formellement refusé d'employer.

Réflexions. — Nous craignons que cette observation ne soit un peu longue, et pourtant tous les détails nous ont paru importants pour bien faire comprendre l'état de cette malade. Si nous cherchons à en résumer les traits principaux, nous voyons une femme hystérique et cataleptique au plus haut degré, chez laquelle la maladie s'accompagne, comme c'est assez l'ordinaire, d'un peu de chloro anémie et de désordre dans les fonctions de la menstruation. Si nous analysons la marche de cette maladie, nous pourrons peut-être ainsi saisir le rapport qui lie les accidents utérins et chlorotiques. Le sujet est nerveux et prédisposé congénitalement aux accidents nerveux ;

23

Ceux-ci apparaissent les premiers, ils débutent brusquement à la suite d'une impression morale : rien que de très normal jusqu'ici. Bientôt et presque simultanément une légère chlorose et des troubles de la menstruation se manifestent; il y a une sorte d'hypérémie utérine qui suit un retard pris pour une grossesse; à partir de ce moment, douleur dans le bas-ventre, faiblesse dans les jambes, dépérissement plus prononcé, perte de l'appétit, dyspepsie, céphalalgie et aggravation des accidents nerveux. Jusqu'ici l'état de l'utérus est bien consécutif à l'état névropathique; il en est de même de la chloro-anémie. Jusqu'ici encore tout porte à croire qu'il n'y a pas de lésion organique appréciable, et que les troubles utérins purement fonctionnels sont le résultat de la surexcitation nerveuse de cette partie. Mais qu'arrive-t-il? L'éréthisme utérin persiste; il y a de la contracture dans toutes les parties musculaires des organes génitaux : ces petites duretés qui font saillie sous la muqueuse du vagin ne sont peut-être elles-mêmes que quelques pinceaux de fibres musculaires contracturées; la rigidité de la vulve, sa déformation, la sensibilité extrême de toutes ces parties, ne nous paraissent guère pouvoir recevoir qu'une explication analogue. La leucorrhée, ce symptôme commun à presque toutes les affections des organes génitaux, se déclare, elle est épaisse et peu abondante; l'état de contracture générale, en resserrant les pores de la muqueuse utérine, rend l'écoulement leucorrhéique plus difficile (1), et par cela même plus concret. La constipation est augmentée par la contracture des sphincters de l'anus; la dysurie dépend de celle des sphincters vésicaux, et quant à la tumeur rétro-vaginale, qui n'a pu être constatée que par le médecin ordinaire de la malade et qui n'est pas permanente, elle est aussi, selon lui, le résultat d'une con-

_____

(1) Nous ne voulons pas dire que la muqueuse elle-même soit contractée, mais que très adhérente aux parois utérines, elle éprouve par la contraction des fibres musculaires de cet organe un certain plissement.

tracture musculaire. Ainsi dans cet état si complexe, la leucorrhée seule pourrait dénoter un peu de métrite chronique, soit du corps, soit du col ; mais ce symptôme isolé nous paraît sans grande valeur, surtout lorsqu'on le rapproche des autres symptômes locaux et qu'on en cherche la signification physiologique. La leucorrhée nous semble donc se rattacher bien plutôt à un état de surexcitation nerveuse ; tout peut en effet se résumer dans l'éréthisme des parties génitales, dans la contracture de toutes leurs fibres musculaires, et nous savons d'ailleurs que les contractures sont l'un des modes d'expression de la surexcitation nerveuse. Cette manière d'envisager les choses recevra même une nouvelle démonstration, si l'on tient compte de la nature des symptômes généraux. La malade est à la fois hystérique et cataleptique. L'état des organes génitaux participe aussi de ces deux affections, on y trouve réunies l'hyperesthésie hystérique et la contracture cataleptique.

Reste à apprécier le rôle de la chloro-anémie. Il nous paraît bien certain que celle-ci n'est qu'un phénomène consécutif. La malade, d'une excellente constitution, mais nerveuse, devint d'abord hystérique et cataleptique. Sous l'influence de ces deux affections qu'il n'est point rare de rencontrer réunies, et qui ne sont en fin de compte que deux manifestations différentes d'un même état morbide, auquel on a récemment donné le nom de nervosisme, les digestions se sont dérangées, l'alimentation est devenue insuffisante et un degré d'anémie correspondant s'est manifesté. Les troubles des organes génitaux ont aussi exercé là leur influence ; l'excitation dont ces organes étaient le siége a donné lieu à des réactions d'autant plus vives et d'autant plus générales, que par son tempérament, par son âge, par ses habitudes sociales, peut-être aussi par un certain ascétisme religieux, la malade était mieux disposée à ces sortes de réactions. Par ces causes la chloro-anémie s'est développée et confirmée. Mais pour être consécutive, cette affection n'en existe pas moins, et dès lors elle exerce son influence habituelle sur l'état général, et sur la surexcitation nerveuse. Aussi nous regardons cet élément de la maladie comme très important aujourd'hui dans la production des phénomènes nerveux. Nos conclusions sont donc que la malade dont nous venons de faire l'histoire, simplement névropathique d'abord, est consécutivement devenue chloro-anémique, et que cette seconde affection a exaspéré et continue d'exaspérer l'état névropathique. Pour ce qui est des phénomènes présentés par les organes génitaux, nous les croyons surtout de nature nerveuse, et liés, par conséquent, à la névropathie générale et à la chloro-anémie. Ce sont aussi, à peu de chose près, les conclusions de M. Dubois. Cependant nous n'oserions affirmer que l'état prolongé de souffrance de ces organes n'y ait pas déterminé une certaine irritation phlegmasique, et c'est dans cette limite que nous croyons pouvoir nous rallier à l'opinion du médecin de la malade.

Nous ne dirons qu'un mot du pronostic et du traitement. Pour être nerveuse, cette affection ne nous en paraît pas moins être grave, et à ce sujet, nous partageons toutes les inquiétudes de notre confrère. Depuis un an, la constitution de cette dame s'est beaucoup affaiblie, et cela ne peut qu'augmenter tant qu'on n'aura pas enrayé les accidents nerveux et chloro-anémiques. Cependant le pronostic doit être moins grave que s'il s'agissait d'une affection organique. Le traitement n'a jusqu'ici donné que des résultats bien peu satisfaisants, car si depuis quelques mois il y a un peu d'amendement, l'état de la malade ne laisse pas encore que d'être fort sérieux. Aucun des moyens essayés n'a pu être continué un temps assez long, ni d'une manière assez régulière, pour donner lieu à des effets bien constatables. Deux fois l'hydrothérapie a dû être abandonnée promptement, elle aggravait les accidents; les antispasmodiques réussissent quelquefois un instant pour modérer la violence des crises, mais on a beau les varier, leur vertu s'épuise bien vite. L'estomac de la malade refuse obstinément un régime tonique et réparateur : le fer, essayé plusieurs fois, a toujours dû être suspendu. L'opium nous a donné quelques bons effets, mais temporaires et très courts. Les injections vaginales émollientes sont tellement douloureuses, que la malade ne peut les supporter et est immédiatement prise d'une crise, à plus forte raison on n'a pu faire d'une manière régulière des injections astringentes. Les cautérisations avec le nitrate d'argent dans la cavité du col n'ont point diminué la leucorrhée, celles faites sur la paroi vaginale n'ont point modifié l'état granuleux et comme tuberculeux de cette paroi ; ce qui se conçoit du reste, si l'opinion que nous avons émise sur la nature de ces petites tumeurs est exacte. Nous savons que pendant quelque temps la malade s'est trouvée assez bien de fumigations émollientes et légèrement aromatiques, dirigées sur la vulve; cependant il faut croire que ce moyen n'a pas donné les résultats qu'il promettait d'abord, puisque le médecin a cru devoir y renoncer. En somme, ce qui a le plus soulagé, c'est l'introduction dans le vagin d'un cylindre de coton ou d'un pessaire à air qui en sépare les parois et soutient légèrement le col de l'utérus. Il est digne de remarque que la malade ne jouit de quelque repos qu'à la condition de porter ce pessaire. Une fois il se creva, elle était debout, et à l'instant même elle tomba dans un évanouissement cataleptique. L'affaissement des parois du vagin, en déterminant une vive douleur, nous paraît la cause principale de cet accident, car nous ne croyons pas qu'il y ait chez elle de déplacement bien prononcé de l'utérus; aucun des médecins qui ont donné leurs soins à la malade ne l'a signalé et nous ne l'avons pas constaté non plus. D'ailleurs le cylindre de coton produit exactement le même résultat que le pessaire à air, et ce cylindre est évidemment trop flexible pour soutenir le col et réduire un déplacement, il ne peut agir qu'en séparant les parois vaginales et en les distendant un peu. Nous avons à peu près dit ce qui a été fait; nous ne saurions évidemment dire ce qui reste à faire; si quelque indication nouvelle se présentait, elle serait d'ailleurs bien vite saisie par un esprit aussi judicieux que celui du confrère dans lequel cette malade a mis avec raison toute sa confiance. Si, comme nous le croyons, l'état local exerce aujourd'hui une réaction sympathique bien manifeste sur les phénomènes hystériques et cataleptiques, cet état ne paraît cependant avoir été d'abord que secondaire et symptomatique de la névropathie générale. Nous ne pensons donc pas qu'il y ait une lésion organique grave, et la plupart des phénomènes observés nous paraissent s'expliquer par un éréthisme nerveux local, tenant en partie sous sa dépendance l'état général nerveux et chloro-anémique, et dépendant lui-même en partie de celui-ci. L'indication thérapeutique est donc double et fort difficile à remplir, car il faut tourner dans un cercle vicieux.

Nous venons de rapporter deux cas de notre pratique qui nous ont paru de nature à présenter quelques-unes des difficultés qui peuvent entourer le diagnostic de certaines affections nerveuses ayant leur siége dans l'utérus ou ses annexes. Dans tous les deux, nous avons vu diverger les opinions des médecins qui ont donné leurs soins à ces malades, et sans nier précisément la présence d'une lésion organique et son importance comme cause des accidents nerveux, nous avons penché cependant pour l'opinion contraire et discuté les motifs de notre conviction ; mais ce n'est pas à dire qu'une lésion organique ne puisse déterminer des accidents nerveux tout aussi sérieux et qui ne sont que symptomatiques de cette lésion. Ces cas sont peut-être même les plus fréquents, et le diagnostic n'offre pas moins de difficultés. C'est toujours la même question à résoudre : Faut-il rapporter les phénomènes observés à la surexcitation nerveuse ou bien à quelque lésion matérielle ? Nous allons emprunter à M. Nonat deux observations fort intéressantes, qui feront la contre-partie des deux nôtres. Mais ces faits ayant été publiés, nous les rapporterons très sommairement, renvoyant au texte de l'auteur pour plus de détails.

OBSERVATION XIX. — *Antéversion de l'utérus.* — *Métrite interne.* — *Douleur lombo-ovarique gauche.* — *Douleurs névralgiques symptomatiques.* — *Accidents nerveux hystériformes.*

Il s'agit d'une fille de vingt et un ans, délicate et nerveuse, qui, à la suite d'une suppression brusque des règles, fut prise de douleurs névralgiques intercostales du côté gauche, qui se répandirent dans le bas-ventre et à la cuisse du même côté. En même temps il survint des pertes blanches qui augmentèrent pendant plus d'un an. Les règles avaient reparu, mais étaient moins abondantes ; les douleurs névralgiques qui persistaient peu intenses dans l'intervalle des époques menstruelles, le devenaient alors extrêmement. Au mois d'août 1856, à la suite d'une vive contrariété qu'éprouva cette malade quelques jours après ses règles, les accidents prirent une grande intensité, et se compliquèrent d'une violente crise hystérique. « Mais il est important de noter que les douleurs restèrent limitées du côté gauche, et que la malade ne perdit pas connaissance. » Depuis lors les crises se répétèrent chaque mois, quelques jours après la cessation des règles ; jamais avant ni pendant. De plus la jambe gauche est faible et engourdie, le caractère changé ; il y a chloro-anémie, dyspepsie, constipation, envies fréquentes d'uriner. La malade entra à l'hôpital en février 1857. Le toucher fit constater une antéversion de l'utérus et quelques granulations au col. A gauche, il existe une très grande sensibilité dans le ligament large, et l'on rencontre un petit noyau d'engorgement, ayant pour siége l'ovaire, symptômes de la métrite externe et interne. Un liquide analogue à du blanc d'œuf suinte du col de l'utérus. Le traitement de cette malade dura à l'hôpital du 26 au 29 février seulement, on la garda quinze jours de plus, pour s'assurer de la solidité de la guérison. Pendant toute la durée du traitement elle n'eut pas de crises, si ce n'est le jour de son entrée. M. Nonat pensa d'abord, en raison de la nature des accidents et des phénomènes du côté de l'utérus, qu'il existait une métrite interne et une affection hystérique concomitante ; mais il reconnut ensuite que la métrite interne était la maladie principale « et que les phénomènes hystériques devaient être considérés comme un des nombreux effets de l'affection utérine. Ce qui nous a permis d'établir qu'il en était ainsi, ajoute-t-il, c'est qu'il existait dans ce cas un symptôme qui déjà plusieurs fois nous avait conduit à distinguer l'hystérie symptomatique de l'hystérie idiopathique. Ce symptôme, qu'on ne trouve jamais dans l'hystérie proprement dite, c'est la douleur du bas-ventre qui précédait et accompagnait les accidents hystériformes. » D'après ce diagnostic, le traitement consista à attaquer la métrite, et les moyens suivants furent successivement employés : cataplasmes laudanisés, repos absolu ; cautérisation du col avec le nitrate d'argent. Aucune amélioration n'ayant eu lieu et les digestions se faisant fort mal, vésicatoire volant sur l'estomac. — Quelques jours après les digestions se font mieux. « Cautérisation transcurrente au fer rouge sur le bas-ventre et sur la partie interne de la cuisse du côté gauche. Soulagement presque instantané dans les parties où le fer rouge est passé ; mais les autres parties sont beaucoup plus douloureuses. » — Nouveau vésicatoire. — Cinq jours après, nouvelle cautérisation transcurrente suivie cette fois de peu de soulagement. Le lendemain, cinq ventouses scarifiées sur la région des reins, qui procurent un soulagement de dix minutes seulement.—Le lendemain, douleurs vives dans le bas-ventre : cataplasmes laudanisés, sinapismes aux membres supérieurs; infusion pectorale, julep béchique, bouillons, potage, repos au lit. — Le jour suivant les douleurs avaient à peu près disparu et ne sont pas revenues ; la malade est gardée en observation. « Si nous avions eu affaire à une véritable hystérie, dit

M. Nonat, nous n'aurions pas obtenu la cessation des accidents à l'aide de la cautérisation transcurrente et d'une application de ventouses scarifiées (1). »

OBSERVATION XX. — *Hystérie et rétention d'urine symptomatiques
d'une métrite interne et d'un phlegmon péri-utérin.*

Le sujet est encore une fille de vingt et un ans, d'une assez
bonne constitution et d'un tempérament nerveux lymphatique. Réglée depuis l'âge de quatorze ans, mais très irrégulièrement, très douloureusement et fort peu ; elle éprouvait à ses
époques, dans tout le bas-ventre, et spécialement à gauche, des
douleurs violentes. A dix-neuf ans ces douleurs devinrent permanentes ; dyspepsie, vomissements, constipation opiniâtre,
difficulté d'uriner d'abord, puis au bout de deux mois rétention d'urine complète. — Plus tard les règles se suppriment,
les douleurs augmentent, le cathétérisme s'accompagne de
souffrances si vives, qu'elles donnent lieu à une crise hystéri-
forme. Bientôt la crise se répète plusieurs fois par jour, mais
jamais quand la vessie était vide. « Ces attaques étaient toujours précédées de douleurs dans le bas-ventre et se mon-
traient d'autant plus violentes et plus longues, que celles-ci
avaient été plus intenses. » Il y avait boule hystérique, perte
de connaissance, suffocation, pleurs, etc. — En raison des
douleurs du bas-ventre et de leur caractère, M. Nonat
soupçonna l'existence d'une affection utérine qui réagissait sur
la vessie et provoquait les attaques d'hystérie. La malade
entra à la Charité le 31 juillet 1857. L'examen des organes
génitaux fit constater « antéflexion de l'utérus et sensibilité
exagérée par la pression hypogastrique et le toucher vaginal ;
en arrière du pubis, sur la ligne médiane, grosseur mobile,
bien distincte, développée dans le tissu cellulaire ; placée entre
l'utérus et la vessie, un peu aplatie, solide, non fluctuante,

____

(1) *Gazette des hôpitaux*, 1857, page 527.

douloureuse au toucher, et du volume d'une petite noix; à droite et à gauche, dans les ligaments larges, grosseur plus considérable, non fluctuante, non douloureuse, et nettement séparée du corps de l'utérus. La pression de chacune de ces tumeurs donne la sensation d'un battement artériel, plus prononcé toutefois à droite. De là les douleurs s'irradient dans tout le bas-ventre, dans la cuisse, jusqu'au genou. Ventre tendu, boursouflé, douloureux; faiblesse et engourdissement dans la jambe gauche. » Il y avait de plus rougeur et injection du col de l'utérus; mucus épais, visqueux et blanchâtre dans le vagin, sortant des lèvres du museau de tanche.— Malgré la chloro-anémie, M. Nonat prescrivit du 3 août au 21, une saignée de 125 grammes; cinq ventouses scarifiées sur les reins du côté gauche, deux fois; trois fois une application de quinze sangsues sur le bas-ventre; deux vésicatoires volants sur les fosses iliaques et une fois la cautérisation transcurrente légère sur le bas-ventre. Ce traitement actif fut suivi d'une certaine amélioration; le cathétérisme devint moins douloureux, quelques gouttes d'urine purent même être rendues naturellement; les attaques hystériques n'eurent pas lieu du 18 au 25, et elles furent en général moins longues et moins violentes; mais le bas-ventre resta aussi douloureux, la tumeur placée en arrière des pubis augmenta de volume et il y eut quelques accès de fièvre. — Pendant le mois de septembre tous les accidents persistèrent avec une intensité variable. Deux fois on mit quinze sangsues, une fois l'on fit la cautérisation transcurrente; à la suite de l'emploi de ces moyens, il y avait toujours un peu d'amélioration passagère. Des cataplasmes chloroformés ou opiacés étaient appliqués sur le ventre, lorsque les douleurs étaient par trop vives. Au cours du mois les règles vinrent à jour fixe, sans douleur et coulèrent d'une manière normale pendant deux jours, mais la rétention d'urine reparut complète. Pendant le mois d'octobre, il y eut les premiers jours une recrudescence dans les attaques d'hystérie : chloroforme en inhalations et en topique; frictions avec un onguent belladoné ; trois nouvelles cautérisations ; trois saignées du bras, l'une de 60 grammes, les deux autres de 45 grammes. Les règles vinrent également sans crises nerveuses, mais s'arrêtèrent après une contrariété, et la malade fut plus mal pendant quelques jours. — Au commencement de novembre, le mieux n'était pas encore très sensible ; le 19 les règles vinrent sans crises et la malade se trouva mieux ; mais après leur cessation les douleurs du bas-ventre, des reins et les crises hystériformes reparurent. Saignée de 60 grammes ; cautérisation et application de sangsues. A partir de ce moment l'amélioration va tous les jours croissant. En décembre une dernière cautérisation et une dernière application de sangsues enlevèrent complétement la douleur du bas-ventre, et la malade cessa de perdre en blanc. Les règles arrivèrent le 12 sans douleur, durèrent deux jours et le lendemain on fit une dernière saignée de 60 grammes. Cette fille sortit de l'hôpital le 17, et on lui recommanda de se faire saigner après chaque époque et même dans l'intervalle, au cas d'une recrudescence. Elle a fait savoir depuis que sa guérison s'était maintenue.

« Les crises nerveuses, dit M. Nonat, étaient-elles idiopathiques ou symptomatiques ? La réponse n'est pas douteuse. Elles étaient symptomatiques. Elles étaient liées, en effet, aux recrudescences des douleurs du bas-ventre et du conduit excréteur de l'urine, qui réagissaient sur le système nerveux et produisaient les accidents. » M. Nonat se demande ensuite quelle était la cause des troubles fonctionnels de la vessie. Étaient-ils sous l'influence d'une maladie des voies urinaires, d'une névralgie uréthrale, ou « d'une lésion de l'utérus et de ses annexes exerçant sur la vessie une action réflexe semblable à celle qu'elle peut exercer sur la sensibilité et la myotilité ? » C'est à cette dernière opinion qu'il se rattache, se fondant sur les pertes blanches analogues à du blanc d'œuf, sur la douleur du bas-ventre, surtout à gauche, et s'irradiant dans les flancs, les reins et les cuisses ; se fondant encore sur le début des souffrances avec l'établissement des règles, leur aggravation après une suppression brusque de la menstruation, leur recrudescence avec les époques menstruelles; se fondant enfin et surtout sur les signes locaux et palpables d'une lésion des organes génitaux, métrite interne et inflammation du tissu cellulaire péri-utérin. — M. Nonat fait ensuite remarquer que les émissions sanguines générales n'apportèrent d'abord que peu de soulagement, mais qu'il n'en fut pas de même des émissions sanguines locales; qu'après elles la cautérisation transcurrente fut d'une grande utilité; que la malade était beaucoup mieux, lorsque tous les accidents reparurent sous l'influence de vives contrariétés, et qu'il fallut alors redoubler de prudence dans la direction d'un traitement qui dura quatre mois. « Tout s'était passé comme il l'avait prévu. La métrite interne entretenue, sinon déterminée par l'engorgement des ligaments larges, étant disparue sans l'aide des cautérisations intra-utérines, » M. Nonat pense qu'il est impossible de ne pas admettre que tous les accidents ont été symptomatiques d'une affection utérine (1).

Réflexions. — Ces deux observations ont plus d'un point d'analogie avec la nôtre, et le diagnostic porté par M. Nonat nous a fait craindre que nous ne nous fussions trompé. Cependant, s'il y a certaines analogies entre ces trois observations, telles que douleur du bas-ventre, leucorrhée, phénomènes hystériques, troubles de la menstruation, aggravation des accidents à l'époque des règles, etc., il y a aussi certaines différences dans la marche de la maladie et dans les résultats donnés par l'examen des organes génitaux. Dans les deux faits publiés par M. Nonat, la suppression des règles a été le point de départ des accidents; dans celui que nous avons fait connaître, les accidents nerveux ont paru les premiers à la suite d'une frayeur. Ils n'avaient point, il est vrai, le degré d'intensité qu'ils ont pris plus tard; ce n'étaient point encore des attaques d'hystérie et de catalepsie confirmée, puisque

(1) *Gazette des hôpitaux*, 1858, p. 122.

cela n'empêcha pas la malade de se marier. Les troubles de la menstruation ne parurent que plusieurs années après, et alors aussi les phénomènes nerveux prirent peu à peu plus de gravité. L'examen des parties génitales fait découvrir chez les deux malades de M. Nonat un déplacement, des granulations au col, de la rougeur, une leucorrhée abondante, un engorgement péri-utérin et ovarique, etc. Chez celle dont nous avons fait l'histoire, les lésions locales sont assez différentes : elles consistent surtout dans un état spasmodique et hyperesthésique des organes génitaux et urinaires ; la leucorrhée seule peut être considérée comme un signe de métrite, et nous n'avons point nié d'ailleurs qu'il pût y avoir un léger degré de cette affection. Mais rien du côté des ligaments larges, rien du côté des ovaires. Ainsi les altérations locales sont en tout cas bien moins complexes que chez les malades de M. Nonat. De plus, notre diagnostic ayant été confirmé par M. Dubois, nous avons cru devoir le croire exact. Quant aux douleurs du bas-ventre augmentant pendant les règles, signe auquel M. Nonat attache une grande valeur pour le diagnostic différentiel de l'hystérie idiopathique et de l'hystérie symptomatique d'une affection utérine, nous ne pouvons que nous en rapporter ici à M. Nonat, n'ayant point d'expérience personnelle sur ce point, et n'ayant point trouvé dans d'autres auteurs une mention semblable de ce signe. Maintenant, sans vouloir contester en rien le diagnostic, porté par l'habile médecin de la Charité dans ces deux cas, et tout en admettant la nature inflammatoire des affections utérines ; qu'il nous soit pourtant permis de faire observer que les moyens de traitement les plus énergiques se sont adressés surtout à l'élément névralgique. La cautérisation transcurrente est à coup sûr un des meilleurs remèdes de la névralgie, et c'est cette cautérisation qui a le mieux réussi à calmer les douleurs. Or c'était assurément chose fort importante que de se débarrasser de l'élément douleur ; pour cela, on a joint aux cautérisations les cataplasmes laudanisés, le chloroforme, etc. Les émissions sanguines assez largement employées chez la seconde malade surtout, pouvaient s'adresser tout autant à la névralgie qu'à la phlegmasie. Aussi nous croyons que M. Nonat, tout en ne cherchant à traiter directement que les lésions organiques, n'en a pas moins traité très directement la surexcitation nerveuse locale. Peut-être que si nous eussions été aussi hardi que lui, nous aurions obtenu des résultats plus satisfaisants chez notre malade; mais l'état chloro-anémique, qui n'a pas arrêté M. Nonat, nous a empêché de recourir aux émissions sanguines; et quant à la cautérisation, nous avouons qu'aucun de nous n'a pensé à ce moyen puissant, plus facile à faire accepter dans un hôpital que par une femme élégante et du grand monde. Pour ce qui est de la chloro-anémie en elle-même, il est bien entendu qu'elle n'a été que consécutive dans ces trois affections, mais elle ne nous paraît pas moins avoir constitué un de leurs éléments essentiels, et avoir par sa présence aggravé les phénomènes nerveux locaux et généraux.

Il ressort des considérations développées dans ce paragraphe qu'il est presque toujours fort difficile de reconnaître si les troubles fonctionnels de l'utérus sont seulement nerveux, ou s'ils sont le symptôme d'une lésion organique, cette lésion pouvant être assez obscure par elle-même pour n'être pas aisément appréciée, ou paraître assez peu grave pour qu'on ne croie pas devoir lui rapporter au moins exclusivement des symptômes dont l'intensité n'est point en rapport avec elle. Dans tous les cas, qu'il y ait ou non lésion organique, il nous paraît à peu près certain que l'élément nerveux joue toujours un rôle important; que souvent il a été le premier compromis, et que c'est consécutivement aux désordres de l'innervation que se développe la phlegmasie ou toute autre altération de tissus; qu'une affection organique ou nerveuse des organes de la génération ne peut avoir quelque gravité et durer un certain temps, sans déterminer un état chloro-anémique, pour peu que la malade soit par tempérament originel ou acquis prédisposée à ce genre d'affection ; que la chloro-anémie, lorsqu'elle existe, réagit vivement sur toutes les affections de l'utérus, et qu'elle devient une nouvelle cause de la surexcitation nerveuse de cet organe; qu'elle peut même la faire naître alors qu'il n'y a aucun symptôme morbide du côté de l'utérus, et que dans un cas comme dans l'autre les phénomènes nerveux s'identifient. Nous croyons qu'il faut presque toujours ne se prononcer qu'avec une grande réserve sur la nature nerveuse ou organique d'une maladie de l'utérus, alors même qu'on ne constate point les signes précis d'une lésion organique, et qu'en présence de ceux-ci, il ne faut pas toujours leur rapporter exclusivement les phénomènes nerveux qui se peuvent produire ; car il est au su de tout le monde, que nombre de femmes ont des altérations organiques très graves de l'utérus, chutes de matrice, déplacements divers, polypes utérins, cancers même, sans qu'il y ait chez elles aucune réaction nerveuse bien manifeste. Il convient toutefois d'observer que ces réactions sont d'autant moins vives, que la femme est plus âgée, tandis qu'il est assez rare qu'elles n'existent pas pendant la période active de la vie utérine.

§ V. — Centres nerveux.

Dans le chapitre précédent, nous avons étudié dans
des paragraphes séparés les troubles de la sensibilité,
ceux de la motilité et ceux des fonctions cérébrales proprement dites. Nous croyons pouvoir nous dispenser de
répéter ici cette division, et réunir dans un même article
ces divers phénomènes nerveux, puisque tous peuvent
être symptomatiques d'une lésion matérielle des organes
cérébro-spinaux, et que tous peuvent dans ce cas s'observer simultanément, aussi bien que lorsqu'ils sont
indépendants d'une lésion organique.

En effet, lorsqu'on cherche à embrasser dans un coup
d'œil d'ensemble les maladies des organes cérébro-spinaux, ce qui frappe d'abord, c'est l'uniformité et la presque identité de leurs symptômes, et c'est ce qui en rend
le diagnostic parfois si difficile. Qu'on parcoure les ou-
vrages les plus accrédités sur la matière, qu'on lise les
observations des auteurs, et à chaque instant on s'aperce-
vra de leur hésitation pour formuler le diagnostic. Sans
doute, dans les cas simples, les désordres du mouvement,
du sentiment ou de l'intelligence ne sont pas exactement
les mêmes dans les diverses affections des centres nerveux; ils diffèrent jusqu'à un certain point par leur gravité, par leur ordre d'apparition, de succession, par les
réactions viscérales qui les accompagnent, par l'intensité
ou l'absence de la fièvre, par les causes appréciables qui
leur ont donné lieu, par les modifications avantageuses
ou non que leur fait subir un même traitement, etc.

Mais combien de fois aussi n'est-il pas arrivé de croire à l'existence d'une lésion pendant la vie, et d'en trouver, lors de l'autopsie, une autre que les symptômes observés ne pouvaient faire prévoir, et plus souvent peut-être de n'en pas trouver du tout.

Analysons rapidement les plus importants de ces symptômes communs.

A leur tête nous placerons la *céphalalgie*. Dans les affections des méninges elle se confond assez facilement au début avec les diverses variétés de la migraine ; tantôt sourde et obscure alors, tantôt violente et accompagnée de vomissements, elle ne tarde guère à présenter ces exacerbations bien connues qui en font l'un des signes les plus caractéristiques de l'inflammation aiguë ou chronique des méninges, des épanchements qui se font entre les membranes, de leurs dégénérescences, de toutes leurs maladies en un mot. Mais c'est en vain qu'on chercherait dans les mille formes de la céphalalgie quelques caractères assez tranchés pour distinguer ces affections les unes des autres ; bien plus, elle se retrouve presque la même dans les affections de la pulpe cérébrale ; souvent elle est un prodrome de l'apoplexie ; dans les ramollissements elle est constante ou peu s'en faut ; elle se montre encore dans les maladies du cervelet, dans celles même de la moelle, dans les fièvres graves ; enfin nous l'avons vue plusieurs fois un des symptômes les plus fréquents et les plus tenaces de la chloro-anémie. Sans doute il est presque toujours facile dans ce dernier cas de la rapporter à sa véritable cause, à l'impression qu'un sang appauvri fait sur les organes encéphaliques. Les circonstances ambiantes, les symptômes propres de la maladie, tels que la pâleur des téguments, la diffluence du pouls, sa petitesse chez les femmes, les troubles variés de la menstruation, sont autant de jalons qui aident à fixer le diagnostic ; mais il n'en est pas moins vrai qu'il devient quelquefois d'autant plus difficile, qu'une lésion matérielle des centres nerveux peut compliquer un état chloro-anémique. Nous avons précédemment rapporté un fait que nous avons considéré comme une fièvre nerveuse, et dans lequel la céphalalgie fut si horrible, qu'au cours de cette maladie, nous nous sommes plusieurs fois demandé si nous n'avions pas plutôt affaire à une méningite ou à une fièvre typhoïde (1). Nous avons, à la suite de cette observation, placé quelques considérations diagnostiques sur lesquelles nous ne reviendrons pas. Dans l'observation qui suit, la céphalalgie, pour se présenter sous une autre forme, ne laisse pas que d'être un phénomène auquel il est difficile d'assigner sa valeur véritable.

OBSERVATION XXI. — *Céphalalgie chloro-anémique chronique.*

Madame B..., âgée de quarante-deux à quarante-trois ans, est, à notre connaissance, chloro-anémique depuis plus de vingt ans. Cette dame, d'un tempérament très lymphatique, d'une constitution fort délicate, a eu deux enfants, l'un est mort phthisique. Elle fut pendant longtemps soignée elle-même comme atteinte de cette maladie, et nous nous rappelons parfaitement avoir plusieurs fois entendu notre père, qui était son médecin, la condamner à une mort prochaine. Elle tous-

(1) Voy. observation IV.

sait et crachait beaucoup, elle avait souvent de la fièvre ; elle était épuisée par des hémorrhagies anales qui la soulageaient toujours momentanément ; la constipation était le plus souvent opiniâtre, quelquefois une diarrhée lui succédait pendant plusieurs jours ; il y avait des douleurs vives d'entrailles et un dérangement complet des fonctions digestives (entéralgie et dyspepsie). A ces symptômes s'ajoutaient des maux de tête presque perpétuels et un peu de surdité. Tel était à peu près l'état de cette dame, lorsque son plus jeune fils, âgé de dix-sept ans, devint malade. Pendant deux années que nous lui donnâmes des soins, sa mère recouvra une énergie incroyable ; après la mort de son fils, elle eut quelques crises nerveuses et retomba dans un grand affaissement. A partir de ce moment sa santé devint plus chancelante ; la chloro-anémie augmenta, ainsi que tout le cortége de symptômes qu'elle traîne à sa suite. Mais les deux phénomènes les plus saillants sont la surdité, qui a augmenté notablement, et la douleur de tête, qui est aussi devenue beaucoup plus vive et plus permanente. Cette dame éprouve profondément dans le crâne des battements, des élancements qu'elle compare à ceux d'un abcès qui va s'ouvrir, et dans les rémittences de ces phénomènes très douloureux il existe dans toute la tête un sentiment de distension extrêmement pénible. Il y a des bourdonnements d'oreilles très forts et quelques vertiges. Madame B... nous dit souvent qu'elle souffre tellement, qu'elle va perdre la tête ; que sa mémoire et son intelligence s'en vont. L'estomac et les intestins de madame B... sont en très mauvais état, et lorsqu'elle souffre davantage de ce côté, elle souffre moins de la tête. Depuis plus d'un an elle n'est presque plus réglée, seulement de temps à autre elle éprouve des hémorrhagies hémorrhoïdales supplémentaires qui sont précédées de grandes coliques, et qui pendant plusieurs jours la jettent dans un état de faiblesse extrême, mais qui, chaque fois qu'elles ont lieu, améliorent sensiblement l'état de la tête. Il y a un an environ, elle a eu un fort rhume de cerveau, et depuis ce temps elle a toujours conservé un mau-

vais goût à l'arrière-bouche et la sensation d'une odeur extrêmement désagréable; elle n'est pas enchifrenée, mais elle
mouche beaucoup. Toutes ces circonstances réunies font
croire à madame B... qu'elle a un abcès dans le cerveau ou
quelque chose d'analogue, et cet état dure depuis bientôt cinq
ans et présente chaque année des exacerbations irrégulières.

Convaincu que tous ces accidents sont des effets de surexcitation nerveuse, et qu'ils sont liés à une chloro-anémie qui
date de plus de vingt ans, nous nous sommes avant tout
préoccupé de l'état de la nutrition générale qui est fort délabrée; mais tous les moyens employés jusqu'ici, toniques,
amers, ferrugineux, analeptiques, ne nous ont donné que des
résultats insuffisants et temporaires, et tout ce que nous pouvons obtenir c'est de faire vivre cette malade et de soulager
momentanément ses souffrances lorsqu'elles deviennent trop
vives. Les préparations narcotiques, dont nous varions assez
souvent le mode d'administration, nous sont fort utiles pour
cela. On comprend aisément d'ailleurs que nous ne puissions
guère espérer mieux chez une personne d'une constitution
primitive extrêmement délicate, qui toute sa vie a été malade,
et qui est encore minée par le chagrin toujours poignant de la
perte de son fils. Le traitement de cette malade est assez difficile à diriger, à cause de la faiblesse extrême de tous les organes. Si l'on insiste trop sur les toniques ou sur les ferrugineux,
il survient des maux d'estomac, des coliques, de la diarrhée, et
il faut cesser; si l'on prescrit un régime doux et peu fortifiant,
les forces s'épuisent, il survient une faiblesse extrême, des
tiraillements d'estomac, des défaillances, une petite toux sèche
et quinteuse, et les douleurs de tête se montrent plus intolérables que jamais. C'est ainsi qu'à chaque instant, nous nous
heurtons à deux extrêmes si rapprochés l'un de l'autre, qu'entre les deux il n'y a presque pas de milieu.

Mais pour en revenir à la céphalalgie, qui est le signe
que, dans cette observation, nous avons surtout voulu

mettre en relief, nous dirons qu'en la jugeant de nature essentiellement nerveuse et indépendante de toute lésion organique, notre diagnostic s'est établi bien plutôt sur les circonstances générales que présente l'état de notre malade, que sur les caractères spéciaux qu'offre sa douleur de tête considérée en elle-même. Ceux-ci sont tels, en effet, que nous devrions plutôt croire à un ramollissement ou à quelque production tuberculeuse ; toutefois notre diagnostic s'est aussi appuyé sur l'absence de toute paralysie, sauf celle du nerf acoustique, de toute contracture, de toute modification de la sensibilité générale, sur l'absence de la fièvre, sur la persistance de l'intelligence, etc. Mais ces phénomènes ou quelques-uns d'entre eux eussent-ils existé, que nous ne saurions dire jusqu'à quel point ils eussent modifié notre jugement, car ils peuvent aussi dans les affections chloro-anémiques invétérées se présenter indépendants de toute altération matérielle des centres nerveux.

Les *névralgies*, surtout celles de la cinquième et de la septième paire, les névralgies dorsales et intercostales, sont un mode de perturbation nerveuse qui n'est pas moins fréquent chez les chloro-anémiques que la céphalalgie. Sans doute les névralgies ont presque toujours des caractères tranchés qui permettent de les reconnaître aisément, et nous ne croyons pas utile de rappeler les signes qui peuvent les faire distinguer de la névrite, des névromes, etc. Mais certaines douleurs symptomatiques d'une affection de la moelle ou du cerveau peuvent simuler, à s'y méprendre, certaines névralgies : telles sont, par exemple, les douleurs de reins souvent très vives qui accompagnent la congestion des méninges rachidiennes ou la myélite. On peut d'autant plus aisément se méprendre sur la nature véritable de ces douleurs, qu'on les retrouve avec des caractères entièrement semblables chez un grand nombre de chloro-anémiques ; que dans toutes ces affections on retrouve aussi la faiblesse musculaire poussée jusqu'à la paralysie, l'analgésie, le trouble des fonctions digestives, respiratoires et cardiaques, celui des fonctions utérines chez la femme, etc. Et ici il ne faut pas oublier que la chloro-anémie n'est pour plusieurs auteurs qu'une irritation spinale, qu'en tout cas il paraît bien prouvé qu'elle peut déterminer cette irritation. A l'opinion des auteurs que nous avons déjà cités à ce sujet, nous pourrions au besoin ajouter celles de Dance et d'Ollivier (d'Angers) qui considèrent l'accouchement et la suppression des lochies comme une cause assez fréquente de congestion rachidienne. Or, on sait parfaitement aujourd'hui que la grossesse et l'accouchement sont une cause active de chloro-anémie, que la suppression des lochies peut être assez souvent le résultat de celle-ci, et dès lors on peut admettre par induction que c'est à la même cause qu'il convient surtout de rapporter les congestions rachidiennes qui surviennent chez les nouvelles accouchées. Les névralgies par elles-mêmes ne sauraient donc avoir une grande valeur diagnostique, car si elles sont le plus souvent des lésions purement nerveuses de la sensibilité, elles peuvent être aussi l'expression d'une lésion matérielle. On peut de plus les confondre avec des douleurs d'une autre nature, surtout les névralgies intercostales et dorsales, tout comme nous avons vu la

céphalalgie et la migraine prendre quelquefois les mêmes
caractères, et présenter de grandes difficultés de diagnostic. Cependant, en tenant compte du siége précis de
la douleur, de son degré, de sa forme, de son plus ou
moins de fixité, de tous ses caractères en un mot, il sera
rare qu'on ne parvienne pas à reconnaître sa véritable
nature. L'examen des autres symptômes présentés par le
malade sera enfin d'un grand secours dans les cas
embarrassants.

Mais il n'y a pas toujours douleur, la sensibilité n'est
pas toujours exaltée, les cas où elle est diminuée, ou même
abolie, sont presque aussi nombreux, et c'est assez l'ordinaire qu'il y ait en même temps *paralysie* du sentiment
et du mouvement. Ainsi, dans les congestions, dans les
apoplexies, on peut bien observer une céphalalgie, une
rachialgie plus ou moins vive comme symptôme précur-
seur ; il se peut même que ces douleurs s'irradient au
loin, mais le plus communément ce sont des engourdissements dans les membres et une certaine lenteur dans
les mouvements qui précèdent ces accidents, quand ils
n'ont pas lieu d'une manière soudaine. Puis, quel qu'ait
été le début, ils entraînent avec eux une perte plus ou
moins complète de la sensibilité et de la motilité, qui
correspond d'ordinaire avec la gravité de la congestion
ou de l'apoplexie. Des phénomènes analogues s'observent, que la maladie ait son siége dans les enveloppes
du cerveau ou de la moelle, ou dans la pulpe nerveuse
elle-même. Cependant quelque grande que soit l'analogie,
il n'y a pas identité absolue ; ce sont bien les mêmes
phénomènes, mais ils se présentent dans un ordre de

succession qui n'est pas le même ; la paralysie est partielle ou générale, complète ou incomplète, persistante ou fugitive, brusque ou progressive, etc. Nous ne saurions insister ici sur ces diverses circonstances, qui individualisent le phénomène général et le transforment en symptôme ; si même nous les mentionnons sommairement, c'est pour observer que toutes ces nuances se retrouvent également dans les paralysies chloro-anémiques, et alors qu'il n'y a aucune lésion matérielle. Si la paralysie est le seul phénomène saillant, le diagnostic peut être alors très difficile à établir ; si elle est persistante, fixe, si la sensibilité et la motilité sont en même temps affectées, etc., on aura certainement lieu de craindre l'existence de quelque lésion organique, et cela d'autant plus que la chloro-anémie favorise plutôt qu'elle n'empêche la production de ces lésions. Lorsqu'au contraire la paralysie sera de courte durée, qu'elle se déplacera brusquement, qu'elle coïncidera avec des phénomènes nerveux nombreux et variés, tels que ceux qu'on observe dans l'hystérie, il y aura de fortes raisons pour supposer que cette paralysie, simple effet de surexcitation, ne se lie à aucune lésion matérielle. Nous avons déjà parlé des travaux de M. Sandras et de ceux de quelques autres médecins sur ce point de pathologie, nous n'insisterons donc pas davantage.

Les *convulsions* sont aux nerfs moteurs ce que les névralgies sont aux nerfs sensibles : c'est l'exaltation de la fonction qui leur est dévolue. Toutes les causes de surexcitation nerveuse sont donc fécondes en convulsions, comme elles sont fécondes en douleurs névralgiques. Mais de même que ce dernier mode de perturbation accuse tantôt une lésion dynamique, tantôt une lésion matérielle du système, de même aussi le mode convulsif accuse assez indifféremment l'une ou l'autre de ces lésions. De plus, les convulsions offrent deux formes distinctes, elles sont cloniques ou toniques, et ces deux formes se retrouvent également dans les simples névroses et dans les affections organiques. Enfin les convulsions cloniques, ou convulsions proprement dites, sont toujours plus fréquentes que les convulsions toniques ou contractures, et ce dernier trait de ressemblance vient encore augmenter l'embarras lorsqu'il faut distinguer une lésion dynamique d'une lésion matérielle. Dirons-nous maintenant qu'on ne peut également tirer aucun caractère bien significatif des variétés de siége, d'intensité, etc., que présentent les convulsions. Tout ce qu'on peut affirmer, c'est que celles qui dépendent exclusivement d'un'état chloro-anémique semblent participer davantage de l'instabilité qui fait le caractère dominant de tous les phénomènes nerveux qui ne se rattachent à aucune lésion matérielle. Les crises sont en général moins longues, sans être pour cela moins violentes ; elles ne se répètent pas toujours en affectant exactement les mêmes parties ; si elles sont générales, elles prennent alors des caractères spéciaux qui en font l'hystérie, la chorée ou la catalepsie, maladies qui, pour être différentes les unes des autres, n'en relèvent pas moins souvent d'une même cause qui peut être la chloro-anémie. Mais il ne faut pas oublier que si ces diverses affections sont des névroses essentielles, la science possède cependant des cas assez nombreux dans lesquels des lésions matérielles des centres nerveux ont donné lieu à des phénomènes tout à fait identiques avec ceux qui constituent leur appareil symptomatique. Ainsi la présence des convulsions se rattache presque indifféremment à une méningite, à une encéphalite, à une myélite, à un ramollissement, à une production tuberculeuse, cancéreuse ou de toute autre nature, qui altère l'intégrité des fonctions nerveuses, soit mécaniquement par compression, soit d'une manière vitale.

Les désordres de la sensibilité générale et ceux de la motilité ne sont pas les seuls dont nous ayons à nous occuper dans l'étude du diagnostic différentiel des affections nerveuses. Il est aussi très important d'y tenir compte des désordres de la *sensibilité spéciale*, et de ceux de l'*intelligence*.

Les premiers sont assez fréquents dans la chloro-anémie, pour qu'on ait cru devoir les mettre au nombre des symptômes habituels de cette maladie : tels sont les bourdonnements d'oreilles, la perversion du goût, l'exaltation de l'odorat qu'il n'est pas rare d'observer, l'exagération ou l'affaiblissement de la sensibilité tactile, et dans quelques cas aussi divers troubles de la vue, strabisme, amblyopie, berlue, etc., symptômes sur lesquels nous avons déjà appelé l'attention. Mais tout cela se retrouve aussi à des degrés différents dans les affections des méninges comme dans celles du cerveau. Que dirons-nous des désordres de l'intelligence ? Les vertiges, les hallucinations, sont évidemment des symptômes communs à une foule de maladies différentes ; le penchant à la tristesse, l'inégalité du caractère, le goût de la solitude, les pleurs non motivés, etc., peuvent à bon droit être considérés comme le premier degré de l'aliénation mentale. Mais la folie elle-même n'est pas toujours symptomatique d'une lésion matérielle des centres nerveux, et s'il est le plus souvent impossible aux aliénistes de distinguer les formes de la folie qui tiennent à une altération organique, de celles qui ne sont qu'un simple désordre fonctionnel, nous ne pouvons prétendre sur cette matière à un diagnostic plus rigoureux qu'eux, les cas où la chloro-anémie donne lieu à une véritable folie étant d'ailleurs assez rares (1).

(1) Au moment où nous relisons ces lignes pour les livrer à l'impression, la *Gazette médicale* (23 février 1864) donne l'analyse d'une leçon sur la pathologie cérébrale, faite par M. Brown-Séquard au collége des médecins de Londres. Après avoir fait remarquer la grande variété des réactions cérébrales, « la notion la plus communément acceptée, ajoute-t-il, est qu'une blessure locale de la substance cérébrale a la paralysie ou tel autre symptôme pour résultat direct. Ainsi quand on rencontre une hémiplégie du côté gauche chez un individu et une altération de tissu au milieu du lobe droit du cerveau, dans la lésion rencontrée dans l'organe est, sans hésiter, fixée la cause de la paralysie. Cependant on peut bien se demander comment il se fait qu'après avoir rencontré une telle lésion avec la conséquence hémiplégique, on ne trouve chez d'autres sujets (à la suite de la même lésion) aucune espèce de symptômes et cinquante espèces de symptômes différents chez différents sujets. » Ces réflexions ne s'appliquent pas seulement à la perte du mouvement, mais à tous les autres symptômes, tels que lésion des sens par diminution, perte ou excès, convulsions, troubles de l'intelligence, etc. « Les symptômes d'une affection du cerveau, est-il dit encore, peuvent suivre différentes conditions qui sont rangées dans sept classes distinctes : 1° insuffisance de la quantité de sang apportée au cerveau ; 2° altération de la quantité de sang ; 3° augmentation de la quantité de sang affluant vers le cerveau ; 4° inflammation du cerveau ou de ses membranes ; 5° com-

Nous venons de voir que de tous les symptômes qui s'observent dans la surexcitation nerveuse chloro-anémique. Il n'en est aucun qui ne puisse aussi se rencontrer dans une affection organique des centres nerveux et qui puisse servir de base à un diagnostic différentiel. Ce n'est donc pas assez d'avoir considéré les symptômes en eux-mêmes, il faut étudier les groupes symptomatiques qui appartiennent plus particulièrement à telle ou telle affection. Autrement il faut établir le diagnostic différentiel de la surexcitation nerveuse chloro-anémique, et de chaque maladie de l'encéphale et de la moelle en particulier. Mais nous ne saurions entreprendre ici un travail aussi étendu dans son entier, et nous nous bornerons à quelques considérations très générales que nous appuierons d'un exemple, chaque fois qu'il y aura lieu.

CONGESTIONS, APOPLEXIES. — De tous les organes le cerveau est celui qui se congestionne le plus facilement;

motion et autres atteintes mécaniques ; 6° excès d'action cérébrale sous l'influence de l'âme; 7° causes morales. » Il est évident, pour tous ceux qui nous liront, que nous avons dans tout notre travail, mais plus particulièrement dans ce paragraphe, développé une pensée analogue à celle que vient de professer M. Brown-Séquard. Il est évident que dans les conditions qu'il signale comme pouvant développer des symptômes nerveux, on ne peut méconnaître les conditions qu'engendre la chloro-anémie, l'influence réciproque qu'exercent l'un sur l'autre le sang et les nerfs, les réactions organiques comme causes des névroses, etc. Par des voies différentes, nous avons donc été conduit à développer un ordre d'idées qui se rapproche beaucoup de celui auquel de savantes recherches ont conduit M. Brown-Séquard. Une telle garantie donnée à nos appréciations a bien sa valeur.

cela se comprend d'autant mieux que cet organe est plus riche en vaisseaux qu'aucun autre, que ceux-ci sont plus ténus, plus délicats, et que sillonnant une masse molle et dépressible, ils sont moins soutenus et peuvent être plus facilement distendus. Aussi c'est très souvent à une congestion légère du cerveau qu'il convient de rapporter certains troubles, tels que maux de tête, vertiges, éblouissements, engourdissements des membres ; quelques troubles des organes digestifs doivent aussi se rattacher à la même cause, etc. Si l'hypérémie augmente, elle entraîne alors avec elle des phénomènes plus graves, tels que des paralysies plus ou moins étendues, plus ou moins complètes et de véritables attaques d'apoplexie. De la congestion cérébrale à l'apoplexie, il n'y a qu'un pas, bien qu'il y ait entre ces deux affections la différence de la cause à l'effet, puisque la seconde est le résultat de la première. Qu'il y ait congestion ou apoplexie, que celles-ci soient partielles ou générales, sanguines ou séreuses, en foyer ou diffuses, qu'elles aient leur siége dans la pulpe cérébro-spinale ou dans les méninges, qu'elles soient graves ou légères, elles ont toujours pour résultat une compression plus ou moins rapide du cerveau ou de la moelle, quelquefois de ces deux organes ensemble, et une modification consécutive dans l'action nerveuse. C'est par cette modification que s'expliquent tous les accidents qu'on observe alors. Mais il est d'autres circonstances dans lesquelles des accidents entièrement semblables ont lieu, bien qu'il n'y ait ni congestion ni apoplexie. Ce sont les cas de ce genre qui ont reçu le nom d'apoplexie nerveuse. Dans ceux-ci il y a absence de toute lésion et ressemblance si parfaite avec l'apoplexie vraie, que la même description convient aux deux maladies.

Lorsque le cerveau est le siége d'un épanchement de sang ou de sérosité, il y a compression de l'organe, mais il n'y a pas toujours apoplexie. Il paraît même d'après les expériences de quelques physiologistes, qu'il faut au cerveau un certain degré de compression pour l'exercice régulier de ses fonctions, et bon nombre de faits pathologiques semblent prouver que des épanchements assez considérables ont pu exister autour de cet organe, ou dans ses ventricules, sans qu'ils aient déterminé des troubles notables. L'apoplexie, c'est-à-dire cette maladie dont les caractères essentiels sont la paralysie et le coma, peut au contraire exister sans qu'il y ait d'épanchement cérébral ni de compression. Alors elle semble tenir à des conditions opposées, car elle s'observe chez des sujets anémiques ou chloro-anémiques qui ont souvent été épuisés par des hémorrhagies antérieures. Cette forme de l'apoplexie est loin d'être rare après l'accouchement. On la rencontre aussi chez les personnes d'une constitution lymphatique, délicate et nerveuse, sujettes aux spasmes, aux vapeurs, etc., circonstances qui ne sont rien moins que favorables à la production d'une apoplexie sanguine ou séreuse (1). C'est surtout en tenant grand compte des

---

(1) Dans la discussion récente qui vient d'avoir lieu à l'Académie de médecine sur la nature apoplectique de l'épilepsie, nous estimons que c'est surtout l'apoplexie nerveuse qui a servi de type pour soutenir l'identité de cette maladie avec l'épilepsie. Toutefois nous n'entendons pas nier que dans une attaque d'épilepsie il n'y ait assez souvent une véritable congestion.

antécédents du malade qu'on établira le diagnostic. Cependant l'état actuel donnera aussi des renseignements précieux. La face ne sera pas congestionnée, le pouls ne sera pas plein, comme s'il s'agissait d'une apoplexie sanguine. La paralysie et le coma n'ont pas non plus dans l'apoplexie nerveuse la même fixité que dans l'apoplexie par compression ; ces deux symptômes peuvent disparaître en totalité ou en partie, être remplacés par des convulsions, se manifester de nouveau, etc. Toutes ces circonstances bien appréciées permettront au médecin attentif de ne pas se méprendre sur la nature de l'affection qu'il aura à traiter ; de ne pas croire au moins à une apoplexie par compression. Mais il restera encore certains cas douteux, car nous avons dit que, même chez les personnes très anémiées, il pouvait se faire une hémorrhagie cérébrale, et que l'affaiblissement de la constitution était même quelquefois une cause prédisposante à ce genre d'affection. On ne devra donc point oublier la possibilité de cette coïncidence, alors même qu'on aura tout lieu de croire que les phénomènes apoplectiques sont le résultat du trouble apporté aux fonctions nerveuses par la stimulation anormale que communique au cerveau un sang insuffisant ou trop appauvri. L'apoplexie nerveuse peut être encore prise pour une syncope ou pour une asphyxie, mais alors l'erreur serait peu grave, car le même traitement convient à peu près à ces divers cas.

OBSERVATION XXII. — *Apoplexie nerveuse chloro-anémique.*
— Guérison.

Le 17 juin 1855, M. Lunel fut appelé près d'une femme de quarante-quatre ans, qui venait d'être indisposée subitement. Il la trouva dans l'état suivant : Suspension du mouvement et du sentiment, pâleur de la face, déviation de la langue ; pouls irrégulier, petit ; paralysie de tout le côté gauche. Pas de doute, c'était une apoplexie. De plus, dans toute la partie paralysée il n'y avait plus de pulsations artérielles. Ce médecin, renseigné sur l'état ordinaire de la malade, apprit qu'elle était d'une constitution faible, lymphatique, sujette à des migraines, à des crampes d'estomac, à des *maux de nerfs* (sic) ; au lieu de saigner, M. Lunel eut recours à la médication stimulante et révulsive : frictions, sinapismes, potion éthérée, etc. Peu à peu la sensibilité nerveuse se réveilla, la connaissance revint, et à l'hémiplégie succédèrent des mouvements convulsifs qui durèrent une partie de la journée et se renouvelèrent, mais moins forts pendant six ou sept jours. Pendant ce temps, le traitement fut antispasmodique, et ce ne fut qu'au bout de quinze jours que la malade put se lever et faire quelques pas dans sa chambre. Sous l'influence d'une médication tonique, les fonctions se rétablirent peu à peu, et les pulsations artérielles reparurent dans le côté qui avait été paralysé, mais restèrent plus faibles (1).

Bien que le mot chloro-anémie ne soit pas prononcé dans cette observation, la description donnée de l'état antérieur de cette femme ne permet pas de douter que cet état n'existât. La faiblesse du pouls, sa fréquence, la pâleur du visage, pouvaient jusqu'à un certain point éloi-

____

(1) *Abeille médicale*, 1855, p. 253.

gner la pensée d'une hémorrhagie, mais on pouvait croire à une apoplexie séreuse : cette supposition doit être elle-même éloignée lorsqu'on suit la marche des accidents, qu'on les voit céder brusquement et être remplacés par des convulsions, puis celles-ci faire place à leur tour à la paralysie, et une amélioration rapide et définitive suivre l'emploi des toniques, moyens qui n'eussent certes pas amené la résolution d'un épanchement même séreux. Il ne reste donc, pour expliquer cette apoplexie, que la présence d'un état nerveux, particulier et entretenu par la débilité extrême de cette malade. Nous avons, dans un autre travail (1), rapporté plusieurs exemples d'apoplexie nerveuse fournis par des femmes récemment accouchées ; ils sont empruntés à J. Frank, au docteur Ch. Poëlman (de Gand), à MM. Dax, Artaud, etc., et ont été publiés dans divers recueils par leurs auteurs. Nous ne reproduirons pas ici ces observations, mais nous ferons remarquer que dans toutes il s'est présenté un symptôme commun, qui se retrouve aussi dans le fait rapporté par M. Lunel : c'est que la paralysie et les convulsions ont toujours alterné. Les cas que nous avons réunis ne sont pas assez nombreux pour que nous puissions ériger en loi pathologique cette succession, et en faire un signe pathognomonique de l'apoplexie nerveuse ; mais nous croyons cependant devoir lui attribuer une grande valeur dans le diagnostic de cette maladie, car les con-

_____

(1) *De la mort subite dans l'état puerpéral*, ouvrage couronné par l'Académie de médecine, in-4 (extrait des *Mémoires de l'Académie*, t. XXII, chez J.-B. Baillière).

vulsions sont au moins fort rares dans l'apoplexie sanguine ou séreuse.

Nous espérons qu'on trouvera dans les considérations
que nous venons de présenter les éléments du diagnostic
de l'apoplexie nerveuse chloro-anémique, sinon dans tous
les cas, car il en est où ce diagnostic est réellement impossible, au moins dans le plus grand nombre. Non-
seulement les chloro-anémiques ne sont point à l'abri
d'une hémorrhagie cérébrale, et les signes en sont d'autant plus obscurs alors qu'ils ne peuvent manquer de se
confondre jusqu'à un certain point avec ceux de l'apoplexie nerveuse pure et simple ; mais le diagnostic peut
être encore rendu plus complexe par la présence de
quelque autre affection organique ou non des centres
nerveux. Si dans ces cas on parvient à bien séparer ce
qui doit appartenir en propre à l'hémorrhagie, à bien
interpréter les symptômes qui peuvent la révéler et à
reconnaître ainsi sa présence ou son absence, on aura déjà
beaucoup fait pour le diagnostic, en même temps qu'on
aura trouvé de précieuses indications pour le traitement.

MÉNINGITES. — IRRITATIONS SPINALES. — Ces affections à
l'état aigu peuvent assez facilement se confondre avec
l'apoplexie, et dès lors donner lieu, chez les chloro-anémiques, aux mêmes erreurs de diagnostic que l'apoplexie
elle-même. Elles peuvent aussi se confondre avec la fièvre
nerveuse chloro-anémique, quand celle-ci revêt la
forme aiguë. Nous rappellerons, à ce sujet, notre observation IV, dans laquelle la violence de la céphalalgie, sa
persistance pendant plusieurs jours, les douleurs de la

nuque, des épaules, la contracture des muscles du cou, l'exaltation des fonctions cérébrales, la fièvre continue, etc., nous ont fait craindre un instant d'avoir affaire à une affection aiguë des méninges ; mais cette crainte a dû s'évanouir promptement devant un examen attentif de notre malade, et son affection, que nous avons caractérisée de fièvre nerveuse chloro-anémique, ne dépendait assurément d'aucune lésion matérielle, et d'une lésion des centres nerveux moins que de toute autre.

La fièvre nerveuse chloro-anémique ne se termine pas toujours aussi heureusement que dans le cas qui précède. Quelquefois l'atteinte portée à la vie est assez forte pour en user promptement les ressorts. Nous avons eu la douleur de perdre ainsi, il y a quelques mois, une de nos plus intéressantes malades.

OBSERVATION XXIII. — *Fièvre nerveuse chloro-anémique consécutive à une grossesse.* — *Symptômes gastriques et cérébraux pouvant en imposer, à leur début surtout, pour une méningite aiguë.* — *Mort.*

Madame M... redevint grosse huit à dix mois après la guérison d'une chlorose grave et compliquée de phénomènes gastralgiques. Cette maladie dont nous avons fait l'histoire (obs. IX), s'était développée à la suite d'un essai de lactation ; la grossesse rappela la chlorose, ainsi que cela arrive le plus ordinairement. Bien qu'elle fût très souffrante de cet état, madame M... accoucha heureusement le 4 janvier ; elle n'essaya pas de nourrir, la fièvre de lait fut peu vive, mais les seins s'engorgèrent et devinrent douloureux. Des cataplasmes émollients, le petit-lait de Weiss, l'huile de ricin donnée par cuillerées à café et quelques lavements émollients eurent raison de ces accidents. Cette médication était soutenue par une alimentation

suffisante et choisie, et par de petites doses de sulfate de quinine, 1 décigramme, trois fois par jour. Dès le huitième jour,
madame M... pouvait rester quelques heures levée ; l'écoulement lochial, qui n'avait pas été très abondant, avait presque
disparu et la convalescence paraissait assurée. Restait la chloro-
anémie : deux pilules de Gilles, qui avaient bien réussi deux
ans auparavant, et 2 grammes d'extrait sec de quinquina, furent
prescrits chaque jour ; mais les forces ne revenaient pas. Le
mal de tête, fréquent d'abord, devint permanent et très intense ;
le pouls était petit et un peu accéléré (70 pulsations environ) ;
la langue sèche, la soif vive ; il n'y avait pas d'appétit ; la pâleur
des téguments était extrême, c'est à peine si l'on entendait un
bruit de souffle aux carotides ; le ventre était tout à fait indolore : la malade s'inquiétait. Sur ces entrefaites, elle s'enrhuma ;
la toux fut vive, quinteuse, sans expectoration, mais elle déterminait des exacerbations de la céphalalgie ; bientôt il y eut
un peu de fièvre précédée de frissons erratiques et irréguliers.
L'état fébrile fut combattu par le sulfate de quinine à petites
doses, et quelques préparations calmantes furent opposées à
la toux sans grand succès. Cependant la malade paraissait un
peu mieux, et nous avions même cessé de la voir d'une manière
régulière, lorsque le 29 janvier au soir, madame M... fut prise
d'une attaque de nerfs qui dura un quart d'heure environ, et
fut suivie d'un état demi-syncopal, puis de vomissements ou
plutôt de nausées, car la malade vomit fort peu. Nous ne sûmes
à quelles circonstances attribuer cet accident ; aucune imprudence de régime n'avait été commise, et depuis deux jours au
moins il n'avait pas été administré de préparations narcotiques.
Le lendemain et les quelques jours qui suivirent, il y eut un
peu de mieux. Les forces paraissaient revenir un peu, et sans
la céphalalgie toujours très vive, on eût pu croire à une guérison prochaine.

Le 3 février, les vomissements reparurent, et le soir il y eut
une seconde attaque de nerfs bien plus forte que la précédente. Les yeux, convulsés, roulaient vivement dans leurs or-

bites, les dents grinçaient, la respiration était anxieuse, les extrémités étaient froides, le pouls très petit, les traits du visage crispés, les mouvements désordonnés et involontaires, la parole impossible. Cependant il n'y eut ni perte absolue de connaissance, ni perte de la sensibilité, ni écume blanche à la bouche. Un état syncopal succéda aux convulsions. Des frictions sèches et vinaigrées sur les tempes, les mains et les pieds, des odeurs fortes qu'on fit respirer, mirent au bout d'une heure la malade en état d'avaler quelques cuillerées d'une potion éthérée, et peu à peu le calme se rétablit. Mais le lendemain la faiblesse était extrême, le pouls très petit, serré et fréquent, la voix était presque éteinte, la céphalalgie était insupportable. La malade avait sans cesse envie de vomir, et de temps en temps elle était tirée de son affaissement par des quintes de toux qui rendaient affreuses les douleurs de tête. Dans cet état de concentration extrême des forces, la mort nous paraissait prochaine. Nous eûmes alors recours aux lumières de notre ami M. le docteur Lecouteux. Comme nous il ne vit pas d'autre indication à remplir que de stimuler la malade et de soutenir ses forces. Nous insistâmes donc pour qu'elle prît un peu de bouillon et de vin généreux ; les boissons furent données glacées et en très petites quantités, pour ne pas solliciter les vomissements, qui devenaient de plus en plus fréquents. On essaya aussi la gelée de viande, mais elle répugnait tellement à la malade, qu'il y fallut renoncer ; les pilules de viande crue ne furent pas mieux supportées, bien qu'elles fussent données sous un nom dissimulé ; nous eûmes encore recours aux lavements de vin et de bouillon. Enfin, ce régime fut soutenu par l'emploi de quelques médicaments toniques et stimulants, qu'il fallait changer presque chaque jour, parce qu'ils n'étaient point tolérés. C'est ainsi que nous eûmes successivement recours au sirop d'iodure de fer, au fer porphyrisé, au columbo, au cachou, au sulfate de quinine et à l'extrait de quinquina. Le musc, la valériane, la teinture de myrrhe, l'eau de menthe, de mélisse, l'acétate d'ammoniaque, la teinture de fève de Saint-Ignace, la poudre de noix vomique, furent employés tour à tour, tantôt à l'intérieur, tantôt en frictions. Mais ces divers moyens, dont nous négligeons la posologie pour ne pas rendre cette observation trop longue, prolongèrent tout au plus de quelques jours la vie de notre pauvre malade. Si parfois ses forces se relevaient un instant, elle ne tardait pas à retomber dans son affaiblissement. Bientôt celui-ci augmenta rapidement, et madame M... nous échappa le 15 février, après être restée huit à dix heures dans un coma profond.

Nous n'avons pas besoin d'insister sur les symptômes qui, dans cette douloureuse maladie, eussent pu faire croire à quelque inflammation des méninges ; sa marche, sa durée, sa terminaison ont également été celles d'une fièvre cérébrale. Cependant nous ne croyons pas qu'il y ait eu chez madame M... autre chose qu'un état fébrile chloro-anémique, simulant une fièvre ataxo-adynamique, et s'étant développé sous l'influence très probable de l'état puerpéral agissant lui-même comme cause et complication grave de la chloro-anémie. Telle fut aussi l'opinion du confrère qui voulut bien venir à notre aide, puisque, comme nous, il ne vit jamais d'autre indication que celle de soutenir et de relever les forces de la malade, c'est-à-dire de traiter la chloro-anémie. Notre observation est certainement une de celles que **M.** Bouchut intitulerait *nervosisme aigu :* son livre contient plusieurs observations analogues à la nôtre.

C'est surtout au début qu'une inflammation des méninges peut se cacher sous le masque d'un état névropathique général. Les symptômes d'invasion sont en effet obscurs le plus souvent. Le malade se plaint d'une céphalalgie vive ; il a des nausées, des vomissements, du malaise, de la fatigue dans les membres, de l'agitation nerveuse, et voilà tout à peu près. Si les méninges rachidiennes

sont prises, il y aura souvent encore une douleur plus ou
moins vive le long de la colonne vertébrale, avec irradiation dans le thorax et dans le ventre, palpitations, étouffements, dérangement des fonctions digestives, constipation et quelquefois dysurie. Tous ces symptômes n'ont
rien de caractéristique, et nous les avons notés cent fois
comme phénomènes habituels de la surexcitation nerveuse
chloro-anémique. Mais après quelques jours, si la méningite est aiguë, la fièvre apparaîtra, la céphalalgie deviendra plus vive, et l'on observera des troubles plus marqués
dans la motilité et dans l'intelligence, la céphalalgie étant
à peu près le seul trouble constant du côté de la sensibilité générale. Ainsi il y aura des convulsions et des contractures : aux premières se rapporte l'agitation générale et presque continuelle des membres, des mâchoires,
des muscles de l'œil, etc ; aux secondes, qui sont les plus
constantes, et par cela même les plus importantes, appartiennent le trismus, les grincements de dents, la flexion
permanente des avant-bras sur les bras, la contracture
des muscles, de la nuque et de toute la partie postérieure
du tronc, dans les cas de méningite rachidienne surtout.
Plus tard il n'est pas rare d'observer des paralysies qui
surviennent soit lentement, soit d'emblée. Enfin, les vertiges, le délire et des troubles variés dans les fonctions
des sens, et plus particulièrement dans celles de la vue,
composent un appareil symptomatique qui annoncera
d'une manière presque certaine la présence d'une lésion
matérielle aiguë, alors même qu'il s'observera chez une
personne chloro-anémique.

Mais le diagnostic sera plus difficile dans les ménin-

gites chroniques, car « alors les symptômes moins apparents, dit Ollivier (d'Angers), consistent simplement dans
des douleurs dorsales assez obscures, avec un sentiment
de gêne et de fatigue dans les membres, et l'attention est
en quelque sorte exclusivement fixée sur les phénomènes
qui émanent des viscères affectés secondairement, phénomènes dont il arrive assez souvent qu'on méconnaisse
alors la véritable cause (1). » Cette description, sans doute,
ne s'applique qu'à la méningite rachidienne, mais elle
est pour nous la plus importante à considérer, car il y a
lieu de se demander s'il ne faut pas rapporter à une méningite chronique bon nombre de ces paralysies de
forme si variable qu'on observe fréquemment chez les
chloro-anémiques, et qui n'ont été bien étudiées que depuis quelques années. Nous ne pensons pas que la gravité
du pronostic dans les cas de méningite, et la guérison
souvent assez rapide des paralysies chlorotiques, exclue
complétement la pensée que celles-ci puissent être quelquefois dues à une affection chronique des méninges,
d'autant que pour plusieurs auteurs, la chlorose tout
entière n'est que le résultat d'une irritation spinale. Ceci
nous conduit à dire quelques mots de cette affection décrite surtout par les auteurs anglais, et dont la nature est
au moins fort mal connue.

On ne sait, en effet, s'il faut entendre par *irritation spinale* une inflammation lente et peu intense de la moelle
ou de ses enveloppes, une congestion vasculaire de son névrilème, comme le veut Ollivier (d'Angers), une névrose

____

(1) *Maladies de la moelle*, p. 593.

de cet organe, ou une simple névralgie dorso-intercostale, comme le croit Valleix. Ce qui est certain, c'est que rien n'est plus vague que la description de cette maladie, dont le caractère le moins équivoque nous a paru être une douleur plus ou moins étendue le long du rachis, augmentant par la pression, par la flexion et les mouvements de l'épine, lorsqu'on passe sur les vertèbres une éponge humide chaude, et augmentant aussi spontanément et à des intervalles irréguliers. Cette douleur a évidemment beaucoup de ressemblance avec celle de la névralgie, de la méningite et de la myélite, pour ne pas parler des autres altérations de l'axe rachidien. Cette douleur spinale est également fort commune chez les chlorotiques, et le fait a été si bien vu par les auteurs, que parmi les causes de l'irritation spinale, ils ont signalé le sexe féminin, l'âge de la puberté, les difficultés de la menstruation, etc.

Si maintenant nous suivons leur description, nous verrons apparaître les phénomènes qui caractérisent l'état chlorotique. Lorsque l'irritation a son siége à la région cervicale, ce sont des douleurs de névralgie aiguë ou chronique au front, à la nuque, dans le sternum, dans les seins, les épaules, les membres supérieurs; des troubles fonctionnels divers, vertiges, amblyopie, strabisme, bourdonnements, palpitations, dyspnée, syncopes, toux sèche, engourdissements et commencement de paralysie dans les membres supérieurs. A la région dorsale, ce sont les mêmes troubles, mais quelques-uns sont plus fortement accentués : ainsi névralgies intercostales, douleurs sous-sternales, anxiété précordiale, battements de cœur tumultueux, dyspnée forte, toux sèche opiniâtre, douleurs des membres supérieurs plus vives et engourdissements plus forts, etc. De plus il s'y joint des désordres abdominaux, de la gastralgie, etc. A la région lombaire ce sont toujours les mêmes symptômes, mais portant plus particulièrement sur les organes inférieurs. Les douleurs peuvent alors simuler un lumbago ou un rhumatisme des parois abdominales ; il y a des crampes plus moins violentes dans les membres inférieurs, de la faiblesse, de l'engourdissement et même de la paraplégie. Le rectum et la vessie peuvent aussi se paralyser, etc.

Dans cette description sommaire dont nous empruntons presque tous les traits à Ollivier (d'Angers) (1), à M. Griffin (2), aux auteurs du *Compendium* (3), il est difficile de reconnaître une affection unique, une entité morbide. N'est-il pas probable que dans ces symptômes bizarres et variés, il faut voir tantôt une hypérémie congestive de la moelle ou de ses membranes, tantôt une méningite légère à marche lente et présentant des exacerbations, tantôt un commencement de ramollissement ou de toute autre affection de la pulpe médullaire, tantôt des névralgies diverses pures et simples, comme a cherché à le démontrer Valleix (4); mais plus souvent que tout cela peut-être, des phénomènes de surexcitation nerveuse, qui sont sous la dépendance d'un état chlorotique ou chloro-anémique. Pour nous, en méditant sur l'association

(1) *Loc. cit.*
(2) *Gaz. méd.*, 1835, p. 275.
(3) *Maladies de la moelle.*
(4) *Traité des névralgies*, p. 338.

de chacun de ces symptômes, il nous a paru tout à fait impossible de trouver le plus léger indice qui puisse faire reconnaître la nature de la lésion à laquelle ils appartiennent, et l'expression d'irritation spinale nous paraît avoir cela de bon, qu'elle ne préjuge point de cette nature. Les observations recueillies de cette maladie n'ont point été éclairées par l'autopsie, et il est au moins probable que l'autopsie eût révélé tantôt les lésions les plus diverses, tantôt l'absence de toute lésion. Cette maladie ne paraît, du reste, point incurable, et ce fait seul milite en faveur de sa nature névralgique ou mieux névrosique, mais il n'infirme point d'une manière absolue qu'elle ne puisse être également le résultat d'une lésion organique légère d'abord, et susceptible de guérir, devenant grave à la longue et incurable, mais se traduisant alors par des symptômes plus réguliers et qui permettent jusqu'à un certain point de porter un diagnostic précis. Si dans la plupart des cas l'irritation spinale doit être considérée comme une névrose; si ses symptômes ne diffèrent en rien de ceux par lesquels se traduit la surexcitation nerveuse spinale; si les circonstances dans lesquelles cette maladie se développe ne diffèrent souvent point de celles qui donnent lieu à la chlorose; si enfin l'irritation spinale et la chlorose se trouvent souvent réunies, n'en faut-il pas conclure qu'il y a entre ces deux affections des rapports au moins très immédiats, et que dans plusieurs cas elles doivent s'identifier, se confondre dans une même entité, puisque la chlorose n'est pour plusieurs qu'un mode anormal de l'innervation qui réagit d'une certaine manière sur les principales fonctions, et que l'irritation spinale n'est aussi qu'une modification nerveuse pouvant donner lieu aux mêmes réactions.

Dans cette hypothèse, l'irritation spinale n'est, dans les premiers temps du moins, qu'une forme de la surexcitation nerveuse chloro-anémique, et elle n'est liée à aucune altération organique appréciable. Mais comme un organe surexcité est presque toujours assez près de s'enflammer, ou, d'une manière plus générale, comme il est prédisposé à devenir le siége d'une altération matérielle, nous croyons que dans les chloroses invétérées, la nature névrosique de l'irritation spinale peut changer, et que les signes de cette affection peuvent à la longue finir par se confondre avec ceux d'une lésion organique. C'est à l'irritation spinale que nous croyons devoir rapporter le plus grand nombre de ces paralysies nerveuses chlorotiques qu'a si bien étudiées Sandras ; de ces analgésies partielles et plus ou moins complètes qu'on observe dans les mêmes circonstances, et qui se retrouvent aussi dans la plupart des névroses générales, dans l'hystérie, dans la chorée, etc. C'est de la même manière que nous croyons devoir, expliquer la paraplégie dans une de nos précédentes observations (1). Peut-être encore devrons-nous invoquer la même cause pour expliquer les accidents dans quelques-unes des observations par lesquelles nous terminerons ce chapitre. M. Bouchut, dans son *Mémoire sur le nervosisme*, a rapporté plusieurs faits de paraplégie simulant une affection de la moelle épinière, observés par lui ou qui lui ont été communiqués par d'autres mé-

(1) Observation VI.

decins, dans lesquels l'état chloro-anémique n'était pas
douteux. Les malades ont guéri par le fer et par l'application de quelques révulsifs à la peau : il nous paraît bien
certain, comme à M. Bouchut, qu'il n'y avait pas là de
lésion matérielle de la moelle, et nous accepterions volontiers le titre de *nervosisme aigu* ou *chronique*, qu'il donne
à ces observations, si nous n'avions à faire au nervosisme
le même reproche qu'à l'irritation spinale elle-même,
c'est-à-dire de confondre en une espèce morbide unique
les affections les plus diverses.

Nous sommes également tenté de rapprocher de l'irritation spinale certains cas de paralysie que M. le docteur Landry a appelés *paralysie ascendante aiguë*, et qui
ont été pour lui le sujet d'un travail intéressant publié
par la *Gazette hebdomadaire* (1). Dans cette forme de la
paralysie, la sensibilité et la motilité sont également
compromises, bien que les troubles de la motilité soient
les plus marqués. C'est par les extrémités des membres,
et plus souvent des membres inférieurs, que la maladie
commence ; puis la paralysie envahit bientôt tout le
système moteur de la vie animale, en suivant une marche progressivement ascendante. Enfin le malade meurt
par asphyxie, à moins que l'intervention de l'art n'arrête
à temps les progrès du mal, auquel cas les phénomènes
de paralysie disparaissent des parties supérieures aux
parties inférieures. Dans les dix cas de cette singulière
affection, qui ont été recueillis par M. Landry, les malades étaient tous profondément anémiques ou chloro-

(1) 1859.

anémiques par des causes diverses, avant le début de la paralysie. Deux fois ils étaient convalescents de maladies aiguës graves; deux fois la maladie fut consécutive à des accidents de menstruation; deux fois l'action du froid parut être la cause la plus manifeste; une fois la maladie s'est déclarée chez une nouvelle accouchée; une fois elle fut concomitante avec une diathèse syphilitique; deux fois, enfin, la cause probable n'est pas indiquée. Mais le dépouillement de ces dix cas ne justifie pas moins cette conclusion de M. Landry, « que la paralysie progressive ascendante aiguë est l'effet secondaire d'un grand nombre de maladies très diverses, ayant pour résultat commun d'épuiser le système nerveux, d'appauvrir la constitution, d'abaisser, en un mot, le niveau des forces organiques. » Ajoutons encore que, dans le fait le plus important du mémoire de M. Landry, la mort eut lieu au bout de huit jours, et que les recherches cadavériques les plus minutieuses, faites même avec l'aide du microscope, ont été entièrement négatives.

Si nous insistons sur ces détails, c'est afin de montrer avec quelle extrême réserve il est bon de se prononcer sur l'existence ou la non-existence d'une lésion matérielle des centres nerveux, puisque dans leurs affections aiguës ou chroniques, les symptômes observés sont insuffisants, non-seulement pour faire reconnaître la nature de cette lésion, mais sa présence même. Ce qui ressort bien clairement de ces recherches, c'est que les phénomènes nerveux sont le plus souvent sympathiques ou symptomatiques de maladies autres que celles qui auraient leur siége dans les centres nerveux, et que chaque fois que l'innervation générale est troublée, la nature de la cause perturbatrice importe assez peu à l'appareil symptomatique qui révèle ce trouble; que le plus souvent elle ne commande pas la forme des désordres fonctionnels. C'est surtout dans les cas de chloro-anémie que ce fait devient évident; alors, en effet, que la chlorose ou l'anémie soient séparées ou réunies, qu'elles soient primitives ou consécutives, le résultat est à peu près le même. Les réactions nerveuses sont des plus variées : tantôt brusques et fortes, tantôt faibles, lentes et progressives, tantôt continues, le plus souvent intermittentes et à paroxysmes, elles peuvent simuler, à s'y méprendre, presque inévitablement toutes les lésions organiques; et l'on conçoit qu'il n'en puisse guère être autrement, lorsqu'on se donne la peine de réfléchir que toute lésion d'organe ne se manifeste que par un trouble fonctionnel, et que l'innervation qui dirige toutes les fonctions cesse alors de le faire ou ne le fait plus que d'une manière irrégulière et anormale.

Qu'importe que la fonction cesse de s'accomplir parce que l'organe n'est plus dans des conditions matérielles convenables, ou parce que ces conditions ayant gardé toute leur intégrité, la force d'impulsion, la puissance dirigeante fait défaut. Le résultat, c'est toujours la perte de la fonction, ou tout au moins son affaiblissement, en d'autres termes, une paralysie rapide ou lente, générale ou particlle, complète ou incomplète. Qu'importe également que l'organe hypérémié, enflammé, modifié dans sa texture par un ramollissement, un kyste, un cancer, etc., n'accomplisse plus qu'irrégulièrement la fonction dont il est chargé, ou que le trouble vienne de l'innervation qui préside à tous les actes vitaux ! Le résultat est encore le même, et il y aura, selon les circonstances, une exagération dans ces actes ou une diminution ; dans tous les cas une perturbation plus ou moins grande, et qui peut être rapportée à la lésion matérielle tout aussi bien qu'à la lésion nerveuse. L'inspection des symptômes ne saurait donc que rarement suffire pour établir un diagnostic différentiel. Aussi, lorsqu'il s'agit d'une maladie du cœur, des poumons, des organes de l'abdomen, etc., le médecin cherche à saisir la nature même de la lésion par l'inspection minutieuse des parties malades ; il regarde, il palpe, il percute, il ausculte, etc. ; et ce sont les indications fournies par ces divers moyens, combinées les unes avec les autres et comparées aux signes fonctionnels, qui fixent surtout son diagnostic. Mais alors que ses recherches n'ont donné que des résultats négatifs, que les organes explorables lui paraissent sains, qu'il croit du moins en avoir acquis la certitude, il se trouve réduit à deux hypothèses pour expliquer les désordres fonctionnels : il y a une lésion matérielle des centres nerveux, ou une simple lésion dynamique de l'innervation.

Arrivé à ce terme, le diagnostic offre déjà une certaine précision, mais il n'est pas toujours possible d'aller au delà. Les moyens d'exploration des centres nerveux sont insuffisants et imparfaits ; le toucher apprend peu de chose, l'œil et l'oreille n'apprennent rien. Les signes fonctionnels sont donc à peu près les seuls qu'on puisse interroger. Encore si nous savions quelque chose de précis sur la localisation des fonctions nerveuses ! Mais la plus grande incertitude règne à cet égard : les expériences des physiologistes se contredisant, les faits pathologiques conduisent aux résultats les plus divers, et semblent démontrer que si la localisation des fonctions nerveuses dans la pulpe encéphalo - médullaire n'est point une chimère, cette localisation pourrait au moins être multiple pour une même fonction, car il s'en faut que les mêmes désordres répondent toujours exactement à une même lésion.

INFLAMMATION, RAMOLLISSEMENT DE LA PULPE NERVEUSE, DÉGÉNÉRESCENCE, TUMEURS, ETC. — Après les considérations qui précèdent, on conçoit que nous ayons bien peu de chose à dire du diagnostic de ces diverses lésions qui, d'une part, ne peuvent être distinguées les unes des autres dans le plus grand nombre des cas, mais qu'il est, d'autre part, à peu près impossible de reconnaître chez un chloro-anémique, qui offre des phénomènes nerveux, et cela d'autant plus que ces lésions peuvent, quelques-unes du moins, être le résultat de la chloro-anémie. Ici nous nous appuierons de l'opinion si compétente de M. Andral, lorsqu'il s'agit de recherches anatomo-pathologiques. Après avoir dit qu'on a sainement cherché à ramener tout ramollissement cérébral à n'être qu'une des formes ou qu'un des degrés de l'inflammation des centres nerveux, il ajoute : « Nous pourrions grouper des faits pour démontrer que le ramollissement est susceptible d'être produit par des causes toutes différentes de l'inflammation... Nous en citerions qui nous montreraient une coïncidence remarquable entre l'*appauvrissement* du sang ou une altération quelconque de ce liquide, et le ramollissement d'un grand nombre de nos tissus (1). » D'après cela, il est clair que nous ne saurions guère entreprendre de décrire les signes qui appartiennent en propre à la surexcitation nerveuse chloro-anémique, et qui doivent la distinguer du ramol-lissement.

Si en effet nous cherchons à résumer en quelques mots les symptômes qu'on observe dans les ramollisse-ments de l'encéphale ou de la moelle, nous aurons à signaler, du côté de la motilité, des engourdissements, de la faiblesse musculaire plus grande d'un côté que de l'autre ; de la roideur, de la contracture, de la paralysie, quelquefois des convulsions, et même, bien que plus rarement, des phénomènes tétaniques. Du côté de la sensibilité, des picotements, des fourmillements dans les membres d'un côté plus que de l'autre ; de la céphalalgie dans presque tous les cas, de l'analgésie, et souvent, au début surtout, une sensibilité exagérée de la peau, qui peut être très douloureuse ; des troubles variés des orga-nes des sens, un affaissement de l'intelligence. Quant à la manière dont ces symptômes se groupent, elle varie selon que la maladie a une marche aiguë ou chronique. Dans le premier cas, on peut croire à une hémorrhagie cérébrale, à une méningite ou à une fièvre ataxique ; dans le second, les symptômes se présentent dans le même ordre que s'il s'agissait d'une simple irritation cérébro-spinale ; ils peuvent aussi simuler une produc-

(1) *Loc. cit.*, t. **IV**, p. **527**.

tion accidentelle du cerveau, de la moelle ou des méninges. Ce qu'il y a de plus constant, c'est la marche
graduellement croissante des diverses affections dont
nous nous occupons en ce moment, et ce caractère, tout
insuffisant qu'il est, est encore l'un des meilleurs pour
préjuger si les phénomènes observés doivent se rapporter
ou non à une lésion matérielle. Les signes tirés des premiers résultats obtenus par le traitement sont aussi
d'une grande importance. Une céphalalgie opiniâtre,
fixe, lancinante ou gravative, est quelquefois le prodrome
d'un ramollissement cérébral, et ce prodrome peut
exister seul pendant plusieurs mois. Mais ce signe nous
paraît devoir être presque toujours sans valeur, surtout
lorsqu'on songe à la fréquence de la céphalalgie chez les
chloro-anémiques, à sa persistance et à la variété de ses
formes. C'est ici le lieu de rappeler l'observation XXI,
qui se trouve au commencement de ce paragraphe. La
malade offre certainement la céphalalgie prodromique
d'un ramollissement cérébral, et présente même quelques
autres symptômes qui pourraient faire croire à une affection organique du cerveau, et cependant nous avons
éloigné cette pensée, nous fondant sur l'état général de la
malade et sur les phases diverses qu'a présentées son
affection. Dans l'observation qui va suivre, le diagnostic
nous paraît beaucoup plus difficile à établir.

OBSERVATION XXIV. — *Chloro-anémie, vertige épileptique,
symptômes divers, affaiblissement progressif.—Mort.*

Madame C..., âgée de vingt-quatre ans environ, d'une constitution lymphatico-nerveuse, se portant d'ailleurs assez bien,

fit une première fausse couche il y a trois ans à peu près, à six semaines de grossesse. Redevenue enceinte, elle fut un soir arrêtée par quelqu'un qui lui prit la taille, eut très peur, et fut soudainement prise d'un fort tremblement nerveux. A quelque temps de là, se promenant avec son mari, une voiture versa près d'elle et elle eut une seconde frayeur vive. Quelques jours après (7 mars 1857), madame C... faisait une nouvelle fausse couche à six mois et demi. L'enfant vint assez promptement, mais il y eut une adhérence du délivre, qui nous obligea à une intervention manuelle. Le placenta fut extrait bien entier et la perte de sang peu considérable. Le 10, nous remîmes cette malade aux mains de son médecin ordinaire, elle était bien. Quoique exempte d'accidents sérieux, la convalescence fut longue, la faiblesse était extrême et il y avait souvent des défaillances ; cependant au bout de quelques mois, la santé put être regardée comme bonne. On suppose que cette jeune femme éprouva vers cette époque quelques préoccupations qui l'auraient fort péniblement affectée. Toujours est-il que sa santé s'altérait insensiblement, et qu'elle se sentait chaque jour plus faible. Un soir, en s'habillant pour aller dans le monde, elle eut un évanouissement qui dura quelques minutes seulement. Les renseignements pris laissèrent supposer que ce fut un premier accès d'épilepsie ; ce qu'il y a de certain, c'est que madame C..., quand elle revint à elle, n'eut aucune conscience de ce qui lui était arrivé, et que pendant plusieurs jours elle se sentit très fatiguée. Quatre mois plus tard, fin d'août 1858, elle eut au milieu d'une fête un second accès qu'on nous dit avoir été semblable au premier, et la voix publique fut unanime pour qualifier cet accès, épilepsie. Depuis lors quelques évanouissements moins caractérisés, mais plus fréquents, eurent lieu. Assise dans sa chaise, la malade laissait tout à coup sa tête tomber en avant, elle restait quelques secondes sans connaissance, puis reprenait la conversation au point où elle l'avait quittée, et sans avoir conscience de ce qui s'était passé. Des accidents semblables eurent lieu plusieurs fois entre le dernier accès complet et le jour où nous vîmes la malade.

Sa faiblesse avait augmenté assez rapidement, elle pouvait alors à peine marcher ; les digestions ne se faisaient plus, l'appétit manquait et presque toujours les aliments étaient vomis. Il y avait un strabisme convergent dans les deux yeux et de la diplopie ; celle-ci augmentant, la malade ne put bientôt plus sortir sans un bras. Lorsqu'elle fermait un œil, n'importe lequel, la vision devenait nette et ne lui paraissait pas même affaiblie. En même temps que l'état général s'aggravait, les accidents convulsifs s'éloignaient.

Le 5 décembre, une consultation eut lieu entre MM. Lecouteux, médecin ordinaire de la malade, Fisson, Lejeune et nous. Elle nous reçut dans son fauteuil ; nous recueillîmes de sa bouche presque tous les renseignements qui viennent d'être donnés, et nous constatâmes que la faiblesse était extrême et l'état chloro-anémique très prononcé. Depuis plusieurs jours, madame C... n'avait pu prendre aucune nourriture sans vomir ; l'appétit était nul ; le pouls était très petit, la pâleur extrême, la respiration et les bruits du cœur très faibles ; la pression le long du rachis n'était point douloureuse nulle part ; les pupilles étaient assez dilatées, le strabisme très prononcé, le côté droit plus faible que le gauche, la sensibilité de la peau assez notablement émoussée. L'intelligence paraissait nette d'ailleurs.

Nos trois confrères admirent l'existence d'une lésion organique à la base du cerveau. Pour nous, tenant grand compte des antécédents et de la manière dont les accidents s'étaient développés, nous ne pouvions nous résoudre à cette conclusion, bien qu'elle semblât assez probable, mais qui ne laissait aucun espoir de sauver cette femme et ne nous permettait pas même de prescrire un traitement dans lequel on pût avoir quelque confiance. En conséquence, nous émîmes l'opinion qu'il se pourrait pourtant qu'on n'eût affaire qu'à une lésion fonctionnelle déterminée surtout par des impressions morales, et dont le développement aurait été favorisé par un état chloro-anémique qui remontait à la couche, mais dans tous les cas fort grave assurément. — *Prescription.* Affusions froides chaque jour, de trois minutes au plus, puis enveloppement dans une couverture chaude et frictions; faire ensuite marcher la malade si elle peut. Vésicatoires volants autour des orbites, appliqués successivement. Aliments froids. Eau de Quesneville. Nous avions proposé d'ajouter des pilules contenant de l'oxyde de zinc; mais après discussion ce médicament fut rejeté, dans la crainte qu'il n'augmentât les vomissements, et aussi pour ne pas fatiguer la malade par un traitement trop compliqué.

Le 31 décembre seconde consultation. Nous constatâmes les mêmes phénomènes, mais ils s'étaient aggravés. La malade était dans son lit, ne pouvant plus se tenir assise. L'intelligence nous parut toujours nette, mais le médecin ordinaire nous dit qu'il croyait avoir remarqué un peu d'affaiblissement dans la mémoire. Cependant la malade continuait de diriger sa maison. Elle s'était trouvée plus mal de l'essai d'hydrothérapie; les digestions étaient plus mauvaises que jamais, les vomissements plus fréquents. Notre diagnostic ne fut point modifié. Suspension de l'hydrothérapie, continuation de l'eau de Quesneville; pilules avec extrait de valériane et de noix vomique, lavements de castoréum. Il fut de plus convenu qu'on appliquerait un séton à la nuque; mais comme le moyen répugnait beaucoup, on devait n'en parler à la malade qu'au moment même de le passer, pour lui éviter les angoisses de l'attente.

Le 2 janvier 1859, nous fûmes consulté en particulier sur l'utilité de l'application du séton. Bien que les avantages de ce moyen ne nous parussent pas incontestables, nous ne lui trouvions cependant aucun inconvénient, et d'ailleurs nos confrères l'ayant jugé utile, nous dûmes maintenir leur décision. La malade ayant toujours des vomissements et éprouvant une grande répugnance pour les aliments froids, que nous avions conseillés de préférence, nous l'engageâmes à y renoncer et à revénir aux potages ordinaires. Ceux-ci furent bien supportés pendant deux jours, l'appétit sembla même renaître ; peut-être était-ce sous l'influence des pilules d'extrait de noix vomique.

Le 5 janvier, une consultation nouvelle eut lieu entre M. le professeur Trousseau, M. Lecouteux et nous. La malade était dans l'état déjà décrit ; le seul changement était un affaisse-ment plus grand de la motilité et de la sensibilité, surtout du côté droit. La faiblesse était extrême, bien qu'il n'y eût pas eu de vomissements depuis deux jours. L'avis de M. Trousseau fut qu'il existait une lésion organique à la base du cerveau, soit un tubercule, auquel cas il n'y avait rien à faire, soit une production osseuse, auquel cas on pourrait espérer quelque chose des iodurés. M. Trousseau conseilla donc le sirop d'io-dure de fer comme moyen principal, puis la continuation des pilules et des autres moyens déjà indiqués, moins le séton. Sur notre demande, on y ajouta des fumigations aromatiques et des frictions sèches à la peau. Le jour suivant le sirop d'iodure de fer ramena les vomissements, bien que donné à la dose de deux cuillerées à café seulement. L'état de la malade s'aggrava promptement, tout traitement sérieux devint impossible, et quelques jours après madame C... s'éteignait dans l'anéantis-sement le plus complet. L'autopsie ne put être faite.

Réflexions. — Si nous rappelons les traits les plus saillants de cette observation, nous voyons une jeune femme légère-ment chlorotique faire une première fausse couche sans cause appréciable autre que l'état chlorotique. Pendant une seconde grossesse cet état persiste ; cependant, grâce aux soins extrêmes qui entourent la malade, la grossesse avance, et peut-être fût-elle arrivée à bien, si quelques émotions violentes n'étaient venues jeter dans cette économie déjà bien faible une perturbation profonde : une avant-couche a donc lieu. Nous ne sau-rions accorder une grande valeur à l'adhérence placentaire qui ne fut qu'un épiphénomène, car il n'y eut pas d'hémorrhagie, et quelques jours après la malade était aussi bien que possible. Mais le travail de la grossesse avait achevé de ruiner sa constitution, aussi la santé ne se remit que fort lentement. Des préoccupations morales survinrent, qui durent agir vivement sur cette constitution délabrée, et c'est à cette époque que remonte le premier accident nerveux épileptiforme. Observons que dans la famille de cette dame, aucun membre n'a eu d'accidents nerveux. Quelques mois se passent, les préoccupations restent les mêmes ; la malade était sujette à des migraines comme toutes les personnes chloro-anémiques ; elle était peu réglée, elle sentait ses forces diminuer chaque jour, mais aucun symptôme bien tranché n'existait encore, lorsqu'eut lieu le second accès épileptiforme, qui, comme le premier, fut très court et très incomplet. Il n'y en eut pas d'autres dans tout le cours de la maladie ; mais à partir de ce moment, il y eut quelquefois des vertiges, avec perte de connaissance ; peu à peu la faiblesse augmenta dans les membres, surtout à droite ; bientôt la malade put à peine se soutenir. La céphalalgie devint à peu près permanente, mais sans être très intense ; le strabisme et la diplopie furent les phénomènes qui fatiguèrent le plus la malade et contre lesquels, presque jusqu'à la fin, elle demanda du soulagement. Les fonctions digestives, altérées depuis longtemps, se détériorèrent de plus en plus, et toute alimentation devint presque impossible. La faiblesse musculaire augmentant de jour en jour, la sensibilité cutanée diminuant, ce fut une véritable paralysie progressive et générale à laquelle on eut affaire. Du reste, il n'y eut ni convulsions ni contractures, et l'intelligence demeura nette à peu près jusqu'à la fin. Nous devons sans conteste accepter le diagnostic porté, *lésion matérielle à la base du cerveau*, puisque nous seul avons émis quelques doutes sur l'existence de cette lésion ; mais, tout en l'acceptant, nous sera-t-il permis cependant de faire certaines réserves sur le rôle qu'a joué l'état chloro-anémique dans cette maladie, état qui lui a préexisté et qui s'est ensuite aggravé au fur et à mesure que la maladie du cerveau marchait ? Bien plus, si nous rapprochons cette observation des observations analogues qui se trouvent dans les auteurs et dont nous avons sommairement cité quelques-unes ne pourrions-nous pas être au moins excusé de notre hésitation à voir là une lésion organique, de notre tendance à rapporter tous ces accidents et la mort même à la chloro-anémie ? Nous n'élèverons pas à ce sujet une discussion insoluble, puisque l'autopsie n'a pas eu lieu ; tout ce que nous avons voulu dans ces courtes remarques, c'est faire ressortir les difficultés bien sérieuses que peut présenter le diagnostic des maladies du cerveau dans les cas de chloro-anémie.

Résumons ce long paragraphe. Les effets de la surexcitation nerveuse chez les chloro-anémiques peuvent être tels, qu'ils simulent les symptômes d'une lésion matérielle des centres nerveux, et il devient alors d'autant plus difficile d'assigner aux phénomènes observés leur véritable signification, que les maladies des centres nerveux peuvent, non-seulement se développer chez des chloro-anémiques, mais que jusqu'à un certain point, ceux-ci doivent être considérés comme prédisposés à ces maladies ; qu'il est au moins assez rare qu'une lésion grave du cerveau ou de la moelle, compatible avec l'existence, dure un certain temps sans déterminer consécutivement elle-même un certain degré de chloro-anémie.

De toutes les affections des centres nerveux, les congestions et les apoplexies sont celles dont le diagnostic peut être le mieux précisé ; cependant il est presque toujours difficile de distinguer la congestion ou l'apoplexie nerveuse de la congestion ou de l'apoplexie avec épanchement. La paralysie et le coma, ces deux signes caractéristiques de toute apoplexie sont les mêmes, et

M. Valleix, qui, dans son excellent ouvrage (*Guide du médecin praticien*), a étudié le diagnostic des maladies avec tant de soin, a renoncé à établir celui-ci. De plus, si l'apoplexie nerveuse est sans contredit plus commune chez les sujets affaiblis et chloro-anémiques à un titre quelconque que chez les sujets forts et vigoureux, il faut pourtant tenir compte de la possibilité chez les premiers d'une apoplexie avec épanchement et même sanguine. C'est ce qui fait la plus grande difficulté du diagnostic. On a cherché un caractère distinctif dans l'instabilité de la paralysie et dans les convulsions qui lui succèdent; mais ces caractères, assez bons d'ailleurs, ne conduisent pas à un diagnostic immédiat. Or, dans les cas graves, il est important de connaître tout de suite la nature de la maladie, pour lui opposer le traitement convenable.

De plus, comme les convulsions, qui peuvent être aussi le résultat d'une hémorrhagie, ne manquent guère à la période ultime de l'anémie, elles n'ont pas toujours toute la valeur diagnostique qu'on voudrait leur trouver. En tenant compte de toutes les circonstances sur lesquelles nous avons appelé l'attention, nous croyons qu'on sera généralement plus disposé à admettre une apoplexie nerveuse chez un sujet chloro-anémique. Le diagnostic sera bientôt confirmé ou infirmé par les premiers résultats obtenus du traitement institué.

Des phénomènes nerveux très intenses et fébriles, céphalalgie, contractures, douleurs violentes dans l'épine s'irradiant dans le thorax et dans l'abdomen, douleurs dans les membres, vertiges, éblouissements, bourdonnements, délire, etc., peuvent se montrer tout à coup chez les chloro-anémiques, soit à la suite d'une préoccupation morale, d'une longue contention d'esprit, d'un retard dans l'éruption menstruelle, etc. (toutes ces causes se trouvaient en partie réunies dans le cas que nous avons observé), et faire craindre une affection aiguë des méninges ou une fièvre ataxique. Cependant nous ne croyons pas qu'avec un peu d'attention de la part du médecin, le diagnostic puisse dans ces cas rester longtemps douteux.

Il nous paraît plus difficile de séparer les phénomènes qui révèlent une affection chronique des méninges, de ceux qui ne sont que l'expression de la surexcitation nerveuse chloro-anémique. Ici l'embarras est d'autant plus grand, que l'on ne sait trop encore si l'affection décrite sous le nom d'*irritation spinale* doit être considérée comme de nature névrosique ou organique ; que les symptômes qu'on lui a assignés se confondent évidemment avec ceux des lésions chroniques des méninges, de la moelle et même du cerveau ; que ces phénomènes ont été si souvent observés chez les chloro-anémiques, que des auteurs très recommandables ont considéré la chlorose comme le résultat d'une irritation spinale. On conçoit d'ailleurs combien doit être peu marquée la transition entre la surexcitation et l'irritation cérébro-spinale, et combien il y a peu de distance de cette dernière à l'inflammation. Aussi ne croyons-nous guère possible de dire si les paralysies chlorotiques, qui sont fréquentes ; les acrodynies de même nature, dont M. Sandras a cité quelques cas ; les rachialgies, les analgésies et les anesthésies partielles, les convulsions, les contractures, tous les phénomènes nerveux que présentent les chloro-anémiques en un mot, ne sont pas aussi souvent le résultat d'une lésion matérielle légère, irritative et passagère des centres nerveux, que celui d'une simple surexcitation. L'instabilité des symptômes, leur caractère protéiforme, sont ici surtout des signes insuffisants, quoique toujours utiles pour spécifier leur véritable nature.

Enfin tout ce qui précède s'applique jusqu'à un certain point aux lésions de la pulpe nerveuse. Les signes d'un ramollissement, d'un tubercule, d'un cancer, ne sont pas toujours faciles à apprécier. Ces diverses maladies peuvent durer un certain temps à l'état latent, la mort peut même survenir sans qu'elles se soient révélées par leurs symptômes pathognomoniques. Dans d'autres cas, elles sont précédées de prodromes qui n'ont rien de spécial, et dont le plus important est la céphalalgie, qui appartient de toute évidence à la surexcitation nerveuse chloro-anémique. Lorsque ces affections se prolongent, il est rare qu'elles n'amènent pas un certain degré de chloro-anémie, et avec celle-ci une aggravation de phénomènes nerveux qui participent alors d'une double nature, puisqu'ils sont à la fois l'expression de la surexcitation chloro-anémique et de la lésion matérielle. Les moyens d'examen direct, palpation, percussion, auscultation, etc., qui nous permettent d'apprécier souvent avec une extrême précision, dans quel état se trouvent les organes thoraciques ou abdominaux, ne servent guère pour l'examen du cerveau et de la moelle, et nous ne pouvons le plus souvent juger de leurs maladies que par l'étude des symptômes. Si ceux-ci ne se dessinent pas franchement, et c'est ce qui a lieu d'ordinaire, l'embarras peut être grand, et le diagnostic, porté sur des symptômes dont la signification est variable, est lui-même presque toujours incertain, quelque soin qu'on ait de s'aider de considérations déduites des antécédents du malade, de la marche de l'affection, des résultats donnés par un traitement d'essai, etc. La science contient un assez grand nombre d'erreurs de diagnostic commises par les hommes les plus expérimentés, pour justifier notre conclusion.

Nous eussions pu, dans ce paragraphe, nous appliquer à mettre en regard les signes différentiels qui ont été proposés par les auteurs; mais après avoir entrepris ce travail, nous n'y avons trouvé que confusion. Il nous a semblé que les maladies ainsi faites, avec des symptômes bien définis, tranchés et presque pathognomoniques, n'existaient pas, ou étaient au moins très rares. Nous avons cru rester plus dans le vrai, en appelant au contraire l'attention sur la similitude des symptômes qui se rapportent à une lésion matérielle des centres nerveux, ou qui appartiennent à leur lésion dynamique. Nous ne nions pas assurément qu'il ne soit souvent possible, facile même de reconnaître, par l'examen de ces symptômes, la nature de la maladie. Mais à côté de ces cas, il s'en trouve un grand nombre d'autres où le diagnostic précis ne nous paraît pas possible, et c'est sur ceux-ci que nous avons voulu appeler l'attention. Mieux vaut, nous semble, confesser l'impuissance de la science que de présenter comme exactes des recherches dont l'expérience n'a point sanctionné les conclusions.

§ VI. — Du diagnostic dans les cas de surexcitation nerveuse générale.

Nous n'ouvrons ce paragraphe que pour donner place à une observation qui nous paraît intéressante par la multiplicité des phénomènes nerveux observés, et par la difficulté du diagnostic. Le médecin non prévenu de ce qui s'était passé antérieurement, et qui eût vu sa malade pour la première fois, à chacune des diverses périodes de cette grave et singulière affection, eût, comme nous l'avons fait nous-même, d'abord pu croire à une lésion matérielle, tantôt d'un organe, tantôt d'un autre. Cette observation a été recueillie par nous, presque jour par jour, pendant près d'une année; nous l'abrégerons autant que possible, et n'en rapporterons que les phases principales.

Observation XXV.

Madame M..., âgée de trente-cinq ans, veuve, ayant éprouvé des revers de fortune, a dû accepter la condition de femme de charge pour procurer à sa fille les bénéfices d'une éducation convenable. Jamais madame M... n'a eu beaucoup de santé; frêle, délicate, nerveuse, presque toujours mal réglée; cette constitution débile a encore été profondément altérée par les chagrins, les privations, les fatigues, et par deux maladies graves antérieures, fièvre typhoïde et grippe. La première fois qu'elle nous consulta, elle accusa des douleurs vives dans les reins et dans le bas-ventre, une grande faiblesse musculaire et une grande peine à marcher, de l'inappétence, des maux d'estomac continuels, une constipation habituelle, une leucorrhée abondante et une suppression depuis cinq à six mois.

Madame M... pressentait que bientôt elle ne pourrait plus remplir ses fonctions de femme de charge. Nous trouvâmes au col quelques granulations, que nous touchâmes avec le crayon de nitrate d'argent, et nous prescrivîmes quelques injections astringentes pour combattre la leucorrhée; mais les phénomènes dyspeptiques et l'état chloro-anémique fixèrent bien autrement notre attention, et nous dirigeâmes contre eux un traitement approprié, ferrugineux, amers, régime légèrement tonique, laxatifs, en recommandant de commencer l'usage des médicaments par des doses très minimes.

Huit à dix jours après (20 juin 1857), le soir et sans aucune cause appréciable, la malade fut soudainement prise d'une douleur vive à la poitrine, siégeant plus particulièrement à la région précordiale et au creux épigastrique, avec dyspnée très intense, sans toux et sans fièvre. Le bruit respiratoire ne s'entendait plus, mais il nous parut que c'était surtout parce que la douleur obligeait la malade à respirer le plus faiblement qu'elle le pouvait. Jusqu'ici ce sont à peu près, au même degré, les symptômes d'une pleurésie sans épanchement et ceux d'une péricardite. Ces deux maladies se compliquent d'ailleurs assez souvent, et pour plusieurs médecins elles sont, la dernière surtout, plus fréquentes qu'on ne le croit généralement. Cependant le diagnostic restait incertain, car il n'y avait ni voussure à la région du cœur, ni affaiblissement des bruits de cet organe, qui, loin d'être profonds, paraissaient assez superficiels, ni ces variétés de bruits de frottement auxquelles on a donné les noms de bruit de râpe, de cuir neuf, etc. Enfin, la main appliquée sur la poitrine, on ne sentait non plus aucun frémissement, et nous avons ausculté notre malade un assez grand nombre de fois pour que ces signes, s'ils eussent existé, ne nous eussent pas constamment échappé. Ce qui ne nous surprit pas moins, c'est que dans cet examen plusieurs fois répété nous n'avons jamais entendu le moindre bruit chlorotique. La faiblesse du sujet expliquait jusqu'à un certain point l'absence de la réaction fébrile, toutefois nous ferons remarquer qu'il n'y avait eu au début ni frisson, ni syncope ; mais ces deux signes sont assez incertains par eux-mêmes pour que nous n'ayons pas cru devoir attacher à leur absence une grande valeur diagnostique. Le siége de la douleur au cœur et à l'épigastre, la matité, l'absence du bruit respiratoire, la dyspnée, la faiblesse des battements du cœur, nous parurent des signes insuffisants pour admettre, soit une péricardite, soit une pleurésie diaphragmatique, peut-être toutes deux à la fois ; et comme cette complication ne devait pas changer la nature du traitement, nous n'y attachâmes pas d'autre importance. Les moyens mis en usage, vésicatoires, calomel, digitale, etc., devaient convenir dans l'une et l'autre de ces affections. La saignée fut exclue à cause de la faiblesse du sujet. Nous eûmes à cette époque l'occasion de faire voir notre malade à notre excellent ami M. le docteur Foucher, agrégé à la Faculté, qui conclut aussi à l'existence d'une péricardite.

Bientôt la maladie entra dans une autre phase, et cela au moment même où nous pensions avoir triomphé. La toux survint avec des caractères qui ne firent, il est vrai, que confirmer le premier diagnostic ; mais quelques crachats sanglants firent aussi craindre le développement d'une pneumonie, complication qui n'est pas rare dans ces cas. Soit que celle-ci, prise dès le début, ait cédé au tartre stibié qui fut alors administré, soit que nous nous fussions exagéré l'importance de cet accident, toujours est-il qu'il n'eut pas de suites sérieuses, et nous espérions de nouveau une heureuse solution, quand un second accès de suffocation plus terrible que le premier fit renaître toutes nos perplexités. Nous revînmes au traitement révulsif qui avait déjà réussi, la persistance du point de côté et de la douleur épigastrique engageaient d'ailleurs à insister sur cet ordre de moyens. Mais son impuissance fut bientôt constatée, et nous eûmes recours à des applications topiques très narcotiques et à quelques préparations de même ordre à l'intérieur. Cependant la suffocation, qui était le phénomène qui pouvait devenir le plus immédiatement grave, avait presque entièrement disparu, et nous nous flattions encore, quand une céphal-algie très violente vint jeter la malade dans de nouvelles an-goisses.

Une céphalalgie vive peut accompagner le début d'une pleurésie ou d'une péricardite, mais cet accident cesse d'ordinaire au bout de quelques jours, et il est au moins rare de le rencontrer le vingtième jour de la maladie. La glace calma la douleur pendant trois jours; mais quand elle revint, il fallut renoncer à ce moyen trop dispendieux pour la malade. D'ailleurs la douleur précordiale était devenue plus vive, et la coïncidence de ces deux phénomènes pouvait bien indiquer une récidive de la pleuro-péricardite. Quoi qu'il en fût, la céphalalgie disparut en partie, puis revint pour disparaître encore, si bien que cette intermittence ne tarda pas à fixer notre attention. Nous reconnûmes alors qu'un léger frisson avait en général précédé chaque accès, et ceux-ci nous parurent revenir à des intervalles assez réguliers. Enfin, comme toute cette maladie n'avait procédé que par bonds depuis son début, nous craignîmes de nous être trompé sur sa nature et d'avoir sous les yeux une variété de ces fièvres anormales, très rares dans nos pays, que Strack a nommées pernicieuses cardialgiques, et qu'il a quelquefois vues tuer dès le début du premier accès. Les deux premières fois que nous donnâmes le sulfate de quinine, l'accès fut moins fort, moins long et changé d'heure, puis l'intermittence devint très irrégulière, si bien que nous ne savions plus à quel moment administrer un remède qui d'ailleurs n'avait plus d'action sensible. Il est à remarquer qu'aucun accès de suffocation n'eut lieu pendant dix-huit jours que dura cette céphalalgie, bien que la douleur précordiale et épigastrique ait persisté tout le temps. Alors nous trouvâmes un matin notre malade en proie à une violente dyspnée, sans aucune diminution dans ses autres souffrances. Nous eûmes de nouveau recours aux révulsifs, à la morphine par la voie endermique, et aux pilules de Méglin. La douleur de tête et l'oppression cédèrent pendant trois

jours. Après ce calme bien court, les accidents redoublèrent ;
la suffocation devint imminente, et il n'y avait plus de temps
à perdre. Une petite saignée faite à regret fut suivie d'un résultat qui engagea à en pratiquer une seconde le lendemain,
mais celle-ci n'eut plus le même succès. Bien plus, les signes
de la pneumonie reparurent alors ; heureusement que comme
la première fois ils cédèrent promptement.

Ici nous interrompons le récit pour revenir sur quelques
circonstances qui n'y ont pas trouvé place. La malade n'allait
guère à la selle qu'avec un léger purgatif ou un lavement, et
bien qu'elle ne pût supporter qu'un peu de bouillon froid, les
évacuations étaient parfois assez abondantes et avaient presque toujours alors un effet salutaire. Nous nous réglions pour
donner le purgatif, tantôt sur l'aspect de la langue devenue un
peu saburrale, tantôt nous le prescrivions par cette seule raison qu'il n'y avait pas eu de garderobes depuis deux ou trois
jours. Le calomel, la magnésie, l'huile de ricin, les sels neutres de soude et de magnésie, furent employés le plus souvent.
Observons encore qu'il y avait presque toujours des vomissements dès que l'estomac contenait une certaine quantité de
liquides, quels qu'ils fussent. Quant aux solides, leur plus minime quantité n'était tolérée que par exception. Les digestions
étaient lentes et pénibles, en sorte que le vomissement soula-
geait toujours, parce qu'il débarrassait l'estomac. Il en était du
reste à peu près de même avant cette maladie.

Cependant l'intestin n'avait pas encore été le siége de douleurs bien vives, mais il ne devait point conserver cette immu-
nité. Tout à coup il se déclara des douleurs atroces qu'une
dose énorme d'opium parvint à peine à diminuer (demi-quarts
de lavement de demi-heure en demi-heure, contenant chacun
dix gouttes de laudanum de Rousseau : quatre furent donnés ;
flanelle sur le ventre imbibée de 30 grammes de laudanum de
Rousseau ; une cuillerée à café de sirop de morphine tous les
quarts d'heure : 60 grammes de sirop furent ainsi pris). Cette
tolérance des médicaments les plus énergiques employés à

doses élevées dans quelques maladies graves n'est pas un fait nouveau, mais il mérite cependant d'être noté quand il s'observe, parce que les circonstances dans lesquelles il se produit ne sont pas encore bien déterminées. Nous avons, pour notre compte, souvent remarqué l'impuissance des narcotiques et des émollients dans les affections douloureuses, et pourtant ce sont toujours les moyens sur lesquels on a le plus de tendance à insister. Nous ne pouvions néanmoins continuer cette sorte de traitement ; d'un autre côté nous ne pouvions guère douter que, quelle que fût la nature de cette maladie à son début, un élément nouveau dominait tout en ce moment. Comment expliquer par une autre cause le spasme et la douleur qui tantôt se succédaient, tantôt se compliquaient, qui frappaient tantôt un organe, tantôt un autre, et cela sans fièvre, sans altération matérielle appréciable ?

Nous avons dit au commencement que nous n'avions perçu aucun bruit chlorotique : ceux-ci apparurent après la première saignée qui ne fut pas de plus de 200 grammes ; après la seconde, qui fut plus faible encore, il y eut une syncope, la seule qu'ait eue la malade. Huit à dix jours après, les bruits vasculaires disparurent pour ne plus se remontrer, bien que l'état général de la malade eût plutôt empiré. Nous rappelons ces détails à l'appui de ce que nous avons dit ailleurs de l'inconstance des bruits vasculaires dans les affections chloro-anémiques.

Nous avions depuis longtemps déjà renoncé à notre premier diagnostic, et nous regardions tous ces phénomènes comme étant de nature nerveuse et le résultat de l'épuisement, en d'autres termes d'un état chloro-anémique. Cette opinion partagée par notre honorable confrère M. Fisson, que nous appelâmes en consultation, il ne restait qu'à revenir au traitement révulsif et antispasmodique pour parer aux symptômes les plus graves, jusqu'au moment où il serait possible de nourrir la malade et de lui donner des toniques. Nous convînmes donc ensemble de continuer les purgatifs légers tous les deux

ou trois jours, de mettre une bande de vésicatoire le long de la
colonne vertébrale, de faire fumer à la malade un mélange de
feuilles de datura et de belladone, et de donner toutes les six
heures une pilule antispasmodique (camphre, aconit, asa
fœtida à 0,05 centigrammes pour une pilule). En cas d'insuffisance de ces moyens, on essayerait dans quelques jours les
valérianates d'atropine ou d'ammoniaque; mais il ne fut pas
possible de se procurer le premier de ces remèdes. Nous avons
dû croire d'abord aux bons effets de cette médication, à ceux
du valérianate d'ammoniaque surtout, dont la malade prit trois
flacons; car si la convalescence ne vint pas promptement, toujours est-il qu'il n'y eut plus de crises graves.

Quatre mois après le début des accidents, les règles reparurent faiblement, mais la cardialgie n'avait pas encore complétement cédé et la dyspnée revenait quelquefois. Cependant
il fut possible alors de donner à la malade un peu de fer réduit par l'hydrogène et de l'extrait de quinquina; les vomissements devinrent plus rares et les digestions s'améliorèrent.
Persuadé que l'hygiène ferait désormais plus que le médecin,
nous prescrivîmes à madame M... un régime analeptique un
peu tonique, et nous l'envoyâmes passer à la campagne quelque temps dans sa famille. Peu à peu ses forces se rétablirent,
bien que l'affreuse position de cette dame ne lui ait permis de
suivre nos conseils que très inexactement. Deux mois après,
15 décembre 1857, elle revint à la ville, parce qu'elle était
trop à charge à sa famille, et là, dénuée de toutes ressources,
elle fut obligée pour vivre de travailler jour et nuit à des ou-
vrages de broderie. Manquant souvent de pain, abreuvée d'a-
mertumes, épuisée de travail, elle retomba malade le 2 janvier 1858.

Nous ne referons pas l'histoire déjà si longue de cette affection, nous aurions à décrire exactement les mêmes phénomènes; nous allons nous borner à indiquer en quoi cette nouvelle crise, qui a duré deux mois, nous a paru différer de la
première.

Madame M... était à son époque au moment où le mal débuta par un spasme violent, les règles ne vinrent pas. Les accidents étant en tout semblables aux précédents, vomissements incoercibles, suffocations, douleur vive à la région du cœur, constipation, céphalalgie violente, etc., nous eûmes tout de suite recours à la médication qui avait déjà paru réussir; mais, cette fois, révulsifs, antispasmodiques, purgatifs, furent sans effet, et les accidents prirent une grande intensité. Malgré sa bonne volonté, la malade ne put ni fumer des feuilles de belladone, ni prendre le valérianate d'ammoniaque, qui était immédiatement rejeté, ni aucun purgatif par la même raison. La teinture d'iode fut inutilement employée pour modérer les vomissements; les boissons froides, acidulées, gazeuses, n'étaient pas mieux supportées ou ne l'étaient qu'exceptionnellement; assez souvent il y eut des vomissements noirs et de véritables hématémèses. Comme nous craignions la mort par inanition, nous profitâmes de ce que la constipation était assez opiniâtre, et fîmes administrer deux fois par jour des demi-lavements de vin et de bouillon qui furent assez bien gardés, et n'amenèrent guère d'autre réaction qu'un peu de chaleur momentanée à la peau et un petit mouvement fébrile.

Pendant cette seconde crise la douleur précordiale fut atroce et prit la plupart des caractères qui dénotent l'angine de poitrine. Cette douleur traversait la poitrine de part en part; elle remonta d'abord vers l'épaule gauche et s'irradia dans tout le bras, qui se gonfla légèrement, et devint si douloureux, que la malade ne pouvait supporter le plus petit attouchement sans pousser des cris déchirants. Ce fut en vain qu'on enveloppa le membre dans des compresses imbibées d'une décoction très concentrée de jusquiame et de belladone, qu'on mit à la région du cœur des vésicatoires morphinés pendant huit à dix jours, il n'y eut pas de rémission marquée. Mais au bout de ce temps les symptômes cédèrent peu à peu dans le bras gauche, et en même temps ils se développèrent dans le bras droit, mais avec moins d'intensité, en sorte que les deux bras se trouvèrent pris en même temps ; puis ils disparurent à droite d'abord, et le bras le premier pris fut aussi le plus longtemps malade. Il y avait en même temps des spasmes fréquents avec suffocation, puis des demi-syncopes et des sueurs générales abondantes. La plupart de ces phénomènes n'avaient point été observés la première fois et leur absence nous avait fait rejeter l'idée d'une angine de poitrine. Cependant il n'y eut point de palpitations, et la face était plutôt vultueuse et bleuâtre que pâle ; il était aisé de voir qu'il y avait un obstacle à l'hématose. Lors des redoublements de la crise, et il y en avait cinq ou six chaque jour, les traits exprimaient une angoisse sans pareille. Pendant trois semaines environ que dura cet état si douloureux, il nous fut impossible d'ausculter notre malade, c'eût été redoubler ses souffrances sans aucun bénéfice pour elle ; lorsque nous nous crûmes permis de le faire, nous trouvâmes le cœur parfaitement calme et la respiration très pure, seulement les bruits du cœur et les bruits respiratoires étaient très faibles ; il n'y avait aucun souffle dans les vaisseaux. Le pouls, très petit, marqua 70 pulsations environ pendant tout le temps.

Comme la première fois les accidents disparurent lentement, et de temps à autre il survenait des crises qui ne duraient plus que quelques heures et n'avaient plus la même intensité. La malade put prendre sans vomir un peu de bouillon froid d'abord, puis quelques potages. Grâce à l'opium, dont on variait les préparations, on procura chaque jour quelques heures de sommeil ou du moins d'assoupissement. Enfin vers le milieu du mois de mars, madame M... nous semblant transportable, nous l'envoyâmes à la campagne et comme la première fois elle s'en trouva fort bien.

Plus de deux années se sont écoulées depuis les événements que nous venons de rapporter. Madame M... avait été reçue à prix très réduit comme pensionnaire libre dans une communauté, et de ce refuge elle nous a plusieurs fois donné de ses nouvelles. Sa santé était toujours très délabrée, mais elle n'avait plus d'accidents nerveux. Un air pur, un régime régu-

lier, une hygiène bien entendue et l'éloignement de ses incessantes préoccupations, ont été sans aucun doute les circonstances auxquelles il faut rapporter cette amélioration. Mais de
nouveaux malheurs ont accablé cette femme si éprouvée pourtant. D'abord elle a quitté un établissement où sa pension ne
pouvait plus être payée, et pour vivre elle s'est de nouveau
livrée à un travail excessif; peu de temps après elle a eu la
douleur de perdre sa fille unique, morte phthisique. Cette nouvelle épreuve a mieux été supportée qu'on ne devait le supposer. Il y a quelques semaines à peine nous avons reçu la visite
de madame M..., qui venait une dernière fois nous remercier
des soins que nous lui avions donnés, et nous apprendre que, sa
santé s'étant améliorée, elle avait été admise à entrer dans un
ordre religieux.

Telle est l'histoire de cette malade qui eût pu trouver
place dans plusieurs parties de ce travail, surtout lorsque
nous avons parlé du diagnostic des affections nerveuses
du cœur, mais que nous avons mieux aimé présenter à
part, tant à cause de son étendue que parce que les phénomènes nerveux ont été très multiples et très variés.
Les courtes réflexions que nous avons faites au cours de
notre récit nous dispensent de rien ajouter de plus.
Nous espérons avoir mis en évidence, et la nature nerveuse de l'affection, et les difficultés du diagnostic, au
début surtout, et l'influence bien manifeste de la chloro-
anémie sur toutes les phases de cette longue et grave
maladie.

APPENDICE AU CHAPITRE VI.

Marche, durée, pronostic, terminaison des affections chloro-anémiques et des névroses auxquelles elles donnent lieu.

Nous ne dirons que quelques mots sur ces divers sujets, car leur étude a été faite implicitement, tant dans ce chapitre que dans les chapitres précédents.

La chloro-anémie est assez souvent une maladie aiguë; elle ne diffère alors en rien, soit de la chlorose simple, soit de l'anémie proprement dite, et peut guérir en quelques semaines, si on lui oppose un traitement convenable, et qu'il est presque toujours alors facile de bien diriger. Dans ces cas, la constitution n'est pas profondément altérée et le pronostic n'est pas grave. Mais la chlorose et l'anémie ont peu de tendance à guérir par elles-mêmes ; elles s'éternisent quand le malade ne se soumet pas à une médication convenable dans le premier cas, à un régime réparateur dans le second, ou bien quand on n'éloigne pas avec soin les causes souvent multiples de ces deux maladies. Or, cette dernière indication n'est pas toujours facile à remplir. La chloro-anémie donne évidemment lieu aux mêmes considérations que chacune des deux espèces morbides dont elle se compose. C'est surtout lorsque celles-ci passent à l'état chronique ou se montrent d'emblée sous cette forme, qu'elles se combinent pour ne constituer plus qu'une seule entité dont la marche est d'ordinaire lente et insidieuse. Bien des gens sont chloro-anémiques pendant plusieurs années sans s'en douter, sans même se croire malades. Ils n'éprouvent en effet aucun accident sérieux, mais leur constitution se mine peu à peu; la surexcitation nerveuse se développe souvent au fur et à mesure que le sang s'appauvrit, et remplace jusqu'à un certain point les forces qui s'en vont; en sorte que ce n'est que lorsque le mal est déjà avancé et parfois sans remède, que les malades se préoccupent de leur position et demandent à leur médecin une guérison qui, dans les cas les plus heureux, sera longue et difficile. Plusieurs de nos observations sont des exemples de ce genre. Le pronostic de la chloro-anémie invétérée est grave; car si l'on parvient assez généralement à améliorer la position du malade, celui-ci conserve d'ordinaire une santé chétive. Nous ne pouvons que dans certaines limites reconstituer un sang appauvri et calmer l'éréthisme nerveux, surtout quand il dure depuis longtemps. Les fonctions restent alors affaiblies et se font mal ; aussi un peu plutôt, un peu plus tard, les malades s'éteignent dans le marasme ou succombent à une affection intercurrente légère, et la chloro-anémie n'a pas toujours été étrangère à cette funeste terminaison.

CHAPITRE VII.

Nous ne saurions nous proposer de faire la revue de tous les moyens sérieux ou non qui ont été préconisés contre les maladies nombreuses dont nous venons de nous occuper. Un tel travail, s'il était possible, car ces moyens sont innombrables, n'aurait presque aucun intérêt pratique ; nous dirons plus, il serait simplement ridicule. Ce que nous voulons, c'est chercher sur quelles bases doivent être établies les règles générales d'un traitement rationnel, en laissant à chaque médecin le soin de les adapter aux cas spéciaux de sa pratique. Conçu dans ce sens, le chapitre du traitement sera beaucoup abrégé et débarrassé de ses détails oiseux.

La plupart des phénomènes nerveux qui se rattachent à la chloro-anémie cédant avec elle, nous allons d'abord exposer le traitement de cette affection, nous aurons ensuite à parler du traitement spécial des névroses qui sont sous sa dépendance.

§ I. — Traitement général de la chloro-anémie et de ses névroses.

A. Que la chloro-anémie soit légère ou grave, aiguë ou chronique, compliquée ou non d'accidents nerveux, il y a toujours une indication capitale à remplir, reconstituer les globules rouges du sang. Dans les cas simples et légers, on le fait sans beaucoup de peine; il faut beaucoup d'art, beaucoup de temps, du tact et de la science pour réussir dans les cas graves et complexes.

Moyens hygiéniques. — Lorsqu'il y a plutôt anémie que chlorose, lorsque la maladie relève de causes facilement appréciables, telles que la misère, les privations, les veilles prolongées, un travail excessif, le défaut d'exercice, le manque d'air, de soleil, une habitation humide, il ne faut assez souvent pour guérir que placer le malade dans des conditions hygiéniques opposées à celles qui ont développé la maladie. C'est, par malheur, ce qu'il n'est pas toujours facile de faire. Comment en effet dispenser d'un labeur pénible celui qui n'a pas d'autres moyens d'existence et dont le travail soutient quelquefois une famille entière? Comment lui procurer de la bonne viande, du bon vin, une habitation salubre, des vêtements chauds, propres, etc., toutes conditions indispensables pourtant pour amener et consolider la guérison? Dans ces cas si fréquents, le médecin a quelque chose de plus à faire que de formuler une prescription qu'il sait inexécutable et de se retirer; il doit examiner avec un soin minutieux les conditions dans lesquelles se trouve son malade, afin de lui indiquer comment il pourra tirer tout le parti possible des plus petites ressources. Autant qu'il se pourra, il surveillera l'exécution de ses prescriptions; au besoin il appellera à son aide les ressources presque toujours inépuisables d'une ingénieuse charité. Le médecin ne doit pas craindre de compromettre sa dignité ni le prestige de son art en descendant dans ces infimes détails, nous sommes au contraire convaincu que l'un et l'autre ne peuvent qu'en être rehaussés. La médecine morale a son importance toujours, mais plus encore peut-être dans les circonstances dont nous parlons. Nous ne voulons pas du reste insister sur ce sujet, qu'il suffit d'avoir indiqué; l'épuiser, serait un hors-d'œuvre.

Mais chez les personnes aisées elles-mêmes, les prescriptions de l'hygiène sont souvent d'une exécution difficile et qui parfois même offre un côté dangereux. Comment, par exemple, faire renoncer un homme d'étude au travail du cabinet, un homme d'affaires à ses occupations habituelles, une femme du monde aux plaisirs, aux veilles prolongées? Comment à des habitudes molles et oisives substituer des habitudes opposées? Tout cela est cependant souvent nécessaire. Pour peu que le médecin manque de prudence, il fera naître l'ennui, les regrets, le dégoût, ou bien encore des préoccupations d'un autre ordre que celles qu'il a supprimées, mais tout aussi peu hygiéniques, et, loin de s'améliorer, l'état du malade s'aggravera. Dans les conseils de ce genre, il est donc important avant tout que le médecin s'enquière des goûts et des habitudes de son malade pour les contrarier le moins possible. L'observation d'une bonne hygiène est peut-être ce qu'il y a de plus important dans le traitement des affections chloro-anémiques; elle suffit seule à la guérison dans beaucoup de cas, elle est indispensable dans tous; mais l'hygiène seule est impuissante dans un grand nombre de circonstances, surtout lorsque la maladie est grave ou dure depuis longtemps.

Régime. — Le régime à prescrire aux chloro-anémiques mérite de la part du médecin la plus sérieuse attention. D'une manière générale, il-doit être tel qu'il puisse fortifier la constitution, soutenir les forces qui restent, réparer celles qui sont déjà perdues. A cet effet, on recommande aux malades de faire usage de viandes noires et rôties, de boire du vin, etc. Mais ces conseils ne doivent pas être donnés d'une manière trop absolue. Un tel régime répugne à beaucoup de malades, qui ne le supportent qu'avec beaucoup de difficultés; il aggrave quelquefois leurs maux et il est presque toujours promptement abandonné. Il nous paraît plus rationnel et plus avantageux de choisir les aliments parmi ceux que le malade accepte le plus volontiers, sans trop s'astreindre à ne lui permettre que ceux qui ont des propriétés nutritives très développées. L'important ici, c'est moins d'aller vite que d'aller toujours en avançant, et il vaut mieux nourrir très légèrement son malade en flattant ses goûts et son appétit que de s'exposer à charger son estomac d'aliments pour lesquels il a de la répugnance, qui ne sont presque jamais assimilés, qui dérangent souvent les fonctions digestives si susceptibles d'ordinaire dans ces sortes de maladies, et qui dès lors nourrissent moins que des aliments de qualité inférieure, mais mieux tolérés.

Ferrugineux. — Souvent il faut plus qu'une bonne hygiène générale, plus qu'une bonne alimentation, pour reconstituer les globules du sang; le fer est alors le plus efficace des moyens employés à cet effet. Presque tous les chloro-anémiques guérissent par l'usage du fer associé à un régime convenable, et chez la plupart la guérison ne peut être obtenue sans ce médicament. Nous ne dis-

cuterons pas ici de la préférence à donner aux préparations ferrugineuses, solubles ou insolubles; nous ne
pourrions que répéter ce qui a été dit maintes fois pour
ou contre. Qu'il nous suffise de faire observer que quelle
que soit la nature première de la préparation choisie, la
condition essentielle, c'est qu'elle devienne soluble dans
l'estomac. Il faut aussi tenir compte, dans le choix de la
préparation ferrugineuse, de certaines prédispositions
individuelles qui font que le fer, parfaitement toléré sous
une forme par un malade, ne le sera plus sous la même
forme par un autre, et réciproquement. Nous avons souvent cherché à nous expliquer ce fait, et à prévoir les
circonstances qui devaient lui donner naissance, sans y
avoir réussi jusqu'ici. Nous sommes donc forcé de l'accepter tel qu'il est, et de convenir que nous n'avons guère
d'autre règle que le tâtonnement pour choisir la préparation ferrugineuse qui convient le mieux. Assez ordinairement nous prescrivons d'abord le fer réduit par l'hydrogène, ou le fer porphyrisé, parce que ces médicaments
se prennent sous un petit volume; que leur saveur est
facile à masquer par un enveloppement, et qu'ils en ont
peu d'ailleurs; que le dosage en est commode, le malade
pouvant le faire lui-même à l'aide d'une petite spatule;
qu'ils nous réussissent dans la plupart des cas, et que ces
préparations sont meilleur marché qu'aucune autre.
Nous employons aussi avec avantage le lactate de fer, le
sous-carbonate; l'eau ferrée pure et simple, coupée avec
du vin, comme boisson alimentaire; l'eau de Quesneville,
les pilules de Blaud ou Vallet assez indistinctement; celles
de Blancard ou les dragées de Gilles, dans les cas où nous

croyons utile d'associer les effets de l'iode à ceux du fer ; enfin, dans quelques circonstances plus rares, les eaux minérales ferrugineuses naturelles, principalement celles d'Auteuil, de Passy, de Spa, de Bussang.

Nous pensons qu'avec ces divers médicaments on peut remplir toutes les indications, mais il faut parfois en essayer plusieurs ; nous avons même rencontré quelques cas dans lesquels nous n'avons pu obtenir la tolérance, sous quelque forme que nous ayons donné le fer : il survenait aussitôt des maux d'estomac et des coliques. Lorsque l'usage du fer doit être continué longtemps, il nous a toujours paru bon de changer la forme du médicament au bout de cinq à six semaines, ou mieux de laisser alors les malades se reposer pendant une quinzaine de jours. Nous croyons inutile de parler de la posologie du fer, que chacun connaît parfaitement ; nous avons pour habitude de commencer par des doses très minimes pour tâter la susceptibilité de notre malade ; nous n'arrivons que progressivement aux doses qui sont communément employées, et nous ne les dépassons jamais pour ne pas nous exposer à fatiguer les organes digestifs. Nous croyons enfin que l'usage du fer doit être continué un certain temps même après la guérison. Nous ne rechercherons pas ici à déterminer comment agit le fer, s'il passe en nature dans les globules du sang, ou s'il n'agit sur la recomposition de ce liquide que par ses propriétés moléculaires catalytiques, et si la reproduction de ce métal dans les globules ne s'opère pas chez les chloro-anémiques de la même manière qu'elle s'opère chez les personnes bien portantes ; c'est-à-dire si ce n'est pas aux aliments ordinaires que le sang emprunte le fer qu'il contient, et si ce métal, pour s'assimiler, n'a pas besoin déjà d'être contenu dans une substance organique, animale ou végétale. Les cas de guérison spontanée de la chlorose, ceux dans lesquels les martiaux échouent, les succès obtenus par d'autres métaux, par le manganèse surtout, militent sans doute en faveur de cette manière de voir; mais s'il serait fort intéressant de soulever le voile qui couvre le *cur ferrum sanat?* il est autrement important de savoir que le fer guérit, et nous le savons.

Autres métaux. — Cependant toutes les chloro-anémies ne guérissent pas par le fer, pas plus que toutes les fièvres intermittentes ne guérissent par le sulfate de quinine. Il est des malades qui ont été longtemps bourrés de ce métal, et qui restent pâles, faibles et anémiques. C'est surtout dans ces cas qu'on a cherché à remplacer le fer par le manganèse, ou à associer l'action de ces deux métaux comme l'ont fait MM. Hannon et Pétrequin. Nous n'avons jamais employé le manganèse, et nous nous abstiendrons de formuler une opinion sur ce médicament. Nous en dirons autant des armures métalliques du docteur Burcq. Toutefois nous devons faire ressortir l'idée théorique qui guide ce médecin dans l'application de sa méthode. Pour lui, la chlorose est un état nerveux asthénique ou négatif, caractérisé par l'anesthésie, l'amyosthénie, l'aménorrhée, etc. Cet état se guérit par n'importe quel agent qui ramène la sensibilité, la myotilité, la menstruation, etc., et le fer à l'intérieur n'agit pas autrement que ne le fait une armature de ce métal. Cette armature agit sur l'innervation, et dès que cette fonction est rétablie, la chlorose guérit seule. Partant de ce principe, M. Burcq forme, suivant les circonstances, ses armures de divers métaux et leur donne différentes formes. Mais l'expérience ne nous paraît pas avoir encore prononcé sur les vues un peu théoriques de ce médecin (1).

Amers. — Nous avons à parler maintenant des toniques amers auxquels nous accordons une grande valeur. Nous dirons même que nous y soumettons d'une manière générale tous nos chloro-anémiques. A cette médication se rattachent plusieurs ordres moyens, car tous ses agents ne sont pas pharmaceutiques. Les médicaments qui nous sont le plus familiers, sont le quinquina, le quassia amara, le colombo, la rhubarbe et l'opium. Souvent nous faisons entrer plusieurs de ces substances dans la formule d'un vin composé. L'une des meilleures formules est la suivante :

℞ Quinquina gris et jaune, de chaque . . . 15 gram.
   Quassia amara ou gentiane. . . . . . . 10 gram.
   Rhubarbe. . . . . 2 à 5 gram.
   Écorces d'oranges amères. . . . . 10 gram.
M. Conc. Mouillez avec :
   Bonne eau-de-vie. . . . . 100 gram.

Douze heures après, ajoutez : vin rouge de bonne qualité, un litre ; laissez macérer quatre ou cinq jours, en agitant de temps en temps, puis filtrez.

Chez les sujets trop faibles ou auxquels le vin répugne, nous employons les mêmes substances en décoction ou en simple macération aqueuse, à la dose d'un petit verre à liqueur avant chaque repas principal, ou après, lorsque

____

(1) *Académie de médecine,* 19 juin 1860.

nous donnons le fer au commencement du repas. D'autres fois nous prescrivons des paquets composés dans lesquels nous faisons entrer les extraits ou les poudres des substances précédemment nommées, de la magnésie et souvent du fer. En unissant le fer à un peu d'opium, on le fait mieux tolérer, mais il est bon alors d'ajouter aussi un peu de magnésie ou d'aloès pour empêcher que la constipation ne devienne trop opiniâtre. La rhubarbe est toujours employée à petites doses, parce que nous avons remarqué que très souvent, chez les chlorotiques, elle donnait lieu à des coliques vives et à des crampes d'estomac ; c'est aussi pour éviter ces effets que nous lui associons presque toujours l'opium. Les vins de quinquina et de gentiane nous paraissent les meilleurs toniques à donner aux chloro-anémiques, mais leur prix assez élevé en interdit l'emploi chez un assez grand nombre ; dans ce cas ils sont avantageusement suppléés par des poudres composées.

La petite centaurée, le chardon-bénit, l'absinthe, l'armoise, la myrrhe, le succin, l'hysope, la mélisse, le tannin, l'écorce de marronnier d'Inde, etc., ont été employés avec plus ou moins de succès dans le traitement de la chloro-anémie. Ces substances s'administrent soit en tisanes, soit en pilules faites avec la poudre ou l'extrait, soit dans des potions. Nous devons encore noter ici les frictions excitantes, sèches ou alcooliques, les liniments rubéfiants, les fumigations, etc. Tous ces moyens peuvent trouver leurs indications, mais ils sont rarement utiles dans la chloro-anémie simple, qui guérit très bien sans une médication aussi compliquée.

Lavements de vin. — Les lavements de vin appartiennent aussi à la médication tonique. Ils ont été proposés par M. Aran, qui a guéri plusieurs chlorotiques par ce seul moyen. Nous les avons aussi quelquefois employés avec succès, alors que l'estomac des malades refusait toute espèce de médicaments ou d'aliments. Comme nous nous proposions alors de nourrir tout autant que de stimuler, nous faisions donner deux fois par jour un quart de lavement composé d'un mélange à parties égales de vin et de bouillon gras très réduit. Cette quantité était généralement bien gardée ; jamais nous n'avons vu se produire aucun signe d'ébriété.

Hydrothérapie. — Le froid est un excellent tonique quand son action n'est ni trop intense ni trop prolongée. Pour obtenir des effets toniques du froid, il faut aussi qu'à la soustraction du calorique succède une réaction vive et prompte.

L'hydrothérapie a pour objet de remplir dans des limites convenables ces diverses conditions ; voici l'exposé rapide des procédés les plus ordinaires que cette méthode curative emploie. Un malade est échauffé dans une étuve ou par tout autre moyen ; on le soumet alors d'une certaine manière et pendant un certain temps à l'action de l'eau, dont la température peu élevée varie cependant en raison des circonstances et des effets qu'on se propose de réaliser. Le malade se refroidit ; mais comme on lui a préalablement communiqué un excès de calorique, il ne perd en réalité que fort peu de sa chaleur propre ; d'ailleurs il est promptement réchauffé par des frictions, par le massage, par des enveloppements chauds, au besoin par un nouveau séjour dans l'étuve. De plus, il lui est en général prescrit de maintenir cette chaleur par un exercice un peu forcé, par l'ingestion de boissons chaudes, par un repas, etc. Le froid, en saisissant brusquement le malade, a resserré les pores de sa peau, il y a eu un moment de concentration générale. Sous l'influence de la chaleur qui lui succède, la circulation capillaire s'accélère dans cette vaste membrane ; l'absorption et l'exaltation cutanée augmentent aussi, et ce surcroît d'activité se propageant bientôt aux autres organes, leurs fonctions se font mieux. Tout le système participe à la réaction, et un état général de bien-être se fait sentir. Si l'on s'est borné à agir sur une étendue limitée de la peau, il ne se produit d'abord que des effets locaux, mais ceux-ci ne tardent guère à déterminer une sorte de révulsion générale qui est nécessairement en rapport avec leur intensité. Si au contraire l'action du froid est trop prolongée ou trop intense, elle cesse d'être tonique, elle devient sédative, car dans ces cas la réaction ne s'opère plus ou s'opère mal. C'est ainsi que par l'application méthodique d'un même moyen, on peut obtenir des effets diamétralement opposés et que l'on gradue à sa volonté. Enfin, pour augmenter l'action tonique ou sédative du froid, on peut l'administrer avec des eaux minéralisées. Les procédés qu'emploie l'hydrothérapie renversent de fond en comble les idées de notre enfance sur le danger des refroidissements et de la suppression brusque de la transpiration. Aussi, malgré les succès qu'on obtient de cette méthode, se trouve-t-il encore un grand nombre de malades qui refusent de s'y soumettre, et même des médecins qui n'osent pas la prescrire. En revanche, quelques-uns ont demandé à l'hydrothérapie plus qu'elle ne pouvait donner. Non-seulement cette méthode n'est point une panacée contre toutes nos maladies, mais nous sommes convaincu que bien souvent elle offre des dangers, et que si ses indications sont nombreuses, ses contre-indications ne le sont pas moins. Il est trop tôt sans doute pour dire ce qu'il y a de trop absolu dans les prétentions des médecins hydropathes, mais les faits permettent déjà d'assurer que dans un grand nombre de maladies chroniques, l'hydrothérapie appliquée par des hommes expérimentés peut rendre de grands services.

On ne recherche guère chez les chloro-anémiques que les effets toniques du froid, à moins qu'il n'y ait accidentellement chez eux une très forte surexcitation nerveuse, dont on croira utile de les débarrasser d'abord en faisant appel aux propriétés sédatives de cet agent. En général, les bains de mer, ou simplement les bains de rivière, leur conviennent, mais ils doivent les prendre courts, afin que la réaction s'opère facilement. Par la même raison, il vaut mieux qu'ils aillent chercher leur bain à pied et en mouillant un peu leur chemise que de s'y faire transporter. Il faut aussi qu'ils marchent et même qu'ils mangent aussitôt après leur bain; la digestion, parfois si difficile chez eux, se fait quelquefois mieux après un bain froid.

L'hydrothérapie proprement dite rendra de grands services dans les cas où les malades seront trop faibles pour prendre ces bains, mais elle doit être alors essayée avec beaucoup de ménagements. Nous avons vu des personnes qu'on avait d'emblée, et pendant cinq à dix minutes, soumises soit à des affusions froides, soit à des

enveloppements dans le drap mouillé avec ou sans suda-
tion préalable, en être fortement incommodées. Ces moyens
sont trop énergiques pour des sujets très affaiblis; chez
eux la réaction ne se fait pas. Nous nous sommes au
contraire presque toujours trouvé bien de faire faire pendant quelques secondes seulement des lotions sur tout
le corps avec une éponge très humide; ce refroidissement
moins considérable est cependant suffisant, et la réaction
s'opère bien. Ce n'est que plus tard et lorsque les forces
du malade se sont notablement accrues, qu'il convient de
recourir au drap mouillé, aux bains par immersion, aux
affusions et aux douches en gerbe ou en jet. Enfin chez
les malades dont le système nerveux est très sensible,
l'hydrothérapie n'est pas toujours bien tolérée. Les premiers essais, quelque ménagés qu'ils soient, déterminent
des crises nerveuses parfois très violentes; peut-être
qu'avec de la persévérance on se rendrait maître de ces
accidents, mais on est presque toujours forcé d'inter-
rompre le traitement, parce qu'alors les malades refusent
formellement des moyens qui déterminent chez eux
d'aussi violentes secousses.

Nous devions exposer ici les principes généraux du
traitement hydrothérapique, mais nous ne saurions entrer
dans le détail des règles particulières. Celles-ci sont d'ailleurs extrêmement variables, car l'hydrothérapie se prête
avec une facilité presque sans égale à toutes les exigences : variation dans le degré auquel on porte la suda-
tion; variation dans la température de l'eau, dans la durée
et dans le mode de son emploi, dans l'étendue de la surface du corps qu'on met en contact avec elle; variation

dans le mode de réaction et dans le degré auquel on le porte, etc. Comme résultats, l'hydrothérapie produit à volonté des effets toniques, sédatifs, révulsifs, dérivatifs, résolutifs, et si l'on sait se servir de ce moyen, on obtient et l'on gradue chacun de ses effets à sa volonté.

Exercice. -- Nous croyons inutile de parler avec détail de la promenade, de l'équitation, des courses en voiture, de la gymnastique, des distractions de toute sorte, etc., moyens qui rentrent évidemment dans les prescriptions hygiéniques dont nous nous sommes déjà occupé ; nous ferons observer seulement qu'ils doivent être mis en usage avec discernement et dans une mesure proportionnée aux forces des malades.

La médication tonique dont nous venons de passer en revue les agents principaux comporte, on le voit, des moyens très variés et qui ont même quelquefois plusieurs modes d'action : tel est l'opium, tels sont certains purgatifs. C'est cette médication qui doit être opposée à tous les cas de chloro-anémie, et elle réussit à peu près toujours, lorsque la maladie n'est ni trop grave ni trop ancienne. Alors même, c'est encore de cette médication bien entendue qu'on obtient les meilleurs résultats.

Purgatifs. — Les purgatifs nous ont toujours paru fort utiles dans le traitement de la chloro-anémie. Hoffmann, qui a fortement insisté sur les avantages de cette médication, donnait de préférence des drastiques ; comme nous avons une certaine répugnance à manier ces médi-caments qui peuvent déterminer de l'irritation et une superpurgation, nous aimons mieux tenir le ventre libre avec de petites doses d'huile de ricin ou de sels neutres.

Ce n'est pas à dire pour cela que nous proscrivions complétement l'usage des drastiques, mais presque toujours nous les faisons prendre en mangeant. Mêlés au bol alimentaire, leur action sur les voies digestives est moins directe et moins irritante. C'est ainsi que nous nous sommes souvent bien trouvé de prescrire à nos malades, surtout au repas du soir, un peu d'aloès, de résine de jalap ou de scammonée. Quelquefois ces substances sont associées au fer et à de très petites doses de noix vomique. Les constipations les plus opiniâtres cèdent à l'emploi de ces moyens convenablement dirigés. Le choix du purgatif a souvent une certaine importance, non-seulement parce qu'il en est qui donnent aux malades des coliques violentes, ce qu'il faut éviter; mais aussi parce qu'on se propose souvent de remplir, en même temps qu'on relâche le ventre, quelque indication spéciale. Ainsi la rhubarbe convient quand on veut stimuler les digestions ; la magnésie, lorsqu'il y a des gaz dans l'estomac ou dans les intestins ; les sels neutres, quand il y a un peu de paresse dans les fonctions de l'intestin ; le calomel, quand on veut modifier la nature des selles et agir sur tout le tube digestif, mais plus particulièrement sur l'intestin grêle ; l'aloès, sur le gros intestin, etc. La vertu d'un médicament longtemps continué s'émousse promptement, et pour obtenir l'effet cherché, il faut en augmenter les doses, ce qui n'est pas toujours sans inconvénient. C'est pour cela que nous sommes dans l'habitude de varier nos purgatifs de manière à les employer toujours aux doses les plus minimes possible. Par la même raison nous les faisons alterner avec des lavements émollients, salins ou huileux.

Émissions sanguines. — Il semble que les émissions sanguines ne doivent jamais être indiquées dans une maladie qui dépend surtout de l'appauvrissement du sang ; cependant il n'en est pas toujours ainsi, et à part les cas où une inflammation franche intercurrente oblige de recourir à ce moyen, il s'en présente aussi quelques-uns où une petite saignée soulage momentanément. C'est ainsi que quelques sangsues appliquées aux tempes, sur le trajet des veines jugulaires ou à l'anus, enlèveront quelquefois une céphalalgie qui aura résisté à tous les autres moyens ; appliquées aux genoux ou à la partie interne des cuisses, elles favoriseront parfois l'éruption des règles ; une petite saignée du bras peut faire céder un accès d'asthme inquiétant, etc. Mais nous croyons que pour recourir aux émissions sanguines, il faut s'y trouver contraint par une circonstance impérieuse et que l'anémie ne soit pas trop prononcée. D'une manière générale, les saignées doivent être bannies du traitement de la chloro-anémie.

Ventouses. — Dans les cas où les saignées paraissent indiquées pour parer à un symptôme, nous leur préférons de beaucoup les ventouses sèches révulsives, qui ont l'avantage d'appeler le sang momentanément vers une partie où son affluence ne peut nuire, de dégager ainsi les parties menacées, et cela sans soustraction de ce liquide précieux. Les ventouses sèches nous ont aussi servi plusieurs fois à arrêter des hémorrhagies répétées et qui avaient jeté les sujets dans la plus profonde anémie. Appliquées sur les seins, elles peuvent arrêter une métrorrhagie ; sur les cuisses, aider les règles, dégager une congestion cérébrale ou pulmonaire. Nous fûmes une fois appelé en toute hâte près d'un malade qui avait une épistaxis grave depuis douze à quinze jours et que son médecin n'arrêtait qu'en lui faisant une saignée chaque fois que le sang partait. Le malade, presque mourant, nous tendit machinalement le bras; sa femme avait tout préparé par avance pour une saignée, qu'elle nous conjurait de faire au plus vite. Quatre ventouses sèches furent appliquées avec des verres de table sur les épaules et sur la partie supérieure de la poitrine; le sang s'arrêta presque aussitôt et ne reparut plus. Le fer, le quinquina, le régime analeptique et le repos rétablirent promptement ce malade.

Transfusion. — Nous ne parlerons pas de la transfusion, que nous n'avons jamais faite ni vu faire, mais qui a été proposée dans les cas de chloro-anémie hémorrhagique.

B. ÉTAT NERVEUX. — Nous avons vu que l'appauvrissement du sang n'est pas toujours le seul élément de la chloro-anémie, il s'y joint le plus souvent un état nerveux que nous voulons bien regarder jusqu'à un certain point comme consécutif, mais que plusieurs auteurs recommandables ont considéré comme constituant l'essence même de la maladie et produisant secondairement l'altération sanguine. Quoi qu'il en soit, il est certaines circonstances où il devient utile de s'adresser de prime abord à cet élément nerveux, et dans lesquelles tous les moyens employés pour reconstituer le sang échouent, tant qu'on ne s'est pas débarrassé de l'éréthisme nerveux. Ce qui n'empêche pas que l'effet contraire s'observe le plus souvent, et qu'on voie tous les phénomènes de sur-excitation nerveuse disparaître comme par enchantement, à mesure que le sang se reconstitue. Ce résultat n'a rien de surprenant, pour peu qu'on se rappelle ce que nous avons dit de l'influence de la composition du sang sur le développement de l'état nerveux. Mais comme cette in-fluence est réciproque, et que nous croyons l'avoir aussi démontré, la surexcitation nerveuse, qu'elle soit primitive ou acquise, altère peu à peu les qualités du sang ; cette surexcitation, si l'on ne vient à bout de la faire tomber, est quelquefois un obstacle sérieux à la reconstitution de ce liquide, et dès lors à la guérison. Dans les cas de ce genre, le traitement est presque toujours très difficile à diriger.

Traitement moral. — Après l'attention toute particu-lière donnée au régime alimentaire dans les cas de sur-excitation nerveuse très prononcée, et qu'on doit prendre garde de rendre dès le début trop excitant, ou seulement trop tonique, il faut surtout se préoccuper de l'état moral du malade. Celui-ci étant d'une impressionnabilité extrême, on lui épargnera avec soin toutes les émotions vives. Souvent l'état nerveux a son point de départ dans des chagrins réels ou imaginaires, dans des préoccupa-tions de fortune, d'avenir, dans des goûts contrariés, dans une trop grande condescendance aux fantaisies du malade de la part des personnes qui l'entourent, dans des veilles prolongées, dans des travaux excessifs, etc. Lors-que le médecin pourra soupçonner l'existence d'une cause morale, il s'appliquera à en démêler la nature, et comme, dans tous les cas, les sentiments intellectuels et affectifs du malade sont alors plus ou moins agacés, il faudra recommander la plus grande prudence dans les rapports des personnes qui l'approchent. Si le médecin peut devenir son ami, gagner toute sa confiance, il aura déjà beaucoup fait pour la guérison, car il sera plus à même par ses conseils de combattre la susceptibilité nerveuse, de ramener le calme dans son esprit. Nous ne saurions formuler ici la conduite à tenir dans les cas spéciaux, puisque c'est souvent dans son cœur que l'homme de l'art trouvera les moyens les plus sûrs de combattre la cause de l'état nerveux.

Bains. — Parmi les moyens généraux capables de faire tomber l'éréthisme nerveux, les grands bains et les demi-bains ont beaucoup de valeur. Toutefois les premiers nous semblent bien préférables. Les bains doivent dans ces cas être donnés un peu plus que tièdes et prolongés autant que le permettent les forces du malade. Leur durée moyenne peut être évaluée à une demi-heure, trois quarts d'heure. L'administration des bains demande une grande prudence, car ils ne sont pas toujours également bien supportés et exaspèrent quelquefois l'état nerveux. Nous avons plusieurs fois vu nos malades être pris de spasmes violents en y entrant; alors nous croyons qu'il vaut mieux ne pas insister sur ce moyen. Si au contraire le malade n'éprouve dans le bain qu'un certain malaise, qu'une exaspération passagère et faible des accidents qui le tourmentent, nous passons outre, parce que nous avons vu dans ces cas, fort communs d'ailleurs, l'effet sédatif du bain se produire plus tard. Nous n'avons jamais prescrit contre l'éréthisme nerveux

que des bains simples, savonneux ou alcalins. Il est déjà
assez difficile de bien administrer ceux-ci dans les mai-
sons particulières, pour que nous n'ayons point osé ris-
quer les bains avec douches ou affusions, les bains de va-
peur, etc. Cependant nous concevons que ces moyens
doivent dans certains cas présenter des avantages auxquels
il est bon de ne pas renoncer.

Narcotiques. — L'opium est sans contredit un des
médicaments qui est le plus utile pour combattre la susceptibilité nerveuse générale ou locale. La manière de
l'employer varie extrêmement et est souvent pour beaucoup dans le résultat qu'on obtient. Les sirops de morphine, d'opium, de diacode, sont des médicaments faciles
à manier; ils peuvent se donner dans une potion légèrement aromatique, à la dose de 20 à 30 grammes, ou purs,
par cuillerées à café cinq ou six fois par jour. On main-
tient ainsi le malade dans un état d'engourdissement ou
plutôt de calme. Le soir, nous prescrivons assez souvent
une pilule d'extrait aqueux d'opium de 25 milligrammes à 5 centigrammes, ou bien 8 à 10 gouttes de
laudanum dans un demi-quart de lavement. Souvent
aussi nous associons l'opium brut à quelques poudres
toniques, comme nous l'avons dit précédemment. Chaque
fois que ce médicament doit être continué longtemps, il
faut surveiller avec attention l'état des garderobes, et
parer à la constipation qu'il ne manque guère d'augmenter, par les moyens appropriés et que nous avons déjà
fait connaître.

Mais quels que soient les avantages de l'opium, il a
aussi ses inconvénients et partant ses contre-indications.

D'abord les malades s'y habituent promptement, et il faut en élever les doses. Le meilleur moyen d'y obvier nous paraît d'en suspendre de temps à autre l'emploi. En second lieu, et ceci est plus grave, loin de calmer, l'opium agite quelquefois le système nerveux, surtout à petites doses. Il donne à quelques malades des rêves fatigants, une sorte de délire, il aggrave certainement l'agacement général. Dans ces cas, nous avons plusieurs fois vu disparaître tous ces phénomènes en augmentant brusquement la dose du médicament, puis en suspendant son emploi au bout de quelques jours. On produit alors une sorte de narcotisme qui, tant qu'il dure, fait tomber la surexcitation nerveuse ; celle-ci ne se reproduit pas toujours au moins au même degré, et lorsqu'elle revient, il est alors assez souvent possible de l'attaquer heureusement avec des quantités moindres d'opium. Les sels de morphine sont en général les préparations qui procurent le plus de calme, mais elles jettent beaucoup de personnes dans un état de prostration extrême ; dans d'autres cas, elles donnent facilement lieu à des vomissements ou à un état nauséeux très fatigant et qui oblige de renoncer à leur usage. Ces effets des sels de morphine nous ont paru se produire d'autant plus facilement que le sujet était plus faible, aussi on les observe souvent chez les chloro-anémiques. Dans ces cas, si l'opium est formellement indiqué, il faut s'adresser à quelque autre préparation. Le laudanum, et surtout l'opium brut, dont l'emploi n'est peut-être pas assez généralisé, ont assez rarement ces inconvénients. La tolérance de l'opium peut également s'obtenir en lui associant quelques substances aromatiques dont l'emploi est d'ailleurs presque toujours indiqué dans les cas de surexcitation nerveuse. Nous ne faisons que signaler en passant la médication opiacée externe, par frictions, cataplasmes, vésicatoires, etc. L'absorption de l'opium se fait très bien par la peau, surtout quand l'épiderme en a été soulevé, et les effets généraux sont les mêmes que lorsque ce médicament a été administré à l'intérieur ; il y a, de plus, un effet sédatif local très prononcé, ce qui fait que la méthode endermique est surtout préférée lorsqu'on recherche cet effet. Rappelons également que le laudanum administré en lavement agit souvent plus vite et avec plus d'énergie que donné par les voies supérieures.

Aucun des succédanés de l'opium n'a sa valeur, à beaucoup près, pour combattre l'éréthisme nerveux ; cependant tous peuvent être utiles, surtout dans les cas où celui-ci échoue ou se trouve contre-indiqué. La thridace nous a plusieurs fois donné de bons effets ; le meilleur mode d'administration est la forme pilulaire ou le sirop. A la dose moyenne de 10 à 15 centigrammes, elle ne nous a jamais paru très active ; nous donnons cette dose toutes les demi-heures ou une cuillerée à bouche de sirop pur jusqu'à effet sédatif : nous avons quelquefois administré ainsi 1 et jusqu'à 2 grammes de cette base dans les vingt-quatre heures sans qu'il soit jamais survenu d'accidents. L'effet de la thridace, même à haute dose, est bien moins sûr que celui de l'opium. On lui préfère généralement aujourd'hui le lactucarium, qui s'emploie à peu près de la même manière et paraît être bien plus actif.

La belladone convient surtout pour combattre l'élément névralgique de la surexcitation nerveuse. Nous n'en avons jamais obtenu d'effets bien marqués, lorsque nous avons cherché à opposer ce médicament à un éréthisme général du système nerveux. Les pilules dites de Bretonneau, une toutes les trois ou quatre heures, ou bien de la même manière quatre ou cinq gouttes d'une solution d'un centigramme d'atropine ou du sulfate de cette base dans 100 gouttes d'eau distillée, sont les formes sous lesquelles nous l'avons administré dans ces cas.

Nous n'avons que fort rarement employé les préparations d'aconit, de ciguë, de stramoine, de jusquiame, et nous n'avons pas d'opinion bien faite sur la valeur de ces médicaments, que nous croyons cependant nous avoir rendu quelques services comme succédanés de l'opium; il y aurait peut-être des études à faire à ce sujet.

Antispasmodiques. — Il faudrait beaucoup de temps pour passer en revue la longue liste des antispasmodiques, mais nous n'avons pas grande confiance dans ces moyens dont l'effet est incertain et fugitif. Il est pourtant quelques-uns d'entre eux dont l'usage est quotidien et pour ainsi dire banal. Les antispasmodiques comprennent des médicaments nombreux et dont l'action est la plus variée. Nous croyons cependant que, sous le rapport de leurs effets, ils peuvent être divisés en deux ordres principaux, comme l'a fait Virey (1) : ceux qui diminuent ou affaiblissent l'excitabilité nerveuse, et ceux qui la fortifient

(1) *Dictionnaire des sciences médicales*, t. II, p. 212.

ou l'accroissent. Les narcotiques dont nous venons de parler sont des antispasmodiques qui appartiennent au premier ordre, et ceux-ci nous paraissent avoir une grande valeur ; il en est de même des bains, et il nous reste à citer parmi les médicaments les plus importants après eux, la valériane, l'asa fœtida, le musc, le castoréum, qui tous ont une action à peu près analogue ; leur odeur forte et souvent repoussante produit quelquefois une sédation assez marquée du système nerveux, et pendant qu'elle dure, on peut donner quelques médicaments d'un effet plus certain et plus permanent ou qui n'étaient pas auparavant tolérés, comme de l'opium par exemple. Dans d'autres cas, la débilité nerveuse étant très grande, il est utile de stimuler un peu les forces pour soutenir le malade et le préparer à la médication reconstituante qui est en définitive la seule qui puisse donner un succès soutenu. C'est dans ce dessein qu'on emploie l'éther, le vin, l'alcool, les huiles volatiles, l'ammoniaque, etc. Nous ne saurions parler des détails infinis que comporte le mode d'administration de ces médicaments, moins encore des combinaisons dans lesquelles on les fait entrer, il faudrait pour cela écrire tout un chapitre de la matière médicale et de la pharmacie. Quant aux indications qui réclament la médication antispasmodique, elles sont tellement nombreuses qu'on ne peut les prévoir toutes. L'essentiel est de bien déterminer si, dans le cas spécial qui se présente, il y a diminution, suspension de l'action nerveuse ou exaltation de cette action. Dans le premier cas, quelques cuillerées d'un vin généreux, quelques gouttes d'une teinture alcoolique stimulante, comme l'eau

composée de mélisse, la liqueur d'Hoffmann, une infusion de thé, de tilleul, de sauge, seront souvent utiles.
Dans des cas plus graves, on fera respirer au malade des
odeurs fortes et piquantes, comme celles de l'éther et de
l'ammoniaque, on fera des frictions excitantes sur tout
le corps ou sur quelques-unes de ses parties, soit avec
une flanelle sèche ou imprégnée de vapeurs aromatiques,
soit avec un liniment volatil; enfin, dans un cas très
grave, il est souvent utile de réveiller l'excitation nerveuse ou de la régulariser par l'application de révulsifs
puissants à la peau, tels que sinapismes, vésicatoires à
l'ammoniaque ou à l'eau bouillante et même cautérisation transcurrente. Mais il ne faut pas oublier que l'emploi de ces moyens extrêmes est souvent suivi d'un anéan-
tissement profond, ce qui fait qu'il faut être sobre de leur
emploi et surveiller avec attention les phénomènes qui
se présentent.

Lorsqu'on se propose au contraire de diminuer la
surexcitabilité nerveuse et qu'on n'y réussit pas par le
repos, l'air frais, les bains, il sera souvent utile de faire
administrer quelques lavements de valériane ou d'asa
fœtida ou camphrés. Ces médicaments pourront encore
être prescrits en pilules, soit seuls, soit associés à l'oxyde
de zinc et à l'opium. Nous n'avons jamais retiré d'action
du musc ou du castoréum, à moins que nous n'ayons
donné ces médicaments à une dose très élevée; nous en
avons porté plusieurs fois la dose jusqu'à 2 grammes
sans effets marqués. Peut-être leur sophistication si fréquente est-elle une des causes de ces insuccès. En quelques mots, sans nier les services que peuvent rendre les

antispasmodiques proprement dits, nous croyons que ces services, assez souvent contestables, doivent presque toujours être rapportés aux moyens qu'on a coutume d'associer à ces médicaments, surtout aux révulsifs. Les antispasmodiques qui ont une action bien manifeste sont en même temps·des narcotiques ou des toniques et des stimulants, et ce sont ces propriétés qui sont mises à profit, bien plus que leur vertu antispasmodique qui ne représente d'ailleurs rien de bien défini.

Strychnine. — Il nous reste à parler d'une médication à laquelle nous croyons devoir attacher une certaine valeur dans le traitement de la surexcitation nerveuse chloro-anémique, parce qu'elle se propose de combattre directement l'élément nerveux considéré comme cause de chloro-anémie. Les bons effets que l'on a quelquefois retiré de la noix vomique et de toutes les strychnées dans les affections nerveuses ont dû engager à essayer de ces moyens, les médecins qui considèrent surtout la chlorose comme une névrose de la moelle ou du grand sympathique. Des succès assez nombreux sont venus confirmer ces vues, non pas que l'emploi de la strychnine et de ses succédanés ait pu directement reconstituer les globules du sang, cela n'appartient qu'au fer et aux analeptiques, mais parce qu'en modifiant l'innervation générale on peut faire cesser les troubles plus ou moins profonds qu'elle présente ; troubles qui, s'ils ne sont pas la cause première de l'aglobulie sanguine, peuvent au moins l'entretenir en dépit du traitement spécial dirigé contre elle. Que la chlorose soit ou non une maladie primaire du sang, toujours est-il qu'à un moment donné il y a en même temps que l'altération de ce liquide, une lésion de l'innervation et que chacune d'elles exerçant sur l'autre une influence réciproque, le meilleur moyen de rétablir la santé doit être de s'adresser simultanément aux deux éléments morbides. Il est des chloroses qui ne guérissent pas par le fer. Toléré ou non, ce médicament ne diminue en rien la susceptibilité nerveuse, il ne reconstitue pas même les globules. C'est dans ces cas surtout que l'on a lieu de supposer que l'élément nerveux domine et qu'il faut chercher à régulariser son action. Les strychnées nous semblent devoir être alors essayées; si elles ne guérissent pas, elles ne peuvent au moins être qu'utiles. Sous leur influence nous avons vu plusieurs fois les digestions se rétablir dans des cas de gastralgies rebelles et l'appétit augmenter; ce premier résultat est déjà très important à constater pour le traitement de la chlorose. Dans les paralysies sans lésion matérielle, la strychnine est encore, de l'aveu de tous les praticiens, l'un des meilleurs moyens à employer. Nous employons les poudres, les extraits ou les teintures de noix vomique et fève de Saint-Ignace de préférence à leurs alcaloïdes, strychnine et brucine, nous réunissons ainsi les effets des deux agents qui se trouvent combinés dans les proportions où la nature les fournit.

Électricité. — Enfin, l'électricité a été conseillée pour réveiller ou régulariser l'action nerveuse, nous croyons ce moyen parfaitement indiqué dans certains cas de chloro-anémie. Avec un appareil inducteur on pourrait faire passer un courant faible, soit au travers du corps, soit le long de la colonne vertébrale; les séances électriques devraient être fort courtes pour ne pas déterminer une excitation trop grande des centres nerveux. Toutefois nous estimons que, malgré les travaux récents dont l'électricité médicale a été l'objet, les résultats obtenus jusqu'ici sont encore trop peu certains et l'action de ce moyen puissant enveloppée de trop d'obscurité pour qu'on puisse conseiller de s'en servir aux médecins qui n'en ont pas fait une étude toute spéciale. Il faut d'ailleurs pour bien manier des appareils dispendieux et qui ne sont point encore entre les mains de tout le monde, une certaine habitude qui ne s'acquiert que par une longue expérimentation. Nous ne saurions prévoir quelle serait l'action de l'électricité sous quelque forme qu'on l'emploie, courants continus ou interrompus, bains électriques, etc.; nous croyons seulement que si elle peut être avantageuse, c'est surtout appliquée au traitement local des phénomènes nerveux chloro-anémiques; ici les faits sont plus nombreux, plus précis, et le mode d'emploi qui paraît le plus convenable est mieux connu. Si nous devions signaler l'usage de l'électricité dans le traitement de la surexcitation nerveuse, nous ne saurions dans ce travail parler des appareils qui la donnent.

Homœopathie. — Nous écrivons ce mot avec une certaine répugnance, c'est le dernier refuge des malades tourmentés par l'état nerveux, et il faut bien le dire, ils en retirent quelquefois plus de soulagement que n'a pu leur en donner la médecine traditionelle. Pourquoi cela ? Nous l'allons dire en quelques mots.

L'homœopathie, en tant que doctrine médicale, repose sur des principes qui sont non-seulement faux, mais qui sont le plus souvent absurdes. Elle professe l'individualité *absolue* des maladies, ce qui est une erreur; nous avons dans tout cet ouvrage, d'accord avec les médecins de tous les temps, exposé et soutenu une doctrine tout opposée. L'homœopathie ne traite que des symptômes, seconde erreur; sans doute la médecine symptomatique a sa valeur, il faut la faire quelquefois, mais c'est seulement quand on ne peut mieux faire. L'axiome *similia similibus* qui résume à peu près à lui seul toute la doctrine homœopathique, ne peut de toute évidence être appliqué qu'à la guérison d'un nombre assez restreint de maladies. Quant à la loi que se sont imposée les homœopathes de ne point mélanger les médicaments, elle a certainement du bon, mais il n'est pas moins certain qu'ils se privent ainsi du bénéfice des effets mixtes, qui résultent de l'emploi des médicaments composés. Il est assurément difficile de trouver quelque chose de plus aventuré, de plus gratuit, que la théorie homœopathique de la *psore*, de la *sycose* et de la *syphilis* considérées comme genèse de toutes les maladies. Encore si la doctrine d'Hahnemann s'en fût tenue à ces propositions et à quelques autres de même genre demi-sérieuses, demi-risibles!.. Mais ce qui dépasse toutes les absurdités possibles et juste ce qui a fait la fortune de la doctrine, *credo quia absurdum*, c'est sa posologie infinitésimale avec le contre-sens perpétuel de l'*atténuation* et de la *dynamisation* des médicaments. Deux homœopathes instruits qui se rencontrent ne peuvent manquer de rire aux dépens de leurs clients, bien plus fort que ne riaient les augures au temps de Cicéron.

A coup sûr on n'attend pas de nous que nous fassions

ici une réfutation en règle de l'homœopathie; nous nous bornerons à la définir : l'art de faire croire aux malades qu'on les soumet à une médication active, alors qu'on les abandonne aux seules ressources de la nature et qu'on fait avec eux une médecine expectante plus ou moins intelligente. Or, la nature guérit seule ou à l'aide d'une hygiène convenable un grand nombre de maladies, de névropathies surtout, et là est tout le secret des succès de l'homœopathie. On amuse par des semblants de médicaments des malades dont l'esprit inquiet est ainsi calmé ; sans qu'ils le sachent, on fait avec ces malades de l'expectation méthodique, et comme cette médecine est souvent la meilleure, ils sont soulagés et guérissent assez souvent. Il est des malades auxquels il faut pour les occuper prescrire des pilules de mie de pain, il en est d'autres qui s'arrangent mieux des globules ou des gouttes et dont il faut frapper l'esprit avec les mots magiques de trituration, succussion, dilution, etc. Nous ne pouvons donc ni ne voulons nier que l'homœopathie ait guéri de cette·manière un bon nombre de névropathiques.

Reste à savoir jusqu'à quel point le médecin consciencieux peut être autorisé à employer de tels moyens si son malade l'exige impérieusement. C'est là une question de déontologie médicale qui est assurément très grave. Ce ne serait pas ici le lieu de la discuter, et c'est sous toutes réserves que nous en proposons la solution. Selon nous, chaque fois que le médecin juge qu'il est dans l'intérêt de son malade d'agir de ruse avec lui, il ne peut le faire qu'à la condition expresse qu'il y sera autorisé par deux ou trois de ses plus proches parents ou amis. Dans ce cas, nous croyons que la responsabilité morale du médecin et que sa dignité sont l'une et l'autre à couvert. En effet on ne trompe, dans ce cas, qu'un esprit malade qui ne peut guérir que par une innocente supercherie. Mais alors à quoi bon l'arsenal des globules et des gouttes diluées? L'eau claire et la mie de pain suffisent. Pour en retirer tous les effets homœopathiques, il ne faut que les habiller avec des noms pompeux.

Tels sont les divers ordres de moyens employés pour combattre directement la surexcitation nerveuse. Dans cet exposé nous nous sommes efforcé de faire connaître surtout leur mode d'action et les services qu'on peut attendre de chacun d'eux; il nous reste à faire une observation applicable à tous, c'est que dans le traitement de la surexcitation nerveuse les médicaments usent promptement leur effet. Telle crise qui sera aujourd'hui conjurée ou arrêtée par un grand bain, par quelques gouttes d'éther, par un lavement fétide, etc., ne le sera plus une seconde ou une troisième fois, même en augmentant sensiblement les doses des médicaments. Il faut donc dans le traitement de l'éréthisme nerveux général et même dans celui des névroses en particulier, changer assez souvent le remède, sa dose et son mode d'administration, pour ne pas émousser son action sur le système nerveux. C'est souvent là le secret de ces soulagements rapides mais fugitifs qu'obtiennent les malades en changeant de médecin. Le nouveau venu prescrit autre chose que ce qu'avait donné son confrère ou le prescrit d'une autre manière et il réussit pour un temps. Le docteur Lafont (de Nantes) disait à une mère qu'il faudrait dix médecins pour guérir sa fille atteinte d'une maladie nerveuse ; et comme cette dame proposait de les réunir : « Ce sont dix médecins *bout-à-bout*, ajouta-t-il. » Cette spirituelle réponse résume mieux que nous ne saurions le faire le traitement de l'état nerveux.

§ II. — Traitement spécial des névroses chloro-anémiques.

Nous avons déjà, dans notre quatrième chapitre, indiqué sommairement les moyens qui nous paraissaient le mieux convenir au traitement des accidents que produit la surexcitation de chaque nerf en particulier. Dans les chapitres V et VI, nous avons rapporté plusieurs observations avec détail, et fait connaître le traitement qui avait été employé dans chacun de ces cas spéciaux. Nous avons donc de fait exposé déjà le traitement local de la surexcitation nerveuse chloro-anémique, et ne devons y revenir ici que pour mémoire, d'autant qu'il ne s'agit que de faire à des cas particuliers l'application des règles générales que nous venons de développer longuement.

1° *Névroses des organes digestifs.* — Toutes les *gastralgies* sont difficiles à guérir, mais les gastralgies chloro-anémiques plus peut-être que les autres quand elles ne cèdent pas au traitement général de cette affection. Elles ont de plus l'inconvénient d'empêcher assez souvent l'administration du fer qui serait si utile. Aussi toute l'attention du médecin doit se porter sur la complication gastrique. Dans ces cas assez fréquents, il faut d'abord faire taire la susceptibilité nerveuse de l'organe par les mêmes moyens qu'on emploierait si la chloro-anémie n'existait pas, puis on essayera avec prudence le traitement ferrugineux en l'associant au traitement gas-tralgique proprement dit. Ainsi on se trouvera souvent bien de commencer par faire vomir le malade soit avec l'ipécacuanha de préférence, soit avec l'émétique; on modifie ainsi fortement la sensibilité extrême de l'estomac et la perturbation que l'on produit, plus forte que celle qui existait. la remplace quelquefois. Celle-ci cède ensuite d'elle-même soit à quelques jours de repos et de régime, soit à quelques préparations opiacées, et le mode irrégu-lier de l'innervation ne se reproduit pas toujours; il ne reste plus alors qu'à nourrir le malade et à traiter la chloro-anémie. Mais le succès n'est pas toujours aussi prompt, et assez souvent le vomitif ne donne pas d'amé-lioration ou n'en produit qu'une passagère, les douleurs persistent, l'appétit languit. Dans ces cas il est presque toujours inutile de revenir aux vomitifs, il vaut mieux entretenir une légère irritation substitutive sur l'estomac par des purgatifs salins donnés à petite dose, en même temps qu'on s'applique à calmer l'élément névralgique par l'emploi des narcotiques. C'est aussi dans ce but qu'on peut prescrire quelques mélanges apéritifs dans les-quels on associe les toniques, les excitants et les opiacés, tels que le suivant que nous employons quelquefois :

℞ Rhubarbe pulvérisée ou ipéca . . . . 0^{gr},05 à 0^{gr},20
  Columbo pulvérisé ou quassia. . . . 0^{gr},50 à 1 gram.
  Cannelle pulvérisée ou macis . . . . 0^{gr},20
  Opium brut pulvérisé. . . . . 0^{gr},03 à 0^{gr},05

Mêlez, pour un paquet ; à prendre un ou deux par jour, au com-mencement des repas.

Cette formule peut être modifiée de manière à y faire entrer du quinquina, du cachou, du fer, etc. — La belladone qui a été conseillée dans les gastralgies nous a toujours moins bien réussi pour calmer la douleur que l'opium.

Lorsqu'il y a une distension gazeuse de l'estomac, nous faisons prendre chaque matin 50 centigrammes à 1 gramme de magnésie, soit pure, soit incorporée dans une formule analogue à la précédente. — Les infusions d'anis, de badiane, de coriandre, l'eau de chaux, le sous-nitrate de bismuth, l'eau de Vichy ou le bicarbonate de soude conviennent aussi dans ces cas. Nous n'avons jamais reconnu au charbon d'autre propriété que celle d'être absorbant et comme il est presque toujours pris difficilement par les malades, nous lui préférons de beaucoup la magnésie qui se donne à plus petites doses et qui a l'avantage de remplir par ses propriétés laxatives une indication importante. — Lorsque les digestions sont douloureuses, qu'elles se font lentement, nous nous bornons assez souvent à prescrire aux malades un petit verre de liqueur de table après leurs repas, orange, anisette, genièvre, etc. Il peut être remplacé par l'élixir de Garus, le brou de noix, l'élixir viscéral d'Hoffmann, si les douleurs sont très vives, il faut essayer de les calmer avec une mixture dans laquelle entrent à parties égales les sirops de morphine, d'oranges amères et d'éther, pris par cuillerées à café de quart d'heure en quart d'heure. Notons encore que beaucoup de personnes digèrent mieux quand elles mangent quelques morceaux de sucre après leur repas.

Les *vomissements nerveux* des chloro-anémiques peuvent être négligés s'ils ne sont pas fréquents, mais dans le cas contraire ils doivent préoccuper vivement le médecin. Nous en avons rencontré quelques-uns de tout à fait incoercibles et contre lesquels nous avons épuisé à peu près tout ce qu'indique la thérapeutique : applications narcotiques, vésicatoires épigastriques simples ou morphinés, amers, toniques, teinture d'iode, précaution de faire manger les malades couchés et de leur donner des aliments froids, glacés, potions de Rivierre ou de Dehaen, eaux gazeuses acidules ou alcalines, vomitifs, etc. Dans d'autres cas, la plupart de ces moyens réussissent assez bien. Les vomissements alimentaires incoercibles sont les plus dangereux, car ils amènent assez promptement l'inanition. Il faut alors soutenir les malades avec des lavements de bouillon et de vin dans lesquels on émulsionne un œuf ou deux. Toutefois il faut que ces lavements soient donnés en très petite quantité pour que l'intestin les conserve. Nous avons deux ou trois fois nourri longtemps nos malades de la sorte; la constipation est alors une complication favorable, et si elle n'existe pas, il faut chercher à la produire en ajoutant quelques gouttes de laudanum dans les lavements. Pour rétablir la tolérance de l'estomac, l'un des meilleurs moyens est quelquefois de laisser le malade à une diète absolue de solides et de liquides pendant un, deux et même trois jours. Le repos complet de l'organe fait taire sa susceptibilité et l'on essaye ensuite des aliments par cuillerées à café : bouillons, gelées de viande, panades, crèmes, etc. L'alimentation est augmentée aussi promptement que possible. Assez

souvent les malades vomissent tout à l'exception de petits
fragments de glace qui sont alors très utiles pour rétablir
la tolérance de l'organe. Mais le plus souvent les vomissements nerveux sont glaireux et n'entraînent pas d'une
manière absolue tous les aliments. Il faut d'abord les attaquer par un ou deux vomitifs, *vomitus vomitu curatur*,
puis s'ils ne cèdent pas, on a recours à quelques-uns des
médicaments sus-nommés, en ayant soin de choisir de
préférence les alcalins et les absorbants si les vomissements sont de nature acide, et dans le cas contraire les
potions ou les eaux minérales gazeuses et acidules.

L'anorexie des chloro-anémiques est souvent difficile
à vaincre, et cependant la cessation de ce symptôme est
urgente dans une maladie qu'entretient le défaut de nutrition. Les apéritifs sont des amers et des toniques, le traitement de l'anorexie ne diffère donc pas de celui des formes générales de la gastralgie ; seulement il est bon alors
de s'abstenir des opiacés qui pourraient engourdir les
forces de l'estomac, tandis qu'ils rendent tant de services
dans les affections douloureuses de cet organe. Plusieurs
fois, nous avons pour tout traitement prescrit avec succès
l'eau d'Alet à des malades dont l'appétit était entièrement
perdu ou dont les digestions étaient impossibles; chez
d'autres malades qui nous paraissaient être dans les mêmes
conditions, ce moyen a complétement échoué. C'est surtout aussi dans des cas d'anorexie prononcée, avec intolérance de l'estomac pour le fer et pour la plupart des
toniques, que nous avons essayé les strychnées. Les teintures de fève de Saint-Ignace ou de noix vomique ont
été bien supportées par plusieurs de nos malades et nous

ont paru utiles. Au bout de huit à dix jours de leur emploi
l'appétit semblait plus régulier, et nous avons pu faire
passer un peu de fer et un peu de vin de quinquina sans
exaspérer les douleurs ou sans produire de vomissements.
Mais il faut bien le dire, il s'en faut encore que nous
ayons toujours été heureux par l'emploi de ce moyen.
Tous les jours nous trouvons des gastralgiques dont nous
ne pouvons stimuler l'appétit plus ou moins éteint, plus
ou moins bizarre. Bon nombre de ces malades ont un
goût très prononcé pour les choses acides, pour les fruits
crus, etc., il en est qui ne mangent qu'autant qu'on leur
permet d'assaisonner leurs aliments avec du vinaigre.
C'est une condescendance que nous ne croyons pas devoir leur refuser le plus ordinairement. Si la digestion
des aliments acidulés est plus facile, pourquoi se priver
de ce moyen si simple? Ce qu'il faut avant tout et dans le
plus grand nombre des cas, c'est faire manger les malades,
c'est les nourrir, et pour peu qu'on y parvienne, tous les
moyens nous semblent bons. La pepsine tant préconisée
par M. Lucien Corvisart contre les gastralgies ne nous
paraît pas agir autrement que le vinaigre ou le jus de
citron. Les bizarreries de l'estomac sont très nombreuses chez les gastralgiques; il en est qui ne peuvent digérer un potage, un œuf, un blanc de poulet ou de veau, et
qui mangent avec appétit des viandes de bœuf, de porc
ou de mouton, salées et épicées, des pâtes lourdes et peu
cuites, etc.; quand ces faits se présentent, et ils sont moins
rares qu'on ne le croit généralement, il faut savoir en
tenir compte. Les distractions, les promenades, l'exercice, les voyages, les bains et l'hydrothérapie méthodique

aideront aussi beaucoup à reconstituer la puissance digestive de l'estomac et à guérir les gastralgiques.

Lorsque l'*entéralgie* complique les névroses de l'estomac, elle ne réclame pas d'ordinaire de traitement spécial, il faut seulement insister un peu plus sur les purgatifs doux, lorsque la constipation est très opiniâtre. La diarrhée est au contraire modérée par les lavements laudanisés. Si l'entéralgie existe seule, ce qui est rare, ou si les coliques nerveuses sont violentes, l'opium *intus et extra* réussira assez souvent. Dans un cas d'iléus nerveux, la malade étant à deux doigts de sa perte, présentant vomissements opiniâtres, petitesse du pouls, refroidissement des extrémités, coliques violentes, face grippée depuis deux jours, constipation qui avait résisté à l'huile de ricin, à l'eau de Sedlitz et aux lavements, nous nous sommes bien trouvé de faire couvrir le ventre de la pommade suivante : onguent mercuriel double et extrait de belladone, de chaque 35 grammes ; camphre, 10 grammes ; mêler, appliquer en une fois et recouvrir d'un cataplasme émollient. Quelques heures après il y eut une débâcle, les coliques cédèrent et la malade fut guérie. Nous avons dans une circonstance analogue essayé le même moyen, il a échoué ; mais le danger était moins pressant et la malade qui ne put être soulagée que par de larges lotions de laudanum s'est rétablie lentement. Y avait-il identité de la cause morbide dans ces deux cas ? Nous ne le croyons pas. Notre première malade était à peine chloro-anémique, la seconde l'était à un haut degré.

Parmi les moyens que nous avons omis de signaler dans le traitement des accidents nerveux des voies digestives, il en est un grand nombre qui jouissent d'une réputation que nous croyons méritée, mais dont nous ne pouvons apprécier la valeur, parce que nous ne les avons jamais employés. Nous croyons toutefois que dans ce qui précède le médecin trouvera des éléments suffisants pour constituer un traitement rationnel des névroses gastro-intestinales dans tous les cas où elles se trouvent liées à la chloro-anémie.

Nous avons cru devoir insister davantage sur le traitement des névroses gastro-intestinales, parce qu'elles s'observent chez presque tous les chloro-anémiques et qu'elles gouvernent souvent les accidents nerveux qui se manifestent du côté du poumon, du cœur et du cerveau. En quelques mots, dans les névroses chloro-anémiques des voies digestives, il faut d'abord essayer le traitement de la chloro-anémie, assez souvent elles céderont ainsi. Lorsqu'on aura échoué, on traitera la névrose comme si la chloro-anémie n'existait pas, en ayant le soin de revenir au traitement de celle-ci aussitôt que possible. Les indications capitales dans ces névroses sont presque toujours de calmer la douleur, de solliciter l'appétit et de vaincre la constipation.

2° *Névroses des organes de la circulation.* — Le plus souvent, dans les névroses chloro-anémiques des organes de la circulation, il n'y a rien autre chose à faire que de traiter la chloro-anémie. Les palpitations, les syncopes, les étouffements, les palpitations artérielles, etc., disparaissent à mesure que le sang se reconstitue et que l'influence nerveuse générale se régularise. Très souvent aussi ces divers accidents sont sympathiques de quelque

névrose des voies digestives, et c'est cette dernière qui
doit appeler toute l'attention du médecin. Nous n'avons
jamais essayé la digitale dans les palpitations des chloro-
anémiques, la petitesse et la lenteur habituelle de leur
pouls nous ayant toujours fait craindre que ce moyen ne
fût plus nuisible qu'utile. C'est là la seule observation
que nous ayons à faire sur le traitement de ces palpitations auxquelles nous n'avons jamais opposé d'autres
moyens que ceux qui sont mis en usage par tous les
praticiens, abstraction faite de l'influence chloro-anémique. Nous en dirons autant de la syncope : quand elle est
légère, incomplète, il n'y a pas lieu de s'en occuper spécialement; si elle est sérieuse, il faut la faire cesser par
tous les moyens capables de favoriser le cours du sang
et de rétablir l'influence nerveuse suspendue, sans s'occuper de la cause contre laquelle on ne peut diriger qu'un
traitement général qui agit lentement et qui est incapable
de conjurer un accident qui peut devenir promptement
mortel. Nous ne parlerons pas non plus du traitement
spécial des névralgies du cœur, maladies dont l'existence
est d'ailleurs contestée, ni de celui de l'angine de poitrine. La chloro-anémie ne modifie en rien les indications premières à remplir dans ces diverses circonstances.

3° *Névroses des organes de la respiration.* — Nous
avons également très peu de chose à dire des indications
spéciales que présentent les phénomènes de surexcitation
nerveuse du côté des voies respiratoires dans les cas de
chloro-anémie, et des moyens particuliers qui doivent
remplir ces indications. Si les névroses ne sont pas très

graves et quelle que soit d'ailleurs la forme des phénomènes observés, le mieux est presque toujours de les négliger pour ne s'occuper que de la chloro-anémie elle-même. Dans les cas graves, alors que la vie peut être promptement compromise, qu'un spasme du larynx peut déterminer l'asphyxie, que le malade est en proie à un violent accès d'asthme, que la toux est très fatigante, etc., il faut de toute nécessité parer avant tout à la gravité du symptôme. Dans la plupart de ces cas une petite saignée sera souvent avantageuse, si elle n'est pas trop formellement contre-indiquée par un état chloro-anémique très prononcé, encore dans un cas très grave, où la vie semble être immédiatement menacée, n'y a-t-il parfois rien de mieux à faire que de passer outre et d'aller au plus pressé. Mais le plus souvent il n'en sera pas ainsi, et quelques révulsifs puissants aux extrémités, des lavements de valériane ou d'asa-fœtida, des.inspirations de fumée de feuilles de belladone et de datura stramonium seront employées. Dans les cas extrêmes enfin, quelques pointes de feu appliquées à la région du cœur pour solliciter plus vivement son action, l'administration par la bouche, quand elle est possible, de quelques gouttes d'un liquide stimulant et volatil, quelques inhalations de chloroforme, etc., feront cesser les symptômes graves.

Ce qu'il y a de très important en pareil cas, c'est de chercher à bien déterminer si les phénomènes respiratoires sont isolés ou s'ils dépendent de la surexcitation de quelque autre fonction qui agit sympathiquement sur la respiration. Ainsi il n'est pas rare chez les femmes chlorotiques qu'il y ait des étouffements et de véritables accès de suffocation aux époques menstruelles ; dans ces cas, les dérivatifs doivent être plus particulièrement dirigés vers l'organe que l'on considère comme le point de départ de la surexcitation nerveuse. Le calme rétabli, on utilisera tout le temps qu'il durera au traitement de la chloro-anémie. Il ne faut pas oublier non plus que les accidents nerveux respiratoires sont assez souvent liés à un état dyspeptique.—La toux nerveuse des chloro-anémiques mérite une mention spéciale parce que, comme nous l'avons vu, elle peut souvent se confondre avec une toux tuberculeuse ou s'allier avec elle. Quelle que soit la nature de la toux, on devra chercher à la modérer par des calmants, mais nous devons rappeler que plusieurs médecins conseillent de respecter la chlorose chaque fois que l'on soupçonne une affection tuberculeuse et s'abstenir dans ces cas d'administrer le fer ; que d'autres au contraire ne regardent point la phthisie commençante comme une contre-indication à l'emploi de ce médicament. Nous n'oserions point nous prononcer sur le fond de cette question, car nous ne saurions le faire avec une expérience suffisante et sans nous mettre en opposition avec les médecins éminents qui défendent l'une et l'autre opinion. Ce point important de la science n'étant pas encore fixé, nous ne croyons pouvoir mieux faire que de conseiller alors une grande prudence dans l'administration du fer, mais nous ne pensons pas qu'il y ait lieu de s'en abstenir d'une manière absolue. Nous avons pour notre compte donné ce médicament cinq à six fois à des personnes réputées phthisiques, sans avoir eu jusqu'ici lieu de nous en repentir.

4° *Névroses des organes de la génération.* — Ce n'est guère que chez les femmes que l'appareil génital devient le siége de phénomènes nerveux chloro-anémiques assez sérieux pour réclamer un traitement, mais aussi ces phénomènes sont-ils très fréquents chez elles. Presque toujours, nous l'avons vu, ils amènent de l'irrégularité, de la difficulté dans la menstruation, et même la suppression de cette fonction. L'indication est évidemment de la rétablir. Il serait parfaitement inutile de passer en revue tous les moyens dont le médecin dispose à cet effet. Nous dirons seulement que le meilleur des emménagogues est alors le fer ; le grand air, la distraction, les occupations actives lui viennent aussi puissamment en aide. Si l'on ne guérit d'abord la chloro-anémie, tout ce qu'on fera pour rappeler les règles ou les régulariser sera presque toujours vain. Cependant il y aura souvent avantage à faire prendre, à l'approche des époques, quelques infusions chaudes aromatiques édulcorées avec le sirop simple ou composé d'armoise. Le safran nous a quelquefois réussi pour calmer les douleurs de reins qui peuvent être si pénibles. Un bain de pieds sinapisé, quelques ventouses sèches aux cuisses, un cataplasme émollient appliqué sur le ventre et sur la vulve, sont des moyens presque toujours sans inconvénients et qui ne sont pas sans avantages. L'apiol a été récemment préconisé comme le meilleur et le plus inoffensif des emménagogues. Quelques expériences semblent recommander ce moyen. On donne une capsule de 5 centigrammes chaque soir, quelques jours avant les règles et pendant leur durée. Si nous ne parlons ici ni de la rue, ni de la sabine, ni de quelques autres emménagogues violents, c'est parce que nous sommes fort peu édifiés sur la valeur de ces agents, que nous regardons comme pouvant être dangereux dans bien des circonstances et dont nous n'avons point jusqu'à ce jour cru devoir faire usage. Il va sans dire qu'avant de chercher à favoriser les règles, le diagnostic de la dysménorrhée devra être rigoureusement porté, et que s'il existait quelque incertitude sur sa cause, on devrait s'abstenir de rien faire pour y remédier.

Mais ce n'est pas toujours par le seul trouble de la menstruation que se manifeste la surexcitation nerveuse des organes génitaux chez les chloro-anémiques; quelquefois il y a des névralgies fort douloureuses et celles-ci doivent être attaquées par le traitement général de ces affections. Les lavements opiacés, les pommades belladonées, rendront souvent alors de très grands services. S'il y a un éréthisme général du système génital, on devra chercher à le calmer par de grands bains et par des demi-bains. Dans quelques cas rares, enfin, on se trouvera bien d'une application de sangsues, soit au siége, soit à la vulve, soit aux cuisses, soit aux genoux, pour faire tomber cet éréthisme, modérer les douleurs et rappeler les règles; mais ce moyen devant être subordonné au développement de l'affection chloro-anémique, on conçoit qu'il ne puisse être que bien rarement indiqué.

Nous ne quitterons pas ce sujet sans faire remarquer que bien souvent les phénomènes de surexcitation nerveuse qui semblent avoir leur siége dans les organes génitaux ont véritablement leur point de départ dans le cerveau; que bien souvent aussi un point d'irritation latente du système génital réagit sur d'autres organes, et que de chacune de ces circonstances peuvent naître des indications spéciales pour le traitement. Les réactions sympathiques de l'utérus sont si nombreuses et cet organe est à son tour si facilement influencé par les troubles de l'innervation générale, que nous ne croyons pas même devoir essayer de parler ici des cas spéciaux qui peuvent se présenter; ils ne changent rien aux règles générales du traitement, mais ils peuvent modifier presque à l'infini leur application. Un autre écueil dans le traitement des phénomènes nerveux qui nous occupent, c'est leur coïncidence avec quelque lésion matérielle tantôt grave, tantôt légère, mais dont la présence et la ténacité gênent souvent.

5° *Névroses générales ou communes à plusieurs organes.* — Il nous reste à parler du traitement des accidents très nombreux auxquels la surexcitation du système nerveux central tout entier ou d'une de ses parties, peut donner lieu dans tous les organes. Ici, si nous voulions être complet, il nous faudrait passer en revue toutes les névralgies et les névroses de la vie de relation; c'est ce que nous ne saurions avoir la prétention de faire. Aussi quelques mots ajoutés à ce que nous avons eu déjà l'occasion de dire dans divers endroits de ce travail, vont suffir pour nous permettre d'esquisser cette immense question.

a. Parmi les phénomènes nerveux qui relèvent de la chloro-anémie nous avons vu que *les névralgies* sont sans contredit les plus fréquents de tous. Assez souvent elles cèdent au traitement de la maladie principale, mais plus souvent encore peut-être elles réclament des moyens spéciaux. Toutefois ceux-ci ne nous paraissent différer en rien de ceux qui sont utiles contre les névralgies ordinaires. On peut même dire d'une manière générale que les névralgies chloro-anémiques sont plus accessibles que les autres à nos moyens de traitement. L'instabilité qui fait leur caractère dominant fait qu'on se rend plus aisément maître de l'accès.

Assez souvent il nous a suffi de couvrir les parties douloureuses d'un cataplasme narcotique selon la méthode de M. Trousseau (cataplasme de mie de pain sur lequel on étend un opiat tel que le suivant : prendre poudre de belladone, de jusquiame, de ciguë, de camphre de chaque parties égales; liez avec le baume tranquille). Si ce moyen ne suffit pas, on peut rapidement dénuder une petite partie du derme au moyen de l'ammoniaque ou de l'eau bouillante et saupoudrer cette surface d'un peu de sulfate ou d'hydrochlorate de morphine (1 à 3 centigr.). On recommence pendant quelques jours cette application en ayant soin de la faire chaque fois sur une surface fraîchement dénudée. Ce traitement est l'un de ceux qui réussissent le mieux. C'est de la même manière qu'agissent les ponctions sous-cutanées faites avec une lancette ou une aiguille à acupuncture chargée d'une solution assez concentrée de morphine ou d'atropine. M. Wood a proposé de se servir pour ces petites opérations d'une seringue à trocart capillaire, et d'injecter ainsi dans le tissu cellulaire qui entoure le nerf névralgié quelques gouttes (une ou deux le plus souvent) de la solution narcotique. Ce trocart n'est pas utile si le liquide ne doit pas être porté profondément dans les tissus. Dans le cas contraire il est indispensable, mais alors l'opération est peut-être moins simple et moins inoffensive que ne l'avait cru d'abord son inventeur. Les lotions avec une solution contenant 1 à 2 grammes de cyanure de potassium pour 100 grammes d'eau, et les onctions avec un liniment fait avec l'huile camphrée ou de jusquiame et du chloroforme dans la proportion d'un quart à moitié, sont des moyens beaucoup plus simples que les précédents et qui réussissent quelquefois. Les narcotiques à l'intérieur ne doivent pas non plus être négligés, l'opium et les pilules de Méglin sont ceux qui nous paraissent mériter la préférence. Les pilules de Méglin sont un des meilleurs moyens à employer dans un grand nombre de névralgies. Le sulfate de quinine est toujours bien indiqué s'il y a de l'intermittence, car il agit comme tonique en même temps que sur l'élément névralgique. Les cautérisations dont M. Valleix fait la base du traitement des névralgies sont sans doute fort utiles, mais ce moyen est souvent refusé par les malades, et dans les cas assez rares mais très rebelles où nous l'avons employé en désespoir de cause, il a échoué tout aussi bien que les moyens moins violents dont nous l'avions fait précéder.

Nous n'avons pas encore d'opinion faite sur les cautérisations linéaires et superficielles faites avec l'acide sulfurique monohydraté qui ont été récemment préconisées. — Nous en dirons autant de la résection des nerfs névralgiés, moyen plus ancien mais que nous n'avons cependant jamais essayé, et que les expérimentateurs sont loin d'avoir trouvé infaillible. — Les effets de l'électricité sont très variables ; elle peut aussi bien enlever une douleur que l'exaspérer, et le mode suivant lequel ce moyen est appliqué ne paraît pas être sans influence sur les résultats obtenus. — Les armures métalliques, quelles que soient leur forme et leur nature, ne sont qu'un mode d'application de l'électricité. — Enfin le traitement des névralgies présente quelques indications spéciales relatives au siége du mal et dont nous ne croyons pas utile de parler. Si l'on fait céder assez promptement un accès de névralgie chloro-anémique, celui-ci a par malheur une grande tendance à se reproduire, soit à la même place, soit sur le trajet d'un autre nerf; ce n'est que le traitement de la chloro-anémie qui peut amener une amélioration durable. Il est aussi certaines névralgies qui, pour être de nature chloro-anémique, n'en sont pas moins tenaces ; telles sont plus particulièrement celles de la face, les odontalgies, les céphalalgies, etc.

b. La *migraine* se rapproche beaucoup des névralgies dont elle n'est guère qu'une variété, et plus encore que celles-ci peut-être, elle est quelquefois chez les chloro-anémiques d'une fréquence et d'une ténacité désespérantes. La migraine ne cède jamais qu'au traitement général de la cause qui l'entretient; à peine si l'accès peut être détourné ou abrégé par quelques médications spéciales, encore arrive-t-il que tous les moyens bien connus qui ont été proposés à cet effet n'y parviennent même pas. La migraine des chloro-anémiques étant très souvent liée à un état gastralgique, il faut parfois l'attaquer à l'estomac.

c. Les *paralysies* des chloro-anémiques sont, toutes

choses égales d'ailleurs, les moins g, aves, qu'elles affectent le sentiment et le mouvement ou le mouvement seulement, nous croyons au moins fort rare la paralysie
exclusive du sentiment. Les anti-chlorotiques doivent
toujours faire la base du traitement, et nous entendons
désigner ainsi non-seulement le fer, les toniques, l'alimentation convenable, mais encore les purgatifs légers
qu'on fera bien d'administrer de temps en temps, les
frictions excitantes, les bains froids, ou les lotions froides
suivies d'enveloppements chauds et de frictions ; si on le
peut, les bains de mer, les bains minéraux aux sources sul-
fureuses, ferrugineuses, etc. Celles de Gastein, de Wild-
bad, de Wiesbaden paraissent être justement recomman-
dées dans ces cas. Si les déplacements sont impossibles,
on suppléera aux eaux naturelles par des eaux artificielles
qui s'en rapprocheront le plus possible. On fera encore
sur les membres paralysés des fumigations aromatiques
humides ou sèches, on leur donnera des douches, on les
frottera avec des pommades ammoniacales, camphrées,
avec des teintures alcooliques aromatiques et stimulantes, etc. M. Sandras a dans ces paralysies employé souvent avec succès la strychnine soit en pilules à la dose de
1 ou 2 milligrammes par jour, soit en frictions sous forme
de teinture ou de pommades. Cette médication n'est du
reste point exclusive à M. Sandras, qui n'a guère fait que
la formuler plus exactement, et elle a souvent donné de
bons résultats dans les cas de paralysies nerveuses.
Enfin, c'est aussi dans les paralysies nerveuses liées ou
non à un état chloro-anémique qu'on a surtout retiré de
bons effets de l'électricité. Le résultat des expériences

est ici bien plus concluant que lorsqu'on a essayé ce moyen contre un état nerveux général.

d. Les *convulsions* chloro-anémiques sont rarement isolées, presque toujours elles font partie de l'appareil symptomatique de quelque névrose qui est elle-même sous la dépendance de l'état général du malade, telle que l'hystérie, la chorée, la catalepsie. Dans ces circonstances, la première indication est de traiter la chloro-anémie, la seconde de traiter les accès de la maladie concomitante comme si celle-ci était idiopathique. Nous nous écarterions évidemment de notre sujet si nous entreprenions ici d'exposer le traitement spécial de chacune des maladies convulsives. Nous rappellerons seulement que le traitement de la convulsion est presque toujours indépendant du traitement de la maladie qui la détermine. La première chose à faire et la seule assez souvent, est de mettre le malade dans l'impossibilité de se blesser. On essayera ensuite des inhalations d'éther ou de chloroforme, on tâchera de faire prendre quelques cuillerées d'une potion rendue antispasmodique par l'éther, le musc, le castoréum, ou contenant pour 100 grammes de véhicule 15 à 20 grammes de sirop de morphine ou 1 centigramme d'atropine. Ces médicaments pourront être aussi administrés dans un lavement fétide fait avec une décoction de valériane ou bien avec une émulsion d'asa fœtida, de castoréum, de camphre, etc. Si le malade peut être maintenu dans un bain tiède et prolongé, on en obtiendra presque toujours de bons effets. Lorsque l'accès convulsif sera terminé, on s'occupera particulièrement du traitement de la névrose qui la produit, et quel que soit le nom de celle-ci, il sera rare que son traitement comporte l'emploi de moyens autres que ceux que nous avons déjà fait connaître, et que les indications à remplir diffèrent notablement de celles que nous avons déjà formulées en parlant de l'état nerveux en général. Après l'attention toute particulière qu'il faut donner au régime alimentaire des malades et à leur hygiène générale, après les soins qu'il faut apporter à la bonne direction du traitement moral, les médicaments proprement dits n'auront le plus souvent qu'une importance secondaire, car l'expérience n'a constaté l'efficacité que d'un bien petit nombre d'entre eux. Parmi ceux-ci nous nous bornerons à citer l'oxyde de zinc, qui se donne ordinairement depuis 5 jusqu'à 20 centigrammes, la valériane, le valérianate d'ammoniaque, la belladone. Nous croyons qu'il vaut presque toujours mieux donner ces médicaments à petites doses, afin d'en pouvoir continuer longtemps l'emploi sans irriter les voies digestives; à cet effet il est quelquefois bon d'unir ceux qui sont trop irritants, l'oxyde de zinc surtout, à quelque préparation narcotique.

e. Le traitement des *contractures* ne diffère guère de celui des convulsions, les grands bains tièdes et prolongés, les antispasmodiques, l'oxyde de zinc, les cataplasmes narcotiques ont été employés avec succès. Les inhalations de chloroforme réussissent aussi dans certains cas; on peut encore oindre les parties contracturées d'un liniment chloroformé, en ayant soin de couvrir ensuite ces parties d'une enveloppe imperméable qui empêche l'évaporation trop prompte de l'agent anesthésique. C'est encore dans le traitement des contractures permanentes qu'on a appliqué quelquefois avec avantage les armures de M. Burcq dont nous avons déjà parlé : on se sert, selon les circonstances, d'anneaux, de bracelets, de chaînes, de plaques formées d'un ou de plusieurs métaux, le fer et le cuivre sont les plus employés. Les courants électriques continus et très faibles peuvent être utiles également. Nous recommandons particulièrement à cause de sa grande simplicité l'appareil déjà vieux du docteur Récamier : il se compose de deux feuilles de ouate imprégnées l'une de poussière de cuivre, l'autre de poussière de zinc ; ces feuilles, de dimensions variables, sont superposées et forment ainsi un élément voltaïque qui est amorcé par la transpiration cutanée, deux lames de clinquant forment les électrodes : c'est une pile sèche dont l'action est faible et dure longtemps.

La multiplicité des moyens dirigés contre les convulsions et contre les contractures est une preuve de l'impuissance trop fréquente de la médecine dans le traitement de ces maladies. On ne saurait douter que cette impuissance tient en bonne partie à notre ignorance des causes et de la nature des affections que nous avons à combattre ; le plus souvent nous traitons des symptômes nerveux au lieu de traiter des maladies nerveuses. Nous nous rendons quelquefois maître de ces symptômes, mais ce n'est que pour un temps ; ils récidivent bien vite parce que la maladie dont ils sont la manifestation n'a pas disparu. C'est dire assez de quelle importance est le traitement spécial de la chloro-anémie dans les cas assez nombreux où les accidents nerveux, paralysies, convulsions, etc , semblent se lier à cet état.

f. Les *tremblements* et les *crampes* sont des phénomènes de même ordre que les convulsions et les contractures et qui réclament les mêmes moyens curatifs. Nous
ajouterons seulement que quelques malades chez lesquels
les crampes dans les mollets étaient assez fréquentes
pendant la nuit, ont été soulagés et ont éloigné les accidents par la simple précaution de faire faire leur lit in-
cliné, de manière que leurs jambes fussent très basses.

g. Les *troubles sensoriels* dus à la surexcitation nerveuse sont nombreux et variés chez les chloro-anémiques.
Nous les avons déjà à peu près tous passés en revue en
divers endroits de cet ouvrage, et nous avons alors fait
connaître, lorsqu'il y a eu lieu, les indications thérapeutiques spéciales qui résultaient pour chacun d'eux de la
présence de la chloro-anémie. Ce serait faire double emploi que d'y revenir ici. Rappelons seulement que ces
indications sont en général très limitées. Rappelons aussi
que les troubles sensoriels sont souvent sympathiques de
la lésion d'une autre fonction, qu'ils sont souvent l'un
des symptômes d'une maladie moins localisée qui dépend
elle-même de la surexcitation nerveuse. Alors il n'y a pas
lieu de s'occuper spécialement du symptôme. Parmi les
troubles nerveux sensoriels, il en est cependant deux,
l'amaurose et la cophose, qui méritent une mention particulière à cause de leur persistance et de l'inefficacité
fréquente des divers traitements qu'on dirige contre eux.
Sans doute l'insuccès tient souvent à ce que ces affections
sont supposées essentielles, alors qu'elles sont symptomatiques de quelque lésion inconnue des nerfs optiques
et acoustiques ou du cerveau, et ce diagnostic différentiel

est presque toujours impossible ; mais, indépendamment de ces cas, il est encore fort difficile d'en obtenir la guérison, si elle ne vient pas spontanément à la suite du traitement anti-chlorotique. Les moyens à employer alors sont d'ailleurs ceux qui ont été maintes fois indiqués dans ce chapitre, et qu'on accommode aux exigences du siége de la lésion : ainsi, révulsifs sur le tube digestif et à la peau, sétons, moxas, cautères, frictions mercurielles ou stimulantes, vésicatoires autour de l'orbite ou de l'oreille, strychnine sur les vésicatoires, électricité, etc. Nous ne faisons que signaler le traitement de la surdité par l'introduction quotidienne de quelques gouttes d'éther dans cet organe, parce que ce traitement dont les effets sont certainement plus complexes qu'on ne l'a cru d'abord, n'a donné jusqu'à ce jour que des résultats contradictoires ou incomplets, la plupart des améliorations d'abord obtenues n'ayant pas été définitives.

Dans ce choix des divers moyens que nous venons d'indiquer, il ne faut pas oublier, ainsi que nous l'avons dit (1), que l'amaurose chloro-anémique peut être aussi bien le résultat d'une atonie que celui d'une exaltation des fonctions du nerf optique ; que si les excitants conviennent dans un cas, ils nuisent dans l'autre, et que dans tous les deux, si l'amaurose n'est pas complète, l'un des meilleurs moyens de traitement est un emploi raisonné de l'excitant spécial du nerf optique, de la lumière. Ces réflexions s'appliquent aussi à la cophose et à l'affaiblissement de l'ouïe qui en est le premier degré; il faut, selon

(1) Page 94.

les circonstances, recourir aux calmants ou aux excitants ; il est des personnes très sourdes et qui ne laissent pas que d'être très sensibles à certains bruits fort légers qui déterminent chez elles une véritable exaltation de l'ouïe. C'est à dessein que nous n'avons parlé ici ni des lunettes ni des cornets acoustiques, les cas où ces instruments peuvent servir ou nuire ne sauraient être précisés dans une revue aussi rapide.

h. Nous ne dirons qu'un mot des *troubles cérébraux proprement dits.* A leur tête, nous placerons les *vertiges* et les *hallucinations.* Les premiers, tout en restant ané-miques, sont très souvent liés à un état névropathique de l'estomac, et c'est là qu'il faut les combattre ; les secondes font partie de l'état nerveux général qu'on observe plus ou moins développé chez les chloro-anémiques, et leur traitement est celui de cet état nerveux.—Nous avons cité quelques cas de *délire nerveux aigu* chez les chloro-anémiques ; les opiacés, les révulsifs légers et éloignés sont les moyens spéciaux qui nous paraissent pouvoir être opposés avec le plus de succès à cet accident.—Dans le *délire comateux,* c'est aux révulsifs les plus énergiques et aux antispasmodiques qu'on aura également recours. -—Dans les cas d'*aliénation mentale,* il n'y a point, que nous sachions, d'autre indication que celle de refaire la constitution. — Le délire et l'agitation seront souvent calmés par les opiacés, les bains, etc. — Nous retrou-vons encore ici comme symptômes de surexcitation céré-brale la plupart des phénomènes hystériques et hypochon-driaques, mais nous n'avons pas à formuler maintenant le traitement de ces maladies. Le praticien en trouvera tous les éléments dans ce que nous avons dit du traitement général de l'état nerveux.—Enfin nous avouons que nous serions fort embarrassé pour donner des conseils précis sur le traitement spécial de chacun des phénomènes très variés de surexcitation nerveuse qui, chez les chloro-anémiques, peuvent faire croire à une *apoplexie*, à une *méningite*, à un *ramollissement des centres nerveux*, etc. Il est clair que ces phénomènes se confondent plus ou moins avec ceux qui nous ont occupé déjà. Nous ne croyons pas qu'ils présentent d'indications autres que celles que nous avons proposé de remplir par l'usage des moyens très nombreux que nous avons fait connaître ; l'association de ces moyens doit seule différer, et pour ne pas entrer dans des détails désormais inutiles, nous renvoyons aux diverses observations dans lesquelles nous avons avec soin exposé le traitement.

FIN.

TABLE DES MATIÈRES

Antagonisme de ces deux systèmes, 1. — Cause première de la circulation; des battements du cœur; influence de l'innervation sur la circulation, 2. — Influence générale de la circulation sur l'innervation ; effets du contact du sang et des nerfs; propriétés spéciales du sang rouge et du sang noir sur l'innervation, 8. — Effets de la diminution de la masse du sang. 11. —Effets de l'altération des éléments constitutifs du sang et de la diminution de ses globules en particulier; influence spéciale de ces diverses altérations sur la production de la substance nerveuse ; effets physiologiques sur les fonctions nerveuses, 12. — Effets de la vitesse du sang sur la production des phénomènes nerveux, 21.

Définition des névroses, 24. — Principes de la mécanique nerveuse; localisation des fonctions nerveuses ; nerfs moteurs, sensitifs et mixtes; phénomènes nerveux volontaires et involontaires; les deux vies de Bichat; solidarité des nerfs cérébro-spinaux et ganglionnaires ; propagation du principe nerveux dans ces deux ordres de nerfs ; mouvements réflexes, 24. — Cerveau : parties sensibles, parties motrices de cet organe; le cerveau considéré comme siége de l'intelligence, 36. — *Consensus* de l'âme et des nerfs considéré comme cause première des névroses; identité de la surexcitation et de la sous-excitation nerveuse, 38. — Existe-t-il des névroses ou seulement des maladies des nerfs; médecins localisateurs; médecins essentialistes, 44. — Les névroses sont le résultat de la surexcitation nerveuse; classification de ces affections; formes de la surexcitation nerveuse, 47.

De l'anémie vraie et de la chlorose ; leurs caractères distinctifs

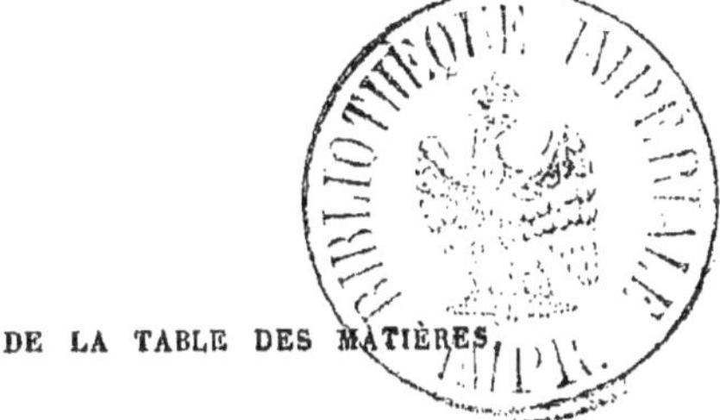

FIN DE LA TABLE DES MATIÈRES.

www.ingramcontent.com/pod-product-compliance
Lightning Source LLC
Chambersburg PA
CBHW061255030726
47595CB00001B/72